Vorwort

Jede Zeit hat ihre Drogen – so hört man, so redet man, so lebt und erlebt man.

Mein Lebenspartner Stefan und ich mussten innerhalb von 12 Monaten erfahren, dass Unterstützung, Verständnis, Akzeptanz und Liebe unserem Sohn nicht helfen konnten, den Weg aus der Abhängigkeit von Crystal Meth zu bewältigen. Patric beging im Alter von 25 Jahren Suizid. Vorangegangen waren fünf Jahre Crystal Meth Konsum. Im Anschluss daran erlebten wir ein Jahr lang Willensstärke und Kampf unseres Sohnes gegen diese Droge mit. Der Drogenkonsum veränderte über die Jahre das Leben und Wesen von Patric. Am deutlichsten spürte wahrscheinlich nur er diese Veränderung. Wir alle – dabei spreche ich von seinem sozialen Umfeld in der Familie und bei der Arbeit sowie von seiner langjährigen Freundin – bemerkten den Konsum all die Jahre nicht.

Für uns als Eltern war Patrics Entwicklung ganz normal. Es gab die üblichen Schwierigkeiten, wie sie bei heranwachsenden Kindern vorkommen, aber auch sehr viele schöne gemeinsame Erlebnisse. Wir kannten viele seiner Freunde und hatten keine Bedenken, dass etwas aus den Bahnen geraten könnte.

Unser Umgang untereinander war problemlos und von familiärer Nähe geprägt ... bis die Droge Crystal Meth von Patrics Körper und Geist Besitz ergriff.

Patric war nie ein großer Redner und trotzdem gab es zwischen ihm und mir ein schönes Ritual. Wir gingen einmal im Jahr nur zu zweit Abendessen. Dieser Vorschlag kam vor ein paar Jahren einmal von ihm und ich freute mich sehr über diese Idee. Diesen Brauch pflegten wir das letzte Mal im Jahr 2011. Trotz aller Vertrautheit erzählte er mir nie von seinem Suchtproblem. Heute weiß ich, dass er zu diesem Zeitpunkt noch weit von der Einsicht entfernt war, seine Drogenabhängigkeit gegenüber Dritten einzugestehen. Der Schein nach außen blieb gewahrt.

Die üblichen, offensichtlichen Begleiterscheinungen bei langjährigem Drogenkonsum wie Arbeitslosigkeit, der Verlust der Fahrerlaubnis, Geldknappheit, sichtbare gesundheitliche Probleme, wie zum Beispiel schlechte Zähne, unreine Haut und vorzeitig einsetzender Alterungsprozess, traten bei ihm nicht auf. Auch deshalb kamen wir nie auf den Gedanken, dass unser Sohn Drogen nehmen könnte. Es gab für uns keinerlei Veranlassung, in diese Richtung zu denken. Daher wussten wir auch nicht, dass Gewichtsverlust, fehlendes Hungergefühl, Nachtaktivität, gesteigertes Selbstbewusstsein, schnelles Sprechen, Vergesslichkeit, Aggressivität, um nur einige zu nennen, Symptome eines Crystal Meth Konsums sind.

Warum bemerkten wir es nicht? Waren diese Symptome tatsächlich immer mit Drogenkonsum in Verbindung zu bringen? Wie wären die Wochen und Monate verlaufen, wenn wir hätten eher eine Verbindung herstellen können? Hätte es einen anderen Ausgang gegeben? Wäre Patric so offen mit seinem Drogenproblem umgegangen, wie er es tat, nachdem er uns von sich aus alles erzählte?

In dem vorliegenden Buch habe ich meine eigenen, über mehrere Monate vorgenommenen Aufzeichnungen einfließen lassen. Es enthält auch Auszüge aus Patrics Tagebüchern. Passagen, die verwundern werden, die auch uns verwundert haben. Seine Tagebücher halfen uns, einige Einblicke in seinen wirklichen seelischen und körperlichen Zustand zu erhalten, seine Gedanken, Empfindungen, Wünsche, Träume und Zweifel zu verstehen. Viele Einträge haben aber auch bei uns Fragen aufgeworfen und sind sicherlich nur mit fachspezifischem Wissen sowie durch Spezialisten, die Langzeiterfahrung bei der Behandlung mit Crystal-Konsumenten haben, zu erklären. Patric hat uns durch seine Niederschriften geholfen, die Abhängigkeit, aber vor allem die Schwierigkeit des Entzuges von dieser Droge, noch besser nachvollziehen und verstehen zu können. Ebenso habe ich Recherchen in seinem ehemaligen Umfeld, Gespräche mit Freunden und Bekannten, mit Eltern, Ärzten, Beratern und anderen durchgeführt. Ich erzähle eine daraus entstandene Wahrheit, die andere Personen, die in Patrics Leben integriert waren, vielleicht anders erlebt haben. Manche Namen habe ich geändert, um diese Personen nicht zu verletzen und ihre Privatsphäre zu respektieren.

Patric selbst

Patric wurde am 30. März 1988, 13 Uhr, einem Mittwoch vor dem Osterfest, geboren. Es war herrliches Frühlingswetter und eigentlich wollte ich an den Feiertagen wieder zuhause sein. Doch er nahm sich mit seinen 52 Zentimetern und 3.800 Gramm Zeit und so verbrachten wir Ostern in der Klinik. Patric kam mit wenigen kurzen dunklen Haaren, die sich später in einen rötlich-braunen Ton änderten, mit blauen Augen und einem zerknautschten, aber pausbäckigen Gesicht zur Welt. Der erste Fototermin in der Klinik gefiel ihm gar nicht. Mit einer abwehrenden Handbewegung und dem Ansatz eines gleich hörbaren Geschreis ließ er keinen brauchbaren Schnappschuss zu.

Patric entwickelte sich prächtig. Sein leiblicher Vater und ich hatten unsere Freude an ihm. Ein Jahr blieb ich mit Patric zuhause, dann besuchte er bis zu seinem dritten Lebensjahr die Kinderkrippe und danach den Kindergarten. Er war gerne mit Kindern zusammen und es machte ihm nichts aus, dass er immer mit einer der Letzten war, die von der Kindereinrichtung abgeholt wurden. Patric gliederte sich als aufgeweckter Junge gut in die Gemeinschaft ein. Freundschaften zu bilden, fiel ihm nicht schwer.

Zuhause war Patric ein ruhiges, folgsames und liebebedürftiges Kind. Es gab häufig Einschlafphasen, bei denen ich seine Hand halten musste, bis seine Augen zufielen.

Das Vorlesen hatte er sehr gerne. Dazu kuschelten wir uns zu zweit auf die Couch unter eine mollige Decke. Er suchte die Nähe zu mir und es kam nicht selten vor, dass wir dabei zusammen einschliefen. Das Spielen mit Lego-Steinen machte ihm Spaß und bei komplizierteren Projekten tüftelten wir gerne gemeinsam. Einmal vor Ostern bemalten wir zu zweit sieben ausgeblasene Eier. Patric tauchte seine kleinen Finger in die verschiedenen Farbbehältnisse und wurstelte dann ganz vorsichtig das Ei zwischen seinen Händen. So entstand eine Struktur, bei der die Farben ineinanderflossen und kein Ei glich dem anderen. Dabei kam er aus seinem kindlichen Lachen gar nicht heraus. Diese Ostereier schmückten jedes Jahr einen Strauß an einem besonderen Ort in unserer Wohnung.

Patric war in unseren Alltag eingebunden. Durch Beruf, Um- und Ausbau unseres Hauses und den Garten blieb wochentags wenig Zeit und an den Wochenenden war die Freizeit auch knapp bemessen. Familiäre Unternehmungen waren eher selten an der Tagesordnung. Haus und Garten ließen jedoch Bewegungsfreiheit sowie Spiel und Spaß zu.

Als Patric fünf Jahre alt war, trennte ich mich von seinem Vater. Ich zog mit meinem Sohn aus dem gemeinsamen Haus aus und wir wohnten zukünftig bei Stefan und seiner siebzehnjährigen Tochter Yvonne. Patric und Stefan kamen gut miteinander zurecht. Zum einen lag dies an der Art von Stefan, meinen Sohn so zu nehmen, wie er war. Und Patric hatte das Talent, sich gegebenen Situationen anzupassen. Er akzeptierte Stefan, was sich auch darin widerspiegelte, dass er uns gegenüber Dritten als seine Eltern benannte. Die beiden spielten, lachten, stritten und lernten miteinander. An manchen Tagen überraschten sie mich gemeinsam mit besonderen Ideen. Stefan wurde eine wichtige Bezugsperson für meinen Sohn. Mit Patrics leiblichem Vater bestand von Anfang an hinsichtlich Umgangsrecht Einigkeit. Patric war häufig an den Wochenenden bei ihm und wochentags bei uns. Dadurch verlor er auch den Kontakt zu seinen bisherigen Freunden nicht.

Die gesamten Jahres- und manche Kurzurlaube verbrachten wir zu dritt – Patric, Stefan und ich. Diese gemeinsamen Tage waren immer erlebnisreich und harmonisch. In dieser intensiv genutzten Zeit ist auch ein Gedicht entstanden, welches Patric und Stefan bei einem Spaziergang reimten: „Im Wald". Dieses Gedicht hing jahrelang in unserer Küche an der Pinnwand. Und hin und wieder, wenn wir bewusst diese Zeilen einmal vorlasen, mussten wir lachen und die Erinnerungen wurden wach.

Im Wald

Machst du im Wald mal einen Zisch,
droht die Ameise, pinkel ja nicht auf mich.
Pinkel lieber auf den Käfer drauf,
der regt mich schon seit Tagen auf.
Der Käfer dieses hört,
ruft sogleich empört.
Hör' nicht auf das Geschwätz der Ameise,
die redet ja nur Scheiße.
Den Baum, den pinkel an,
damit sich der Holzwurm endlich mal waschen kann.
Der Holzwurm dies vernimmt,
ruft sofort ergrimmt,
du blöder Käfer du, verschwinde in deinem Bau,
sonst hol' ich den Specht, der haut dir die Augen blau.
Und du, steck schnell deinen Zipfel weg
und scher' dich weg von diesem Fleck,
sonst bohr' ich dir viele Löcher rein,
in deinen Klein',
dann wird über Nacht 'ne Gießkanne draus
und die ganze Welt, die lacht dich aus.
Und die Moral von der Geschicht':
Pinkel zu Haus, dann störst du die Tiere nicht.

Im August 1994 wurde Patric eingeschult. Bis zur vierten Klasse war er nachmittags im Schulhort untergebracht. Seine schulische Entwicklung in den ersten vier Schuljahren gab keinen Anlass zur Sorge. Er erzielte gute Noten und sicherlich hätte er mit mehr Ehrgeiz und etwas Druck meinerseits seine Leistungen noch steigern können. Doch ich drängte nicht auf super Noten. Mir war wichtig, dass er die Schule nicht mit Widerwillen besuchte, sondern Freude am Lernen hatte.

Sein Verhalten ließ manchmal zu wünschen übrig. So blieben auch Vorladungen zu Gesprächen mit den Lehrern nicht aus. Ich merkte in diesen Situationen immer wieder, wie gegensätzlich Patrics Verhalten zuhause und außerhalb war. Wie widersprüchlich mein Sohn sich zeigte, bekamen wir auch durch ein Ereignis in der neunten Klasse zu spüren. Patric erzählte uns, dass er von einem Mitschüler verbal so gereizt wurde, dass er mitten in der Stunde aufstand und ihm ins Gesicht schlug. Ergebnis: Der Schüler hatte das Nasenbein angebrochen (so glaube ich mich zu erinnern) und mein Sohn hatte eine Fraktur des rechten Mittelhandknochens. Ich konnte mir diese Gegensätzlichkeit nie richtig erklären. Zuhause war Patric nach wie vor ruhig, lieb und machte keine Probleme.

In den ersten vier Schuljahren versuchten Stefan und ich, Patric für eine Freizeitbeschäftigung zu gewinnen, die ihm Spaß machte. Judo gefiel ihm. Wir sahen in einer sportlichen Betätigung auch den Vorteil, Ausdauer und Teamgeist zu entwickeln. Nach drei Probetrainingseinheiten meldete ich ihn in einem Judosportverein an. Einmal pro Woche besuchte er regelmäßig sein Training. Aber nie war Begeisterung bei ihm zu spüren. Es folgten Wettkämpfe, bei denen ich auch nie dahinter kam, ob er sie gerne und mit Ehrgeiz absolvierte oder ob er nur teilnahm, weil sie dazu gehörten.

Um das Training regelmäßig absichern zu können, übten wir das Ablaufen der Wegstrecke zwischen der Schule und meiner Arbeitsstelle, die Patric allein gehen musste. Die Trainingsstunde begann während meiner Arbeitszeit und ich musste ihn in eine drei Kilometer entfernte Kleinstadt fahren. Ich war stolz auf Patric, dass er die zirka 2,5 Kilometer Fußweg durch die verwinkelten Straßen der Stadt allein zurücklegte. Doch nach ungefähr zwei Jahren hatte er kein Interesse mehr am Judosport. Nachdem er einmal bei einem Wettkampf chancenlos verloren hatte, weil sein Gegner ihm körperlich total überlegen war, konnte ihn keiner mehr motivieren. Da half auch der Vogtlandmeistertitel nicht, den er sich in diesem Zeitraum erkämpft hatte. Der Sieg brachte ihm keine Freude und auch keinen Stolz. Vielleicht lösten solche Ereignisse bei ihm sogar einen gewissen Druck aus, auch weiterhin erfolgreich sein zu müssen.

Als zweite Möglichkeit bot sich der Modellautosport an. Dazu schenkten wir ihm einmal zu Weihnachten ein ferngesteuertes Modellauto und knüpften Kontakt zu einem in der Nähe befindlichen Verein. Dort bestand die Möglichkeit, in einer Halle zu üben und zu trainieren. Doch auch dieses Hobby war nur von kurzer Dauer. Patrics Begeisterung hatte nie lange Bestand.

Parallel versuchte Stefan, ihn an sein Hobby, den Oldtimersport, heranzuführen. Anfangs nahmen wir Patric immer zu den Veranstaltungen mit. Er und ich beobachteten gemeinsam, wie Stefan seine Läufe absolvierte. Mit acht Jahren saß er dann das erste Mal bei einem Bergrennen als Beifahrer mit im Auto. Es gab auch gemeinsame Familienausflüge von Vereinen, an denen Patric mit uns teilnahm. Das machte ihm Spaß, zumal auch andere Kinder in seinem Alter anwesend waren. Einmal fuhren Stefan und Patric ohne mich bei einer Rallye mit. Bei dieser Veranstaltung musste er als Copilot die Karte lesen. Diese Karte war, wie im Rallyesport gebräuchlich, nur mit Richtungs- und Entfernungsangaben versehen. Das Lesen und Umsetzen der Zeichen oblag dem Copilot und voll konzentriert lotste er Stefan. Das löste bei Patric große Freude aus und man spürte bei ihm eine seltene Euphorie. Später richtete Stefan ihm ein Moped Simson SR2 her. Zu ausgewählten Oldtimerveranstaltungen bestand die Möglichkeit, dass Heranwachsende auf einer abgesperrten Strecke einen Parcours fahren durften und in einer gesonderten Klasse starteten. Die Auszeichnung erfolgte mit Pokal und Urkunde. Patric ging mit elf Jahren zum ersten Mal allein an den Start. Mit dreizehn Jahren absolvierte er zum zweiten Mal so eine Veranstaltung. Und obwohl bei dieser Freizeitbeschäftigung immer ein Erfolg für ihn zu verbuchen war, Anerkennung folgte und ein Wandregal mit erzielten Pokalen sein Zimmer zierte, konnte er auch hierfür nicht auf Dauer gewonnen werden.

Ab der fünften Klasse besuchte er die Mittelschule. Sein schulischer Ehrgeiz hielt sich in Grenzen. Er machte gerade so viel, wie nötig war und es gab Phasen, in denen ich nun doch manchmal Druck zum Lernen ausüben musste. Nach wie vor gab es immer wieder einmal Kritik an seinem Verhalten – außer zuhause. Die zwei Seiten seines Wesens zogen sich durch seine Entwicklung.

Patric schloss neue Freundschaften und trotzdem hatten wir immer etwas das Gefühl, er würde in seiner eigenen Welt leben. Oft zog er sich in sein Schneckenhaus zurück und wir kamen nicht an ihn heran.

Die pubertäre Zeit war die Schwierigste, wie bei vielen Jugendlichen in diesem Alter. Es gab zwar nie große Auseinandersetzungen oder Diskussionen zwischen uns, doch Patric versuchte häufig, seine altersabhängige Lebensauffassung durchzusetzen. Von gemeinsamen Mahlzeiten hielt er nichts mehr und er fühlte sich zu streng behandelt, weil er angeblich nicht die zeitlich unbegrenzten Abende hatte wie einige seiner Freunde. Die Computerwelt hielt Einzug.

In dieser Zeit entdeckten wir eine von Patric in seinem Zimmer versteckte Topfpflanze. Die Heimlichkeit um dieses Gewächs erweckte in uns den Verdacht, dass es sich vielleicht um Cannabis handeln könnte. Wir sprachen ihn daraufhin an, doch er verneinte dies beharrlich und am nächsten Tag war die Pflanze wieder verschwunden. Die ganze Sache geriet in Vergessenheit und war nie wieder ein Thema.

Unser Sohn unterzog sich auch äußerlich einer Veränderung. Modetrends nahm er mit. So musste ich ihm regelmäßig seine Haare dunkel färben, die wellig-lockig gewachsen waren. Kapuzenshirts und sogenannte „Zwickelhosen" waren ein Muss.

Es gab eine Phase der Jugendtreffs in unserem Heimatort, wo Patric nicht fehlen durfte. Was sich bei diesen Treffen abspielte, wussten wir nicht und ein von mir gestarteter Versuch, einfach dort aufzutauchen, wurde von Patric verständlicherweise als peinlich und unangenehm empfunden und ich wurde von ihm abgefangen, bevor ich überhaupt etwas von der Gemeinschaft mitbekam. Die ersten Discobesuche folgten und der Mopedführerschein stand an, für den er die Prüfung ohne Probleme bestand.

Ich hatte aus meiner Jugendzeit noch ein Simson S51, welches Patric nutzte, natürlich mit trendgemäßen Umbauten – auch außerhalb der zulässigen Norm. Von dieser Zeit an sahen wir ihn meistens nur noch abends, wenn er von seinen Ausflügen mit dem Moped zurück kam. Auch wenn er sich gegängelt fühlte, die Zeiten für die Rückkehr nach Hause hielt er noch ein.

Die Verbindung zu seinem Vater war ab Patrics zwölftem Lebensjahr immer weniger geworden und im Laufe der kommenden zehn Jahre abgebrochen. Von beiden Seiten gab es keine Aktivitäten mehr.

Mit fünfzehn Jahren wollte Patric den bisher gemeinsamen Jahresurlaub nicht mehr mit uns verbringen. Wir hatten damit kein Problem und respektierten es. Die dafür notwendigen Regeln und Verpflichtungen für ihn wurden abgesprochen und auch umgesetzt. Wir konnten uns auf ihn verlassen.

Familiäre Ereignisse wie zum Beispiel Geburtstage nahm er gerne wahr. Auch Feiertage wie Weihnachten oder Ostern mochte er sehr. Egal in welchem Lebensalter er sich befand, die Familie war ihm immer wichtig.

Zum letzten Jahr der Mittelschule musste die gesamte Klasse meines Sohnes die Schule wechseln. Die bis dahin besuchte Einrichtung wurde geschlossen und so absolvierte Patric die zehnte Klasse an einer anderen Schule in einer Nachbarstadt. Ich hatte ein ungutes Gefühl zum Schulwechsel im Jahr, in dem die Prüfungen erfolgten. Ich musste ihn die letzten beiden Jahre immer wieder an seine Verantwortung und Pflicht zu einem guten Schulabschluss ermahnen. Er sah dies locker und nicht so eng, doch er erreichte ein gutes Zeugnis. Einer Lehre als Dachdecker – seinem Wunschberuf – stand nichts mehr im Wege.

Mit dem Schulwechsel zur zehnten Klasse lernte er auch seine Freundin Carolin kennen. Carolins Einfluss war positiv. Das spürten auch wir. Die pubertären Züge verschwanden. Patric suchte nun öfters das Gespräch mit uns. Wir spürten wieder stärker seine Nähe, die uns die letzten Monate etwas gefehlt hatte.

Patric begann seine Lehre. Er musste anfangs während der Berufsschulzeit im Internat wohnen, weil die tägliche Hin- und Heimfahrt durch öffentliche Verkehrsmittel und auch durch uns nicht gewährleistet werden konnte. Er fügte sich in diese Situation ohne Murren. Und obwohl es mir ein klein wenig schwer fiel und die Muttergefühle die Oberhand gewannen, so war ich doch der vollen Überzeugung, dass dieser vorübergehende Lebensabschnitt ihm nicht schaden und eine große Portion Selbstständigkeit und Selbstbewusstsein vermitteln würde.

Er teilte sich ein Zimmer mit einem anderen Auszubildenden. Es war sehr spartanisch eingerichtet und wirkte kühl und überhaupt nicht einladend. Sonntags fuhr ich Patric ins Internat und Stefan holte ihn freitags ab. Hin und wieder passierte es auch, dass er eine andere Mitfahrgelegenheit nutzen konnte.

In der Zwischenzeit hatte Patric auch den PKW-Führerschein erlangt. Er übernahm ein „Familienauto" VW Polo, das schon Stefans Tochter

Yvonne und anschließend ihr Freund René gefahren hatten. Ab seinem achtzehnten Geburtstag war er nun selbst mobil.

Seine Lehrzeit verlief in Theorie und Praxis problemlos. Im Team der ausbildenden Firma fühlte er sich wohl und er erlernte gerne das ABC des Dachdeckerhandwerks. Anscheinend hatte er seinen Wunschberuf gefunden. Im Jahr 2007 wurde er Lehrgangsbester im Bereich Techniken der Dacheindeckung mit Schiefer und für den Elitekurs zur Förderung begabter Lehrlinge im Dachdeckerhandwerk ausgewählt. Während der Ausbildung erlangte er auch die Befähigung zur Bedienung von Turmdrehkränen, Frontgabelstaplern und Motorkettensägen. Seine Facharbeiterprüfungen bestand er mit guten Ergebnissen. Deshalb waren wir sehr verwundert, dass er an der Veranstaltung zur Übergabe des Gesellenbriefes nicht teilnehmen wollte. Er ließ sich das Zeugnis zuschicken. Wir verstanden dies überhaupt nicht. Warum wollte er so ein besonderes Ereignis, auf das er stolz sein konnte, nicht wahrnehmen? Wir versuchten, ihn von einer Teilnahme zu überzeugen. Doch ohne Erfolg. Wir erhielten keine Begründung für seine Entscheidung. Er lehnte es einfach ab.

Im Laufe der letzten Jahre hatte sich Patric Wissen im Umgang mit Computertechnik angeeignet. Mit seinen Kenntnissen stellte er sich seine Rechnertechnik selbst zusammen, kaufte diese und tauschte sich mit Freunden aus. Das war ein Beschäftigungsfeld, an dem Patric festhielt. Diese Betätigung zog einen Nachteil mit sich. Er verbrachte oft viele Stunden vor dem PC, zockte und meistens waren die Spiele nicht gewaltfrei und sinnvoll.

Wir sind nun im Jahr 2009. Patric und Carolin waren noch immer ein Paar, hatten sich inzwischen verlobt. Es folgten ein Arbeitgeberwechsel, der Zivildienst, der Umzug zu Carolin und wieder ein Arbeitgeberwechsel. In dieser Zeit bewies er seine dachdeckerischen Fähigkeiten nicht nur an unserem Haus. Seine Hilfsbereitschaft spürten auch Yvonne und René beim Eindecken ihres Gartenhäuschens. Patric war ein junger

Mann geworden. Er war schlank gewachsen, 1,78 Meter groß und seine Muskulatur war von seinem Beruf gezeichnet. Seinen Haarschnitt hielt er inzwischen kurz und vorsichtig zeigten sich ein paar Sommersprossen auf Stirn und Nase, wenn ihn die Sonne bei seiner Arbeit begleitete. Seine blauen Augen, die nach außen hin schmal wurden, dominierten unter den hellen Augenbrauen und es bildeten sich zwei schwungvolle Falten um seinen Mund, wenn er lachte. Ein schwarzer Flesh Tunnel von ungefähr sieben Millimeter Durchmesser zierte sein rechtes Ohr.

Wir waren überzeugt, dass Patric mit Carolin seinen Weg gehen würde.

Die Lawine kommt ins Rollen

September 2011

Endlich! Die schriftlichen Prüfungen waren vorbei und damit meine im Jahr 2009 begonnene Ausbildung zum Industriefachwirt beendet. Nun hieß es nur noch auf die Prüfungsergebnisse warten und mich noch einmal einer mündlichen Prüfungskommission stellen. Mein Sohn Patric schrieb mir am Morgen des ersten Prüfungstages noch eine SMS und machte mir Mut. „Du schaffst das schon!", so war ein Teil der Nachricht formuliert. Damals ahnte ich noch nicht, welche Bedeutung diese Worte bekommen sollten, wie oft ich sie in Gedanken meinem Sohn zuflüsterte, wie oft mein Blick in seine Augen diese Botschaft vermitteln sollte. Eine innere Stimme hielt mich davon ab, diese Worte immer auszusprechen. Aus eigener Erfahrung hatte ich schon öfters festgestellt, dass sie manchmal eine Selbstverständlichkeit des Gelingens vermitteln. Sie geben oft keinen Raum für ein Nichtgelingen, für Schwäche, Verzweiflung und Niedergeschlagenheit. Die Worte werden in mutmachender Absicht ausgesprochen, die Wirkung ist jedoch personenabhängig. Sind diese Worte bei manchen Leuten der Auslöser zum Kämpfen, so können sie bei einem anderen Personenkreis Versagensängste hervorrufen. Also hielt ich mich oft verbal zurück.

An diesem Tag wusste ich noch nicht, dass die Beziehung zwischen Patric und seiner Carolin bereits zerbrochen war. Sie wollten es mir aus Rücksicht auf die Prüfungen nicht sagen und warteten deshalb, bis ich die Prüfungstage hinter mir hatte. Patric erzählte uns bei einer passenden Gelegenheit von der Trennung. Und da er schon eine geraume Zeit bei Carolin gewohnt hatte, bedeutete dies, dass er wieder bei uns einziehen würde. Seine zwei nebeneinanderliegenden Zimmer waren unverändert vorhanden und wir hatten nichts dagegen, dass er zurück kam. Die Räume waren je zirka zehn Quadratmeter groß. In dem einen standen rechts sein Bett und links sein Kleiderschrank. Lange Zeit nahm auch ein kleiner Hometrainer, den er einmal zum Geburtstag von seinen Großeltern geschenkt bekommen hatte, Platz in Anspruch. In dem anderen Zimmer hatte er auf der linken Seite seine Couch platziert, davor einen kleinen Glastisch. Gegenüber war die buchefurnierte Schrankwand aufgestellt, in der er auch seinen Monitor und Rechner untergebracht hatte. Gleich rechts neben der Tür befand sich sein Fernseher auf einem Glasregal. Über der Couch hing ein Schwarzweißbild auf Leinwand. Darauf waren große, von Wasser rund gespülte Steine zu sehen, die aus einem See ragten. Links neben dem Bild hing sein Strohhut, den er während der Arbeit bei sehr heißem Wetter ab und zu als Sonnenschutz nutzte.

Wir bedauerten sehr, dass sich Carolin und Patric getrennt hatten. Wir mochten Carolin unheimlich gern und hatten sie in unser Herz geschlossen. Sieben Jahre prägte sie unsere Familie mit, sie gehörte dazu. Hin und wieder hatten wir schon registriert, dass zwischen den beiden Spannungen auftraten und uns blieb auch nicht verborgen, dass Patric der auslösende Pol für diese Situationen war. Wir gaben ihm oft zu verstehen, dass er sein Verhalten gegenüber Carolin ändern muss und dass sie vielleicht die Beziehung aufgrund seines Umganges mit ihr einmal beenden könnte. Doch er war davon überzeugt, dass Carolin ihn nicht verlassen würde. Er zählte auf ihre Liebe zu ihm. Da Patric uns gegenüber immer mit Respekt und Anstand aufgetreten war, vermuteten wir keine ernsthaften Auseinandersetzungen zwischen den beiden.

An dem Scheitern der Beziehung gab Patric Carolin nie die Schuld. Er sprach nicht darüber. Wir bemerkten keinen Trennungsschmerz. Nur einmal liefen ihm bei diesem Thema Tränen über seine Wangen, während er mit mir an einem gemeinsamen freien Tag frühstückte. Sein Leben ging irgendwie weiter ...

Oktober 2011

... nein, so einfach gestaltete sich sein Leben doch nicht. Patric hatte sich verändert. Dies spürten wir nun deutlich, auch wenn wir nur wenig Zeit miteinander verbrachten. Er übte seinen Beruf als Dachdecker weiterhin tagtäglich aus. Mit wem er seine Freizeit verbrachte, entzog sich unserer Kenntnis. Wir wussten nur, dass er nach wie vor den Kontakt zu seinem Schulfreund Markus hielt. Die Freundschaft zwischen Markus und Patric hatte sich seit der fünften Klasse aufgebaut und es bestanden Zeiten der Unzertrennlichkeit. Wir mochten Markus ebenfalls. Er war ein freundlicher, aufgeweckter Junge und hatte immer ein Lächeln im Gesicht. Markus war wie Patric schlank gewachsen. Seine grünen Augen sahen verschmitzt in die Welt und das gewellte, kurz gehaltene Haar rundete sein nettes Erscheinungsbild ab. Wir wussten, dass Markus hinsichtlich seiner Ausbildung und seines Berufes Probleme hatte und dass sein Lebensweg nicht so verlief, wie man sich dies als Eltern wünscht. Doch die Gründe hierfür waren uns nicht bekannt und Patric gab diese natürlich nicht preis. Auch die etwas demonstrativ wirkenden Veränderungen von Markus durch Frisur, Tätowierungen und Piercings ließen uns nicht misstrauisch werden. Wir hatten und haben keine Vorurteile hinsichtlich Äußerlichkeiten. Er blieb für uns ein netter Freund unseres Sohnes.

Patric wurde merklich unnahbarer. Oft war er extrem genervt, wenn wir mit ihm reden wollten. Wir spürten uns gegenüber Ablehnung. Sein Lebenswandel wurde für uns bedenklich. Patric kam spät abends nach Hause, manchmal verließ er das Haus noch einmal nachts. Der Fernseher oder auch der Computer liefen lange. Zum Schlafen benutzte er nicht mehr sein Bett, sondern er verbrachte die Nacht auf seiner Couch, ohne diese wenigstens zur Schlafcouch auszuziehen. Er lag dazu in seiner Bekleidung in seinem überhitzten Zimmer und wechselte seine

Sachen erst, wenn er morgens zur Arbeit musste. Inzwischen türmten sich auch die Bierflaschen, wobei wir ihn nie betrunken erlebten. Das geringe Schlafbedürfnis, trotz seiner Nachtaktivität, diskutierten Stefan und ich oft, doch wir zogen keine Schlüsse in Richtung Drogenkonsum. Die Gedanken, dass Drogen die Ursache sein könnten, kamen uns nicht in den Sinn. Wir erklärten uns sein Verhalten mit der Trennung von seiner Freundin. Da er uns nicht in seine wirkliche Gefühlswelt blicken ließ, stuften wir es als „seine" Verarbeitung ein. Wir konnten allerdings schwer damit umgehen. Der Wunsch drängte sich auf, mit ihm über diese Probleme zu reden. Seine ausgeprägte Unnahbarkeit hinsichtlich Gesprächen hielt uns jedoch davon ab. Nur hin und wieder konnte ich nicht gegen mein Inneres angehen und dann sagte ich ihm auch ganz direkt, dass sein derzeit geführter Lebenswandel so nicht weiter gehen konnte. Viel lieber nutzte ich aber die Gelegenheit, ihn in den Arm zu nehmen und an mich zu drücken, wenn es die Situation zuließ. Allerdings machte sich auch zeitweise Wut in mir breit. Wir wussten, dass wir den Umgang mit ihm mit Fingerspitzengefühl angehen mussten. Soweit konnten wir Patric einschätzen, dass er emotionsgeladen reagieren und sich die Fronten absolut verhärten würden, wenn wir ihn immer und immer wieder auf sein Verhalten ansprechen und vielleicht auch Druck nach dem Motto – Entweder du änderst dich oder du kannst dir etwas Eigenes suchen – ausüben würden. Am 25.10.2011 schrieb ich ihm einen Brief, der meine Bedenken und Kritiken hinsichtlich seines derzeitigen Lebens beinhaltete. Ich schrieb mir alles von der Seele, alles das, was ich ihm gerne selbst gesagt hätte, mit der Hoffnung verbunden, dass er ein Einsehen hat. Ich appellierte an sein Verantwortungsbewusstsein, kritisierte seinen Egoismus, seinen Alkoholkonsum, seinen fehlenden Ordnungssinn, seine Unbelehrbarkeit. Ich bot ihm allerdings auch Hilfe an, Hilfe, wie es in einer Familie selbstverständlich ist, durch Reden, Schweigen, einfach da sein und wenn gewollt auch durch Aktivitäten. Und ich schrieb ihm auch, dass wir ihn lieb haben, er unser Sohn und hier sein Zuhause ist. Es schmerzte mich beim Schreiben und meine Augen füllten sich mit Tränen.

Ich habe Patric den Brief nie gegeben ...

November 2011
Patrics Leben ging unverändert weiter. Tagsüber war er auf Arbeit, abends lebte er seinen Trott. Die Kommunikation unter unserem Dach bewegte sich gegen null. Wir bekamen nichts mit, Patric zog sich immer mehr zurück. Er interessierte sich überhaupt nicht für uns, ließ sich nicht mehr blicken. Post an ihn ignorierte er. Wir wussten nicht, wie es ihm geht. Er hatte Probleme, das war uns klar. Doch wir kamen nicht an ihn heran. Er versprühte keine Energie mehr. Allerdings begann er, wieder auf sein Äußeres zu achten. Seine Bekleidung, die er sich grundsätzlich selbst kaufte, war modisch immer angepasst. Die Zeit der Hosenzwickel in den Kniekehlen und der über den Kopf gezogenen Kapuzen war vorbei.

Am 29.11.2011 schrieb ich an Patric einen zweiten Brief. Dieser war nicht so umfangreich und emotionsgeladen, eher verzweifelt. Ich bat ihn, sein momentanes Leben zu überdenken. Ich wies ihn auf seine Erfolge hin, die er sich selbst geschaffen hatte und auf die er aufbauen und stolz sein konnte. Doch ich kritisierte natürlich auch. Und damit kam bei mir wiederholt die Angst hoch, dass er beim Lesen der Zeilen genervt reagieren könnte. Ich wollte das Risiko nicht eingehen, dass er vielleicht in seinem Umfeld, das uns nach wie vor nicht bekannt war, untertauchte und nicht mehr nach Hause kam. So behielt ich auch diesmal meine niedergeschriebenen Bedenken und Sorgen für mich.

***

Dass ich Patric beide Briefe nie zu lesen gab, bereue ich nicht. Ich bin noch heute davon überzeugt, dass es am weiteren Verlauf seines Lebens nichts geändert hätte. Er war zu diesem Zeitpunkt einfach noch nicht soweit, um sich und uns einzugestehen, dass er ein Suchtproblem hatte und dies Ursache für seinen Lebenswandel war.

Dezember 2011

Am 01.12.2011 begann für Patric die Winterkündigung. Dies brachte sein Beruf als Dachdecker mit sich. Wir gönnten ihm die Auszeit von der körperlich schweren Arbeit. Allerdings hatten wir in diesem Jahr Bedenken. Die verpflichtende Aufgabe fiel für einige Wochen weg, das hieß, auch tagsüber konnte er sich seinem labilen Leben hingeben. Doch es kam anders. Patric suchte sich Beschäftigung und ganz allmählich nahm die Kommunikation zwischen uns wieder zu.

Eine Bitte seines Opas erfüllte er bereitwillig. Da sein Opa aufgrund des Alters selbst kein Auto mehr fahren konnte, übernahm Patric in der Zeit seiner Winterkündigung die notwendigen Fahrten mit ihm. Er hatte das Auto meines Vaters im Oktober 2011 geschenkt bekommen, nachdem dieser das Fahren aufgegeben hatte. Und natürlich war daran auch die Erwartung auf Dankbarkeit und Hilfsbereitschaft geknüpft. Jede Woche fuhr Patric seinen Opa ein- bis zweimal zirka siebenundzwanzig Kilometer zu dessen Lebensgefährtin oder holte ihn dort ab und erledigte mit ihm auch die Fahrten zum Arzt. Patrics Hilfsbereitschaft kam auch zum Tragen, in dem er während seiner Winterkündigung seinen Freund Markus zur Arbeit fuhr. Markus besaß zu dieser Zeit kein Auto und so stellte Patric sich den Wecker und stand zeitig auf.

Auch am Haus seiner Cousine Nicole und ihres Ehemanns Andreas half er mit. Die Hilfe beschränkte sich nicht nur auf Dachdeckerleistungen. Auf Wunsch legte er bei allen anderen Arbeiten ebenfalls mit Hand an. Dies hatte er trotz seiner Probleme in den zurückliegenden Monaten beibehalten. Er verbrachte seine Freizeit gerne bei Nicole und Andreas. Patrics Alkoholkonsum ging während dieser Zeit zurück. Doch die Nachtaktivität blieb und er war viel unterwegs. Für uns schien sein Leben trotz aller Hilfsbereitschaft, die er an den Tag legte, chaotisch und desorientiert. Und noch immer verschwendeten wir keinen Gedanken daran, dass Patric Drogen nehmen könnte.

Das Weihnachtsfest stand bevor. Patric freute sich darauf. Ich fragte ihn im Vorfeld, was er sich zu Weihnachten wünsche. Obwohl es noch nie unsere Art war, ihm zu Weihnachten Geld zu schenken, betonte er diesmal, dass er unter keinen Umständen ein Geldgeschenk haben wolle. Ich wunderte mich darüber, weil er so explizit darauf hinwies.

***

Später konnte ich mir dies erklären. Es wäre für ihn selbst ein Eingeständnis seiner Sucht gewesen. Der Drogenkonsum war vermutlich seit der Trennung von Carolin und der stärkeren Integration in das Umfeld der Suchtabhängigen angestiegen. Höchstwahrscheinlich hatte er sein Geld in den letzten Wochen hauptsächlich dafür ausgegeben.

***

Den Heiligabend verbrachte er mit uns bei Yvonne, René und deren Sohn Jonas. Sie wohnten in einer anderen Stadt. Der Abend war harmonisch. Ich beobachtete meinen Sohn. Er war manchmal etwas neben sich. Vielleicht spürte er gerade jetzt, wie ihm seine Carolin fehlte. Ich vermisste sie jedenfalls.

An diesem Abend machte Yvonne von uns allen ein Weihnachtsfoto. Beim Betrachten lässt das Bild den Schluss zu, dass Patric abseits steht. Dies fiel mir sofort auf. Ich äußerte meine Gedanken aber nicht.

Am ersten und zweiten Weihnachtsfeiertag aß er mit uns zusammen Mittag. Wir sprachen an diesen Tagen seinen Lebenswandel nicht an, wollten Weihnachten die Stimmung nicht nehmen.

***

Viel später, nachdem er sich zu den Drogen bekannt hatte, sagte mir Patric einmal, dass er auf dem Foto nicht zu uns gehört hätte, dass er in einem anderen Leben war. Und dass man dies ganz deutlich auf dem Bild erkennen würde. Patric hatte also die Aufnahme genauso empfunden wie ich, nur dass ich die Gründe hierfür noch nicht wusste.

Januar und Februar 2012

Die Monate vergingen für Patric und uns in der gleichen Atmosphäre. Wenig Kommunikation, wenig Interesse von ihm für uns, wenig Interesse von Patric für sich selbst. Das Leben war immer noch ziellos und keine Wende in Sicht.

Er wurde nun bald vierundzwanzig Jahre alt. Ich verglich sein Leben mit meinem damaligen Leben in diesem Alter. Mit vierundzwanzig Jahren hatte ich meinem Sohn das Leben geschenkt. Ich hatte eine tolle Schwangerschaft ohne Probleme. Patric war ein ausgesprochenes Wunschkind. Es war einer der schönsten Momente, als man ihn mir unmittelbar nach der Geburt auf den Bauch legte. Dieses kleine Wesen sollte von nun an mein Leben bestimmen. Ich wollte immer für ihn da sein, seine Entwicklung begleiten und unterstützen, ihm zur Seite stehen, wenn er Probleme hatte, wollte mit ihm lachen und weinen. Ich hatte mich darauf gefreut, diese Verantwortung zu tragen.

Konfrontation

März 2012

Am 12.03.2012 begann Patric zu arbeiten. Die Winterkündigung war beendet. Wir waren froh, dass wenigstens das Arbeitsleben wieder Einzug hielt und hatten den Eindruck, dass Patric auch glücklich darüber war. Endlich hatten wir einen Bezugspunkt, um uns in Patrics Leben zu integrieren. Wir nahmen an seinem Berufsleben teil, indem wir ihn fragten, wo sich die Baustellen befinden und wie sie so vorankamen. Und wenn machbar, fuhren wir auch vorbei, um ihm zu vermitteln, dass er uns nicht egal war und wir uns für ihn und seine Arbeit interessierten. Wir zeigten Anerkennung für seine Tätigkeit und ließen es ihn auch wissen.

Patric ging in der ersten Zeit später als wir aus dem Haus zur Arbeit. Eines Morgens standen dort, wo wir unsere Schuhe wechselten, Damenstiefel. Patric hatte also über Nacht Besuch. Ich freute mich für ihn und sah dies locker. Stefan betrachtete diese Situation mit gemischten Gefühlen, da er der skeptischere und vorsichtigere Part von uns beiden ist. Wir fragten Patric abends nach dem Mädchen, bekamen aber keine richtige, eher eine etwas ausweichende Antwort. Die Übernachtung wäre nur eine Ausnahme gewesen. In den nächsten Tagen wiederholte sich das Ganze noch einmal. Ich war ganz entspannt und hoffte natürlich, dass er vielleicht jemand kennengelernt hätte. Eines machte mich trotzdem nachdenklich. Dass er ein Mädchen in sein chaotisches, unordentliches Zimmer mitnahm, widersprach seiner früheren Gepflogenheit. Da hatte er zumindest in der Anfangszeit, bevor Carolin zu Besuch kam, immer aufgeräumt und gesaugt.

An einem der folgenden Tage kam Stefan vormittags unverhofft nach Hause, weil er etwas vergessen hatte. Als er das Haus betrat, hörte er, wie die Badezimmertür ins Schloss fiel. Ein dunkelhaariges Mädchen lief die

Treppe nach oben in Patrics Zimmer, holte ihre Sachen und verschwand. Stefan erzählte es mir am Abend. Wir waren uns darüber einig, dass wir natürlich nicht akzeptieren konnten, dass sich eine fremde Person tagsüber allein in unserem Haus aufhielt und sagten dies Patric auch. Er reagierte vernünftig und es kam nicht mehr vor. Wir hakten noch einmal etwas nach und er erzählte uns, dass das Mädchen zurzeit keine Wohnung hätte und seitdem bei seinem Freund Markus übernachtete. Dort dürfte sie jedoch nicht mehr bleiben. Das alles kam mir natürlich ziemlich eigenartig vor. Patric sagte uns, dass das Mädchen in den nächsten Tagen eine Wohnung bekommen würde. Wir fragten nicht nach, wo sie denn nun übernachtete. Ich nahm Kontakt zur Mutter von Markus auf. Auch sie konnte mir nichts Näheres erzählen, wusste nur, dass sie Sarah heißt und momentan keine Bleibe hatte. Einige Tage später erfuhren wir über meinen Sohn, dass sie bei Markus wieder Unterschlupf gefunden hatte.

Uns stellte sich die Frage, warum ein Mädchen von zirka zwanzig Jahren keinen festen Wohnsitz hatte. Warum musste sie sich ihre Bleibe bei Freunden und Bekannten suchen? Welche Gründe konnten vorliegen, dass eine solche Situation eintrat? War sie mit den Eltern zerstritten? Konnte sie die Miete nicht mehr bezahlen, da sie arbeitslos geworden war? Konnte sie eine Wohnung nicht anmieten, da kein Arbeitsverhältnis vorweisbar war? Wir spielten diese Möglichkeiten durch. An Drogen dachten wir dabei nicht ...

April 2012

Wie so oft in den letzten Wochen und Monaten schaute ich auch in den ersten Apriltagen wieder einmal in Patrics Zimmer. Mein Blick schweifte durch seine Räumlichkeiten. Vielleicht würde ich ja doch irgendetwas finden, was in Patrics Gefühlswelt blicken ließ. Allerdings entdeckte ich außer Chaos, Unordnung und leeren Bierflaschen im ersten Moment nichts. Dann blieb mein Blick an einem Zettel auf seinem Couchtisch hängen. Ich nahm den Zettel, um ihn zu lesen. Darauf stand mit seiner Handschrift geschrieben: „Nachdem man aufhört sich zu verkrampfen, läuft alles wie von selbst und man kann endlich wieder der sein, der man wirklich ist." Ich las den Satz mehrmals und versuchte mich in das Wortgefüge einzufühlen. Die Schrift war klar und deutlich. Langsam kamen mir Gedanken, dass Patric weit größere Probleme haben musste, als wir je vermuteten. Sollte ihn die Trennung von Carolin wirklich so heruntergerissen haben? Was bedeuteten die Worte „aufhört sich zu verkrampfen" und „kann man endlich wieder der sein, der man wirklich ist"? Mich beschlich ein ungutes Gefühl. Was führte zu dem Verkrampfen? Und vor allem, was führte zur Entkrampfung? Ich merkte, wie mein Puls langsam schneller wurde. Am Boden lag eine Hose von ihm. Ich griff in die Taschen. Vielleicht fand ich ja noch andere Indizien. Ich fühlte in der rechten eine Tüte. Vorsichtig zog ich sie heraus. Die kleine selbstschließende Tüte war zirka 4 x 7 Zentimeter groß und Reste von weißem Pulver waren sichtbar. Mir stockte der Atem. Ich setzte mich auf seine Couch, hielt die Tüte in der Hand, las den Zettel wieder und mir wurde erstmals klar, dass es sich hier um Drogen handeln könnte. Meine Arme begannen unangenehm zu kribbeln. Dieses Gefühl zog sich über den Nacken, den Hals, bis in die Haarwurzeln. Das Herz raste noch immer und langsam wurden meine Hände immer kälter. Ich hatte keine Ahnung, um welche Droge es sich handeln und schon gar nicht, welche Schäden diese bereits verursacht haben könnte und wie lange er sie schon nahm. War die Droge Ursache für sein verändertes Verhalten? Eine Erklärung wäre gefunden. Doch wie würde ich mit Patric das Gespräch dazu finden? Ich konnte keine weitere Strategie entwickeln und zeigte Stefan nur den Zettel. Ich konnte mich nicht überwinden, ihm auch die Tüte mit den Resten von weißem Pulver zu zeigen. Sucht, wenn auch keine illegalen Drogen – das war eine Erfahrung, die Stefan schon einmal in seiner ersten Familie massiv Probleme bereitet hatte. Er litt damals sehr unter der Situation. Ich wollte nicht, dass er abermals mit dieser Thematik konfrontiert wird. Doch die nächsten Wochen zeigten, dass es sich nicht vermeiden ließ, das Thema anzusprechen. Ich schrieb mir die Worte von dem Zettel ab und legte ihn wieder an seinen Platz. Die Tüte behielt ich.

Ich wusste nicht, wie ich Patric gegenüber reagieren sollte. Sollte ich ihn mit meinem Fund konfrontieren?

Ich suchte im Internet, weil ich nur so viel Ahnung hatte, wie man eben als Laie hat. Drogen – hier in unserem kleinen Dorf, weit weg vom Großstadtmilieu. Meine ersten Recherchen deuteten auf Amphetamine oder Methamphetamine hin. Was ich zur Wirkung von Amphetaminen zu lesen bekam, waren Begleiterscheinungen wie: wirkt extrem leistungssteigernd, euphorisierend, unterdrückt Müdigkeit und Hungergefühl, steigert das Selbstbewusstsein, Steigerung des sexuellen Verlangens. Auch Methamphetamin wurde erläutert, wobei hier auf ein sehr hohes Abhängigkeitspotential mit psychischen und körperlichen Symptomen hingewiesen wurde. Ich musste überlegen und beobachten. Amphetamin, Methamphetamin – noch nie hatte ich diese Begriffe gehört. Dass Patric Drogen nehmen sollte, ging mir einfach nicht in den Kopf, obwohl ich nicht in die Stimmung verfiel, es kategorisch abzulehnen nach dem Motto: Mein Sohn macht so etwas nicht! Dafür war ich doch zu realistisch.

Ich dachte auch darüber nach, Kontakt zu Carolin aufzunehmen, um sie zu fragen, ob sie etwas von dem Drogenkonsum wusste. Ich tat es nicht, weil ich hoffte, erst mit Patric sprechen zu können.

Am 11.04.2012 fuhr ich auf Wunsch von Patric nach der Arbeit mit ihm zu einem Mobilfunkshop seines Anbieters. Sein Handy war noch auf meinen Namen registriert, obwohl er seine Handyrechnung selbst bezahlte. Dies rührte aus dem ersten Kauf seines Mobiltelefons her, weil er damals noch nicht volljährig war. Er wollte den Vertrag endlich auf seinen Namen laufen lassen. Ich hatte nichts dagegen und mir kam dies ganz recht. So hatte ich ihn für mindestens eine halbe Stunde allein und ungestört für mich, da wir gemeinsam mit dem Auto fuhren. Ich nahm mir vor, mit ihm zu reden. Patric machte auf mich einen nervösen Eindruck. Jetzt, wo ich ihn seit Wochen wieder einmal so richtig in meiner Nähe hatte und ihn konzentriert musterte, fiel mir auf, dass er nicht gesund aussah. Die Augen wirkten gläsern, das Gesicht war etwas eingefallen. Seine Hände zitterten sehr. Er war schmal geworden. Am liebsten hätte ich ihn einfach in die Arme genommen. Doch ich kannte mich und wusste, dass mir dann gleich die Tränen kommen würden. So ließ ich es sein.

Eine einfache Umschreibung des Vertrages war nicht möglich. Patric musste einen neuen Mobilfunkvertrag abschließen und ich kündigte dafür den bisherigen. Er suchte sich ein neues Handy aus, was ihm hinsichtlich der Entscheidung schwer fiel. Er konnte sich nicht eindeutig ausdrücken, welche Funktionen er zusätzlich an seinem Telefon wollte. Er wirkte unsicher und unbeholfen. Das Handy wurde gleich aktiviert. Dies dauerte ein paar Minuten und wir mussten warten. Ich fragte Patric, ob wir inzwischen zu einem in der Nähe befindlichen Fastfood Restaurant gehen und eine Kleinigkeit essen wollten. Er war einverstanden. Auf dem Weg dorthin fing er an, in einer überheblichen Art und Weise über die Verkäuferin zu schimpfen. Nach seiner Auffassung hätte sie gar keine Ahnung und er meinte, dass Sarah sich diese Behandlung nicht hätte gefallen lassen. Ich konnte diese Äußerung nicht einordnen, da sich die Verkäuferin viel Mühe gegeben hatte, Patrics unklare Vorstellungen in ein positives Ergebnis umzusetzen. Ich sagte ihm, dass er doch nur seine Wünsche eindeutig hätte äußern sollen.

Warum lobte er diese Sarah so? Und warum lobte er sie bei solchen Anlässen? Eigentlich stellte er sich damit ein schlechtes Zeugnis aus, weil er selbst etwas nicht auf die Reihe brachte. Oder sollte es darauf abzielen, dass ich ihn in diesem Fall nicht unterstützt hatte? Doch für mich gab es keinen Grund, sich hier einzumischen. Sein Verhalten deutete nicht auf benötigte Hilfe hin. Im Gegenteil, trotz aller Unschlüssigkeit hatte es auf mich den Anschein, als ob er über den Dingen stand. Wir diskutierten diese Verhaltensweise nicht aus. Im Fastfood Restaurant ließ ich mich von ihm beraten, was er als Snack empfehlen würde und bestellte dies. Patric bezahlte. Ich fing mein Gespräch nicht an, da zu viele Leute um uns herum saßen. Wir unterhielten uns über allgemeine Dinge und gingen anschließend zurück in den Shop, um das Telefon abzuholen. Es funktionierte und sofort, schon auf dem Weg zum Auto, hingen seine zittrigen Finger nur noch am Display. Als wir im Auto saßen, sprach ich ihn an. Ich versuchte, Blickkontakt zu halten. Das gelang mir nicht. Patric war an sein neues Telefon gefesselt. Während ich mit ihm redete, kämpfte er sich durch das Menü des neuen Gerätes. Ich fragte ihn, was mit ihm los sei und sagte ihm, dass wir merken, dass er große Probleme hätte und egal, was es ist, dass er jederzeit zu uns kommen und mit uns reden könnte. Wir würden ihm keine Vorwürfe machen. Von Drogen sagte ich nichts. Er behauptete, dass alles in Ordnung sei. Mehr sagte er nicht. Ich konnte nicht deuten, ob er vielleicht doch reden wollte und sich nur nicht überwinden konnte, mit mir das offene Gespräch zu führen. Das Handy hielt ihn gefangen und alles andere war unwichtig – so machte es den Eindruck.

In den nächsten Tagen sahen wir Patric sehr wenig. Er übernachtete nicht mehr zuhause. Von der Arbeit kommend duschte er, packte seine Arbeitssachen neu und verschwand wieder. Wir gingen davon aus, dass er die Nächte bei Sarah verbrachte, da sie inzwischen eine eigene Wohnung besaß.

Trotz geringer Kommunikation fragten wir Patric, ob er uns beim Gartenzaunbau helfen würde. Es mussten nicht nur Riegel und Latten erneuert werden, sondern auch die Betonsäulen. Deshalb waren wir auf seine Hilfe angewiesen. Er sagte ohne Zögern zu und wir legten den folgenden Samstag zur Umsetzung fest. Es war ein angenehmer warmer Frühlingstag. Patric packte zu und half uns beim Setzen der Säulen und beim Anbringen der Riegel. Die Arbeiten verrichtete er mit Stefan Hand in Hand und mit kurzen Absprachen. Patrics Hilfsbereitschaft machte sich hier wieder bemerkbar.

Ich wunderte mich, dass er während dieser Tätigkeit unverhältnismäßig viel Wasser trank, wo doch seine Flüssigkeitszufuhr in den letzten Wochen hauptsächlich aus Bier bestand und war natürlich froh, dass seine Entscheidung so ausfiel.

Das Ausrichten der Zaunlatten nahm etwas Zeit in Anspruch. Patric wurde ungeduldig. Plötzlich meinte er, dass er einmal schnell etwas erledigen müsste und fuhr mit seinem Auto davon. Stefan und ich schüttelten nur mit dem Kopf und hatten nicht wirklich Verständnis für sein Verhalten. Ungefähr eine viertel Stunde später kam er zurück. Er strahlte eine Frische aus. Allerdings war an Weiterhelfen nicht zu denken. Er gab nur eine kurze Stippvisite ab und verabschiedete sich für den Rest des Tages.

Erleichtert und Zerrissen

13.05.2012 – Sonntag

Muttertag – Patric hatte diesen Tag noch nie vergessen, so auch diesmal nicht. Vor einem Jahr schenkte er mir ein Buch mit dem Titel: „Mama, erzähl mal!", ein Album zum Selbstausfüllen, das er gerne mit meinen Erinnerungen zurückhaben wollte. Auch dieses Jahr stand er vormittags mit einem Blumenstrauß in der Tür. Er nahm mich in seine Arme, drückte mich und sagte: „Alles Gute, Mami." Meine Arme umschlangen seine Schultern. Dazu musste ich mich auf die Fußspitzen stellen. Ich genoss es, ihn so nah zu spüren. Wir wechselten ein paar allgemeine Worte. Zum Essen wollte er nicht bleiben. Gerne hätte ich ihn länger bei uns gehabt, die Zeiten dafür waren seltener geworden. Ich war froh, dass Patric an solche Tage dachte und war mir auch sicher, dass es für ihn keine Pflichtveranstaltung war.

Er kam am späten Nachmittag noch einmal mit Sarah gefahren. Er stieg aus und holte irgendetwas aus seinem Zimmer. Ich war zu dieser Zeit im Garten. Sarah war allein im Auto sitzen geblieben und ich nutzte die Gelegenheit, zu ihr zu gehen und Hallo zu sagen. Ich fragte, was sie denn so vorhaben. Sie meinte, dass sie jetzt nach Tschechien fahren, um Zigaretten zu holen. Nach Tschechien war Patric früher auch oft mit Kumpels gefahren ...

Ich ging ins Haus, da kam mir Patric auch schon entgegen und mit einem kurzen Tschüss war er im Auto verschwunden.

15.05.2012 – Dienstag

Ein etwas kühler Frühlingstag. Nach Feierabend ging ich noch einkaufen, Pflanzen für die Balkonkästen holen und war gegen 17 Uhr zuhause. Stefan war auch eingetroffen und Patric stand in seinem Dachdeckeroutfit am Gartentor. Und nun überschlugen sich die Ereignisse und wir ahnten nicht, welche Auswirkungen dieser Tag auf unsere Zukunft, auf unser Leben haben würde.

Patric und ich begrüßten uns. Ich merkte, wie er an seiner ungezwungenen Haltung arbeitete. Eigenartig, wie angewurzelt er am Gartentor stehen blieb. Was los sei, wollte ich wissen und schaute ihm dabei in die Augen, um das gewohnte Blaue darin zu suchen. Doch mich schauten große, dunkle Pupillen an. Er meinte, dass Stefan mit zu Carolin fahren müsste, doch vorher sollte er sie anrufen. Dies sagte er in einer schnellen, monotonen Art und Weise, die ich von ihm nicht gewohnt war. Sein Blick dabei war fast unheimlich starr. Ich verstand das alles nicht. Wieso sollte Stefan Carolin anrufen und warum sollte er mit zu seiner ehemaligen Freundin fahren? Ich fragte bei Patric nach, bekam aber keine Antwort. Er sah mich nur an, schaute durch mich hindurch. Stefan zuckte mit den Schultern. Auch er konnte sich die Situation nicht erklären, kam aber Patrics Wunsch nach und rief Carolin an. Er erläuterte kurz das Ansinnen von Patric und fragte sie, ob ihr etwas Näheres bekannt sei. Doch sie verneinte und konnte sich nicht vorstellen, was er vorhabe. Die beiden konnten nur wenige Worte wechseln, dann nahm Patric Stefan den Hörer aus der Hand und vereinbarte mit Carolin ein sofortiges Treffen in der Nähe einer für beide Seiten bekannten Gaststätte. Mein Sohn bestand immer noch darauf, dass Stefan an dem Treffen teilnehmen sollte. Inzwischen vermuteten wir, dass er vielleicht einen Versuch starten wollte, Carolin zurückzugewinnen und Stefan sollte dabei vermitteln. Patric und Stefan fuhren los.

Ich nahm inzwischen die Pflanzen aus dem Auto und stellte sie unter. Meine Gedanken kreisten und ich bekam keinen klaren Kopf. Was war passiert?

Über eine Stunde war inzwischen vergangen und ich hatte keine Zwischeninformation. Ich glaubte nicht, dass so lange diskutiert wurde. Es musste etwas anderes passiert sein. Gedanken an die damals gefundene

Tüte mit Resten von weißem Pulver kamen mir in den Sinn. Allerdings wusste ich noch nicht mehr darüber als das, was ich bei meinen ersten Recherchen in Erfahrung gebracht hatte. Unaufhörlich stieg Unruhe in mir hoch und ich schaute ständig aus dem Fenster in der Hoffnung, dass Stefan und Patric endlich zurückkommen.

Mein Handy klingelte. Nicole, Patrics Cousine, war am anderen Ende. Sie wollte wissen, ob Patric zuhause sei. Ihr Anruf kam wie eine Erlösung. Endlich konnte ich mit jemandem reden. Auch wenn ich nichts Genaues wusste, so konnte ich doch wenigstens meine Sorgen mit ihr teilen. Ich erzählte ihr, was geschehen war. Aber offensichtlich war Nicole mehr bekannt als uns, denn sie sagte, dass es Patric nicht gut ginge und dass wir aufpassen müssten. Ich merkte ihr an, dass da noch mehr war als nur das Befinden von Patric. Ich drängte sie, mir ausführlicher zu erzählen. Zögernd antwortete sie: „Patric wurde heute gekündigt." Das versetzte mir einen Stich und ich empfand dies als eine unwahrscheinlich schlimme Tatsache, ohne zu wissen, wieso und weshalb die Kündigung erfolgte. Eigenartigerweise machte mir dies für einen Moment mehr zu schaffen als der Gedanke an die Drogen.

Doch das sollte nicht alles sein, was Nicole auf dem Herzen lag, was sie noch bedrückte. Und wieder zögerte sie. Ich nahm allen Mut zusammen und konfrontierte sie mit unserer Vermutung, dass Patric Drogen nimmt. Genau das war es, was sie mir noch mitteilen wollte. In einem ruhigen Ton erzählte sie mir, dass Patric an diesem Tag zu Andreas gefahren sei und ihm gesagt habe, dass er aufgrund seines heutigen Verhaltens auf Arbeit und seines Konsums von Crystal Meth von seinem Arbeitgeber gekündigt worden war. Weiter habe er auch davon erzählt, dass er verzweifelt sei und nicht weiter wüsste. Er habe durcheinander gesprochen, sprach von Gott und dem Ende des Weges. Es kam von ihm ebenfalls die Aussage, dass er diese Droge seit drei Jahren nehmen würde.

Wir konnten nicht weiter reden, waren beide zu sehr aufgewühlt. Damit hatte Patric erstmals seinen Umgang mit Drogen zugegeben. Für Andreas war dies eine völlig neue, schockierende Situation, denn auch er hatte an den vielen Tagen, die Patric und er miteinander verbrachten, nie etwas gemerkt.

Damals war noch von drei Jahren Drogenkonsum die Rede. Die Angabe zur Zeitdauer revidierte sich später nach oben.

Nun war es ausgesprochen. Patric nahm wirklich Drogen und das schon über einen langen Zeitraum. Nun wusste ich auch, um welche Droge es sich handelte. Mein Kopf war leer. Wieder stand ich am Fenster und schaute die Straße hinunter. Hoffte, dass Stefan und Patric bald zurückkommen würden. Meine Sorgen waren groß und ständig kam mir sein starrer, dunkler Blick in den Sinn. Ob Patric mit uns über seinen Drogenkonsum reden wird? Vielleicht bagatellisierte er dieses Thema auch. Wie sollte es nun nach der Kündigung weitergehen? Kündigung ... vielleicht ließ sein Arbeitgeber noch einmal mit sich reden und er beschäftigt ihn weiter. Wir mussten Patric davon überzeugen, dass er unbedingt mit dem Konsumieren der Droge aufhören sollte. Das musste doch machbar sein ...

Endlich kam Stefan wieder nach Hause, allerdings nicht mit Patric, sondern mit Carolin. Nachdem beide ins Haus gekommen waren, gab ich ihnen zu verstehen, dass ich durch Nicole erfahren hatte, was geschehen war. Sie erzählten mir anschließend den Verlauf der vergangenen zwei Stunden. Stefan begann:

„Patric ist die enge, kurvenreiche Straße wie ein Wilder entlanggerast. Ich habe ihn gebeten, die Geschwindigkeit zu drosseln und daraufhin hat er auch seinen Fahrstil geändert. Als wir ankamen, war Carolin bereits am vereinbarten Treffpunkt. Wir haben uns begrüßt und hofften, dass Patric nun ein paar klärende Worte finden würde. Doch er sagte nichts. Es hatte den Anschein, als ob nur seine Hülle da stand und er nicht wusste, warum er sich in dieser Situation befand. Ich war immer noch in der Annahme, dass Patric sich mit Carolin aussöhnen wollte und versuchte zu vermitteln." Carolin erzählte weiter: „Ich habe Patric eindeutig zu verstehen gegeben, dass es keine gemeinsame Zukunft geben wird. Er stand ganz teilnahmslos da. Und plötzlich sagte er uns, dass er Sarah holen würde und wir sollten zum Haus von Nicole und Andreas fahren. Er behauptete, dass die beiden Bescheid wüssten. Dann hat er sich in sein Auto gesetzt und ist weggefahren." Stefan fuhr fort: „Wir sind zu Nicole und Andreas gefahren und haben auf Patric gewartet. Doch er kam nicht zurück. Dann haben wir versucht, ihn telefonisch zu erreichen. Das hat dann auch geklappt. Und wir sagten ihm, dass wir auf ihn warten und wissen möchten, was nun los sei. Doch er reagierte auf unsere Fragen nicht und wir haben aufgelegt."

Carolin und Stefan vermuteten, dass Patric nicht mehr wisse, was sich in den letzten Stunden abgespielt hatte. Die Aufklärung, welche ich durch Nicole erfahren hatte, erhielten nun die beiden durch Andreas.

Wir saßen noch immer gemeinsam in unserer Küche und Carolin erzählte uns von den vergangenen Monaten: „Ich wusste von dem Drogenkonsum, jedoch noch nicht zum Zeitpunkt unserer Trennung im letzten September. Ungefähr zwei Monate danach gestand mir Patric sein Drogenproblem ein. Damals wurde mir auch bewusst, dass seine Verhaltensänderung damit zu begründen war. Ich wollte ihm eigentlich nach dem Geständnis noch eine Chance geben, denn ich hatte ihn immer noch gerne. Doch ich habe natürlich Bedingungen an meine Hilfe gegen seine Abhängigkeit geknüpft. Er ließ sich darauf nicht ein. Patric war davon überzeugt, dass er es allein schaffen würde." Wir spürten, dass es Carolin nicht leicht fiel, darüber zu erzählen, trotzdem sprach sie weiter: „Für mich war die Veränderung schleichend und ich habe es mit seinem Eintritt in den Zivildienst erstmals richtig wahrgenommen. Patric gefiel seine Tätigkeit dort, aber trotzdem wurde er zuhause zunehmend missgestimmter. Ich vermutete, dass dies an der finanziellen Einschränkung lag." Sicherlich hatte sie damit indirekt recht. Patric leistete den Zivildienst in einer sozialen Einrichtung ab. Es war für unseren Sohn bestimmt schwierig, mit merklich weniger Geld seinen Lebensstandard zu halten und vor allem, seinen Drogenkonsum zu finanzieren. Carolin berichtete weiter: „Als der Zivildienst im Oktober 2010 beendet war, konnte er aufgrund der Winterpause nicht gleich wieder als Dachdecker arbeiten. In dieser Zeit veränderte sich sein Lebensrhythmus total. Er lungerte am Tag herum und in der Nacht spielte er am Computer, bis er nur noch ein bis drei Stunden schlief. Seine Schlaflosigkeit begründete er mit Bauchschmerzen. Ich habe mich gesorgt, ohne zu ahnen, dass die Drogen Ursache für seine Veränderung waren. Als die Arbeit im Frühjahr 2011 wieder begann, habe ich das als Erlösung gesehen, weil er dadurch endlich einem geregelten Tagesablauf nachgehen musste. Doch an seiner Stimmung änderte dies nichts. Tagsüber arbeitete er in der Firma, abends oder am Wochenende half er Nicole und Andreas beim Hausbau. Es gab keine Gemeinsamkeiten mehr. Ab und zu ging ich mit zu Nicole und Andreas, um überhaupt in Patrics Nähe zu sein. In dieser Phase habe ich gemerkt, dass Patrics Bierkonsum enorm zunahm. Er trank das Bier wie Wasser. Ehrlich gesagt, habe ich an eine Alkoholabhängigkeit gedacht. Er wurde mir gegenüber auch verbal beleidigend und erniedrigend. Er hat mich beschimpft und wenn er grundlos richtig wütend wurde, dann ging auch schon mal einiges zu Bruch." Wir konnten nicht glauben, was wir da von Carolin hörten. Sie erzählte weiter: „Es begann bei Patric dann auch ein persönliches Desinteresse und er legte auf sein Äußeres keinen Wert mehr. Vor unserem gemeinsamen

Urlaub mit unseren Freunden im September hatten wir uns wieder einmal heftig gekracht. Das Ergebnis war, dass wir mit dem Urlaub einen Neuanfang starten und die vergangenen Wochen vergessen wollten. Leider haben Patrics Versprechungen nicht angehalten. Sein für mich nicht mehr ertragbares Verhalten ging im Urlaub weiter. Das war für mich die schlimmste Phase unserer gemeinsamen Zeit. Ich musste die Beziehung beenden, um nicht selbst daran zu zerbrechen."

Die Worte von ihr legten sich wie eine kratzige, alte Decke über uns – unangenehm und eine Gänsehaut erzeugend. Auch wenn uns inzwischen klar war, dass die eigentliche Ursache dafür die Drogen waren, konnten wir Patrics Verhalten nicht begreifen. Er lebte zwei Leben, hatte zwei Gesichter. Doch das war für uns im Moment nicht das Primäre. Wir wussten nicht, wo er sich aufhielt, vermuteten jedoch stark, dass er bei Sarah war. Was ging in ihm vor? Wie würde er sich fühlen? Das alles beschäftigte uns viel mehr. Wir mussten Patric erreichen, wollten ihm unsere Hilfe anbieten, hatten das unbedingte Bedürfnis ihm zu sagen, dass wir für ihn da sind.

Carolin fuhr nach Hause. Sie konnte uns nicht weiter helfen. Sie wirkte sehr gefasst, was uns aufgrund der erzählten Vergangenheit nicht wunderte. Patric hatte ihr während der letzten Monate ihrer Beziehung sehr weh getan.

Wir versuchten unseren Sohn telefonisch zu erreichen. Es gelang uns, kurz mit ihm zu sprechen. Wir baten ihn, nach Hause zu kommen. Er gab keine Antwort, sondern legte einfach auf und schaltete sein Handy aus. Wir fühlten uns hilflos. Stefan und ich schauten uns an, fanden keine Erklärung. Warum musste es soweit kommen? Warum hatte er sich uns gegenüber so verschlossen? Warum hatte ich meinen Sohn nicht schon viel eher angesprochen, auch auf die Gefahr hin, dass er abblockte? Viele Fragen, die unbeantwortet blieben, die drückend auf die Situation wirkten und ein klares Denken hemmten. Es bauten sich Schuldgefühle auf.

Noch am gleichen Tag beschlossen wir, mit Patrics Arbeitgeber zu reden.

Es war inzwischen 20 Uhr, trotzdem rief ich den Chef des Unternehmens an und fragte, ob wir an diesem Abend noch zu ihm kommen könnten. Er und seine Frau waren sofort zu einem Gespräch bereit. Wir setzten uns ins Auto und fuhren los. In der Firma angekommen, wurden wir in das Büro gebeten. Es begann eine sehr offene Unterhaltung. Patrics Arbeitsgeber gab eindeutig zu verstehen: „Es tut uns leid, dass wir diesen Schritt gehen mussten. Aber Patrics Verhalten in letzter Zeit ließ keine andere Alternative zu. Seit der Trennung von seiner Freundin Carolin hat er sich extrem ins Negative verändert." Für einen kurzen Moment war Ruhe, bevor ich fragte: „Wissen Sie von dem Drogenkonsum?" „Ja", antwortete er ganz selbstverständlich. „Und wir vermuten, dass er seit der Trennung die Dosis stark erhöht hat." Ich bohrte weiter: „Haben Sie bemerkt, dass Patric eine neue Freundin hat?" Auch dies war in der Firma bekannt. „Was war denn der Auslöser für die Kündigung gewesen?", fragte ich. „Nun ja", fuhr sein Arbeitgeber fort, „die Arbeitsmoral von Patric war am Ende. Er war aufmüpfig und hat meine Anweisungen nicht mehr akzeptiert. Wir hatten immer ein gutes Verhältnis gehabt und es gab keine Probleme. Doch er ist in letzter Zeit immer häufiger einfach von der Baustelle verschwunden – wann es ihm in den Sinn kam. Auch, sobald er eine SMS von seiner neuen Freundin erhalten hat. Dazu kam, dass er Vergleiche zu dem Leben von diesem Mädchen zog. Er sagte mir, dass man mit Sozialhilfe ein besseres Leben führen könne. Man bräuchte sich nach niemanden zu richten und kann seinen Tag nach den eigenen Bedürfnissen gestalten, ohne ständig Anweisungen befolgen zu müssen und bekäme dazu noch Geld vom Staat." Wir waren schon sehr verwundert über diese Aussage und schüttelten verständnislos den Kopf. Er erzählte weiter: „Patric hat die Arbeitsleistung nicht mehr gebracht und war oft müde. Heute hat er wieder gegen Mittag einfach die Arbeitsstelle verlassen. Er hat allerdings auf mich keinen guten Eindruck gemacht und ich vermutete, dass er extrem durcheinander war. Er hat mir nur gesagt, dass er unbedingt Urlaub benötige und schnell weg müsse. Ich habe gedacht, dass irgendetwas Schlimmes passiert sei und noch einmal nachgefragt. Doch Patric ist einfach verschwunden." Was Stefan und ich da alles zu hören bekamen, passte nicht in unser Bild von Patric. Nie hätten wir ihm so ein Verhalten zugetraut. Das Erzählte ging an seinem Chef nicht spurlos vorüber. Man merkte, dass es ihn und auch seine Frau sehr beschäftigte. Er berichtete weiter: „Am Nachmittag ist er zurückgekommen und hat sich entschuldigt. Ich war verständlicherweise verärgert, denn wir hatten heute unbedingt Dächer bis zum Feierabend zu schließen. Ich wollte mit ihm noch einmal über sein Verhalten sprechen und ihm sagen, dass dies so nicht funktionieren würde. Er könne nicht einfach eigenmächtig die Baustelle verlassen. Und da hat er mich einfach überheblich ausgelacht. So etwas kann ich mir natürlich nicht gefallen lassen. Ich musste reagieren! Sein Lachen war der Tropfen, der das Fass zum Überlaufen gebracht hat. Ich habe ihm daraufhin gesagt, dass er gekündigt ist."

Natürlich verstanden wir diese Reaktion und konnten keine Einwände bringen. Uns fehlten die Worte.

Wir erfuhren bei diesem Gespräch auch, dass für die Firma Drogen kein unbekanntes Thema sei, dass Patric nicht der erste Fall war, wo diese eine Rolle spielten. Der Firmeninhaber und seine Frau versicherten uns, dass sie Patric gerne weiter beschäftigen würden. Sie kannten ihn als zuverlässigen, arbeitsamen und höflichen Mitarbeiter, bei dem es zu Einstellungsbeginn im Jahr 2011 keinerlei Probleme gab. Sollte es ihm gelingen, dauerhaft von den Drogen wegzukommen, würde einer erneuten Einstellung nichts im Wege stehen.

Wieder zuhause angekommen, versuchten wir noch einmal, Patric telefonisch zu erreichen. Leider hatten wir keinen Erfolg. Wir schrieben ihm eine SMS: „Du kannst mit uns über deine Probleme reden. Wir sind unvoreingenommen für dich da. Wir helfen dir!"

Auf eine Rückantwort warteten wir vergeblich.

Wir konnten uns nicht vorstellen, dass Patric den Ernst der Lage nicht begriff. Einer Arbeit nachzugehen war für uns Selbstverständlichkeit. Eine andere Alternative gab es nicht. Wie sollte man sonst sein Leben finanziell bewerkstelligen? War ein Job im Normalfall nicht die Voraussetzung für ein Leben ohne staatliche Zuschüsse, für Unabhängigkeit und um Ziele im Leben verfolgen zu können? Konnte man sich nicht nur mit einem geregelten Einkommen auch einmal Wünsche außerhalb des normalen Alltages erfüllen? Hieß ein Job nicht auch Gebrauchtwerden, Selbstbestätigung und Eigenständigkeit? Für uns gab es keine andere Lebensphilosophie.

***

Aufhören mit den Drogen, einfach aufhören ... wenn man will, schafft man das doch ... was soll daran so schwer sein? So waren meine damaligen Gedanken. Ich hatte null Ahnung, was für ein schwieriger Weg der Kampf gegen Crystal Meth werden sollte.

Nachfolgende Zeilen fanden wir später in Patrics Zimmer. Den genauen Zeitpunkt, wann er sie geschrieben hatte, kann ich nicht mehr zuordnen.

Was ist nur in meinem Kopf los? Hab' gerade (1 Uhr) lange mit Caro tele-
foniert. Sie hat mir mal wieder die Augen geöffnet, die Realität gezeigt. Wie
kann ich nur an ihr zweifeln, mit dem was sie alles für mich/uns macht? Ich
seh' Dinge manchmal einfach so falsch und tu' ihr unrecht. Warum habe ich
nur so ein Misstrauen manchmal ihr gegenüber? Klar ist sie nicht ganz un-
schuldig daran, wenn sie sich abweisend mir gegenüber verhält, aber letzt-
endlich liegt es wirklich nur an mir. Ihr Verhalten entsteht nur aus meinem
Verhalten ihr gegenüber. Warum vergesse ich so was nur immer wieder?
Es muss sich doch langsam mal in meinem Kopf eingebrannt haben. Als
wir aufgelegt haben, war mir alles klar, dass ich sie wieder haben will ohne
diesen Zeug und in der nächsten Sekunde denke ich wieder daran, es zu
nehmen. Dann denke ich an Sarah, dieses Zeug und mache mir Gedan-
ken, wie das wohl so wäre. Was soll diese Scheiße? Das ist doch genau das,
was ich nicht will. Warum? Nach so einem offenen und ehrlichen Gespräch
mit Caro, wie kann ich dann gleich wieder an so was denken? Ein Irrsinn,
da reden wir über meine/unsere Probleme, bin wieder „glücklich" und will
mich mit dem Zeug dafür belohnen, wodurch die Probleme erst so groß ge-
worden sind. Sag' mal geht's noch? Aber dieses Mal nicht. Das war schon
lange nicht mehr, dass ich es unbedingt nehmen wollte, ich mich schon wie-
der damit abgefunden habe und dann noch mal drüber nachdenke und es
schaffe, doch nein zu sagen. Carolin hat es seit langem mal wieder geschafft,
dass ich ernsthaft über mich selbst nachdenke und einsichtig werde. Wann
habe ich das letzte Mal an Gott geglaubt, wann war ich das letzte Mal
wirklich mit mir selber zufrieden? Alles schon ewig her. All die Dinge, die
mich im Inneren ausgemacht haben, mit denen ich innerlich mit mir selber
im Reinen war, zeigen sich nur noch selten. Nur in Momenten wie diesen,
wenn der wichtigste Mensch in meinem Leben, den ich schon immer mehr
geliebt hab' als mich selbst, wenn sie es schafft, mir meine echten, wahren
Gefühle ihr gegenüber zu empfinden, dann kommt dies andere wieder, was
mich ausmacht. Leider wird das immer seltener.

Diese Zeilen zeigen, wie unseren Sohn die Drogen beherrscht haben. Ihm war bewusst, dass er an der gescheiterten Beziehung zu seiner Freundin schuld war. Und ihm war auch bewusst, dass er von Crystal Meth abhängig war, dass es ihn führte. Die Sucht hatte ihn voll im Griff.

16.05.2012 – Mittwoch

Mein Vater hatte seinen 85. Geburtstag, den er mit seinem Zwillingsbruder in einer Gaststätte feierte. Die ganze Familie war im großen Rahmen dazu eingeladen.

Die vergangene Nacht war für mich sehr unruhig. Bevor ich zur Arbeit fuhr, schaute ich in Patrics Zimmer. Ich wollte seine Nähe spüren. Das Bettzeug lag noch auf seiner Couch. Ich bückte mich danach, um es aufzuräumen. Dabei fand ich einen Zettel, der für uns bestimmt war. Doch eigentlich hätte dieser schon gestern von uns gefunden werden sollen.

Kommt bitte in mein Zimmer und redet mit mir. Ich habe Urlaub genommen, fragt meinen Chef warum. Die Sarah ist ein schlechter Umgang für mich. Mit mir stimmt etwas nicht. Bin seit halb 2 zuhause und warte auf euch. Mein Handy ist auch weg. Ich vergesse immer wieder manche Sachen.

Ich ging mit dem Zettel zu Stefan und zeigte ihm die Zeilen. Das Geschriebene schockierte uns. Es machte uns die Dramatik des Geschehens noch einmal so richtig bewusst. Aus den Worten sprudelte die pure Verzweiflung. Wir mussten reagieren. Ich schrieb ihm eine SMS, dass ich in der Mittagspause zu Hause sein werde und er doch bitte kommen soll. Im Laufe des Vormittages schrieb auch Stefan ihm noch einmal eine Nachricht und bat ihn, unbedingt mit mir zu reden.

Je näher die Mittagspause rückte, desto unruhiger wurde ich. Meine Gedanken kreisten nur um Patric. Wir wollten ihm helfen. Doch eigentlich wussten wir gar nicht so richtig wie. Wir konnten für ihn da sein und wir würden mit ihm sprechen. Konnten wir ihn aber überzeugen, von den Drogen zu lassen? Wir wussten nicht, dass es nicht so einfach möglich war, dass dies ein harter Kampf werden würde, mit Rückschlägen für beide Seiten.

Die Fahrt von der Arbeit nach Hause war Aufregung pur. Fragen gingen mir durch den Kopf. Würde mich Patric zuhause erwarten? Hatte er Vertrauen zu uns und nahm unsere Hilfe an? War er verzweifelt, war er uneinsichtig? Wie sah er aus? Ich hatte auch Angst davor, dass mich eine Katastrophe erwartete, dass er sich etwas angetan haben könnte.

Mit dem am Morgen gefundenen Zettel verband ich tiefste Selbstzweifel von ihm. Er war gefangen, hatte sich selbst nicht mehr unter Kontrolle, folgte dem Verlangen seiner Sucht. Hoffentlich gab er sich nicht auf, wünschte ich mir so sehr.

Als ich in unsere Straße einbog, sah ich sein Auto stehen. Ich war so froh und freute mich. Doch sofort machte sich wieder dieses Unbehagen breit. Ich ging ins Haus, öffnete die Tür zum Hausflur und dann zur Küche. Da saß er, regungslos, allerdings mit einem leichten Lächeln, an seinem Platz auf der Eckbank. Er hatte seine blauen Jeans und ein graues T-Shirt an. Der Dreitagebart machte sein Gesicht nicht fülliger. Seine Augen sahen müde aus und wirkten sehr dunkel. Und ich war einfach nur glücklich, meinen Sohn zu sehen und freute mich riesig, dass er unserer Bitte gefolgt war. Ich drückte ihn – nicht zu intensiv, wie ich es vielleicht gewollt hätte, sondern nur so, wie ich es vom Gefühl her als genügend empfand. Er hatte für uns beide etwas zum Mittagessen besorgt.

Patric machte keinen verzweifelten oder unsicheren Eindruck auf mich. Ich fragte, wie es ihm ging. Er zuckte mit den Schultern. Auch wenn wir es von Nicole schon wussten, stellte ich trotzdem die Frage nach der Dauer seines Konsums und nach der Art der Droge. Sein Blick war abwesend, während er mir sagte, dass er seit drei Jahren Crystal Meth nahm. Er stritt es nicht ab. Wir schwiegen ein paar Sekunden – mir kam es wie eine Ewigkeit vor. Ich wollte, dass er mir von sich aus mehr darüber erzählte. Doch er schwieg. Obwohl es mich brennend interessierte, fragte ich nicht, woher er es bekam und weshalb er es nahm. Auch fragte ich nicht, wo er damit das erste Mal in Kontakt gekommen war. Ich wollte das Gespräch behutsam führen und nicht drängeln, denn ich hatte natürlich Angst, dass Patric vielleicht umschwenken und gehen würde. Während wir das Essen zu uns nahmen, sagte er, dass er mit den Drogen ab sofort aufhören wollte. Er sprach von Gott und einem roten und einem blauen Band, welches sich durch das Leben zieht und von Zeichen, die einem sagen, wenn man mit seinem Leben vorsichtiger umgehen muss. Meinte er damit seine derzeitige Situation?

Er erzählte vom Glück in der Partnerschaft, auch von der Partnerschaft von Nicole mit Andreas und zwischen Stefan und mir. Und er sagte auch, dass er am glücklichsten mit Carolin war. Er hinterfragte unser Zusammenleben und analysierte unsere Charaktere. All diese Worte sagte er ruhig und langsam. Ich nahm allen Mut zusammen und sprach ihn auf eine Therapie hin an. Doch diese lehnte er ab.

Meine Mittagspause neigte sich dem Ende und ich musste wieder zur Arbeit. Wir verabschiedeten uns, ich drückte ihn noch einmal und bat ihn, nicht zu Sarah zu fahren. Er borgte sich von mir noch 20 Euro. Wozu er das Geld benötigte, fragte ich nicht.

Die Zeit war zu kurz, um über die letzten Minuten intensiv nachzudenken, die einzelnen angesprochenen Themen zu zerpflücken und zu bewerten – der Job ließ es nicht zu. Ich musste mich wieder auf meine Arbeit konzentrieren. Die Hoffnung, dass Patric vielleicht am Abend wieder zuhause sei, damit wir über alles ausführlich reden könnten, war nicht groß. Dafür wirkte er mir zu selbstsicher. Auch wenn es nur kurz gewesen war, so war es ein Gespräch zwischen uns, das nicht auf Einseitigkeit durch mich beruhte. Er war auffallend redselig. Dies kannten wir so nicht von ihm. Ich informierte Stefan noch und sagte ihm, dass Patric zuhause gewesen war, denn auch ihn beschäftigte diese ganze Situation enorm.

Kurz vor 16 Uhr rief mich Patric auf Arbeit an. Er wollte wissen, wann ich nach Hause kommen würde. Carolin war bei ihm. Seine Stimme klang weinerlich. In mir krampfte sich alles zusammen. Dass Carolin sich in seiner Nähe befand, beruhigte mich etwas. Zum Glück war gleich Feierabend und ich fuhr umgehend los.

Beide saßen in Carolins Auto, das vor unserem Haus parkte. Es stellte sich heraus, dass Patric ohne Haustürschlüssel war. Beim Verlassen des Hauses zu Mittag vergaß er ihn einzustecken. Er hatte die Haustür hinter sich zugezogen und kam somit nicht mehr hinein. Daraufhin war er die Strecke von 4,5 Kilometer zu Carolins Arbeitsstelle gelaufen. Sehr ungewöhnlich für ihn. Ob er diesen Weg ganz bewusst gewählt hatte oder nur, weil er nicht mehr ins Haus kam und seinen Autoschlüssel wahrscheinlich auch im Hause liegen gelassen hatte, wusste auch Carolin nicht. Jedenfalls wartete er so lange vor ihrer Arbeitsstätte, bis sie Feierabend hatte. Danach fuhren sie zusammen zu uns. Patric machte jetzt, im Gegensatz zu Mittag, einen sehr niedergeschlagenen Eindruck. Er war in sich zusammengesackt und verzweifelt. Wir saßen zu dritt in der Küche. Unerwartet sagte er, dass er eine Therapie machen möchte. Er verwendete die Begriffe: Suchttherapie und psychologische Therapie. Er sprach sehr verworren und eine klare Vorstellung war nicht zu erkennen. Zwischendurch schaute er uns einfach nur an, schaute durch uns hindurch und war still. Mal lehnte er sich auf dem Stuhl zurück, mal legte er seinen Kopf auf den Tisch. Plötzlich stand er auf, bedankte sich bei Carolin, drückte sie und sagte, dass er müde sei und sich hinlegen müsste. Carolin verabschiedete sich ebenfalls. Auch für sie war dies keine einfache Situation.

Als Stefan von der Arbeit kam und ich ihm alles erzählte, ergriffen wir spontan die Initiative und riefen in einer nahegelegenen Fachklinik an, die unter anderem über den Behandlungsschwerpunkt Suchterkrankung verfügte. Ich fragte nach einer Therapie und der Verfahrensweise zur Beantragung im Zusammenhang mit Drogenkonsum. Mir konnte niemand Auskunft geben, da kein Arzt mehr anwesend war. Ich sollte mich am nächsten Tag wieder melden.

Nun stand noch die Geburtstagsfeier meines Vaters an. Eigentlich waren wir zu dritt eingeladen. Doch wir entschieden uns dafür, Patric schlafen zu lassen und zu der Feierlichkeit gestaffelt zu gehen. Allein lassen wollten wir ihn nicht. Stefan nahm bis 20 Uhr an der Geburtstagsrunde teil und ich blieb bei Patric. Danach fuhr ich bis 22 Uhr hin. Außer Nicole und Andreas wusste niemand, was geschehen war und nur sie konnten sich erklären, warum Patric fehlte. Stefan weihte meinen Vater ein, weil er verständlicherweise nachfragte und natürlich auch das Recht hatte, die Wahrheit zu erfahren. Ich hatte Zweifel, ob er dies an dem Abend richtig aufnahm. Sicherlich konnte er sich noch weniger als wir den Ernst der Lage vorstellen. Allen anderen erklärten wir, dass wir an diesem Tag nicht darüber reden wollten. An mich kamen keine Fragen mehr und das war auch gut so.

Patric schlief die Nacht durch.

17.05.2012 – Donnerstag – Feiertag Christi Himmelfahrt

An diesem Morgen frühstückten wir zu dritt. Wir sprachen das Therapiethema noch einmal an und sagten ihm, dass dies für ihn die richtige Entscheidung sein würde, weil er bei dieser Behandlung von professionellen Fachkräften betreut wird. Allerdings machte er uns verständlich, dass er keine Therapie wegen der Drogensache wollte, sondern höchstens eine wegen seiner Psyche und das auch nicht gleich in nächster Zeit. Er sah keinen Zusammenhang zwischen seinem psychischen Zustand und der Einnahme von Drogen. Er fühlte sich nicht als Abhängiger.

Seine Äußerung zu einer Therapie blieb im Raum stehen. Patric legte sich wieder hin und schlief. Er sah ausgezehrt aus. Die Augen wirkten müde. Im Laufe des Vormittages nahm er ein Bad, danach ging er wieder schlafen.

Es war Feiertag. Trotzdem sollte ich mich wieder in der Klinik melden. Also rief ich an. Ich wurde mit einem zuständigen Arzt verbunden, dem ich die letzten Ereignisse im Schnelldurchlauf erzählte. Er erklärte mir, dass der Gang zu einer Entzugsbehandlung, das hieße eine körperliche Entgiftung, aus einer spontanen Situation heraus, kaum zu einem Erfolg führe. Es müsse ein Einsehen auf Zeit vorhanden sein. Die meisten Betroffenen wollten sonst am nächsten Tag wieder nach Hause, weil sie sich gesund und damit deplatziert fühlten. Und dann könne man sie nicht zwingen zu bleiben. Über eine Einweisung mit Vorbereitung und Anmeldung wären die Chancen besser. Der nächste freie Platz wäre am 15. Juni 2012 verfügbar. Also meldete ich Patric erst einmal an, ohne ihm etwas davon zu sagen.

Ich war sehr verwundert darüber, dass erst in einem Monat wieder ein freier Platz zur Verfügung stand. Ich konnte mir gar nicht vorstellen, dass so ein Bedarf vorhanden war. Dass man die Betroffenen auf eigenen Wunsch wieder gehen lassen müsste, widerstrebte mir. Natürlich war mir klar, dass der Erfolg größer ist, wenn diesen Schritt jemand von sich aus geht und auch aus eigenem Willen durchhält. Doch ich wollte einfach nicht einsehen, dass man sich hier nach den Vorstellungen und momentanen Verfassungen der Betroffenen richten musste. Der Entzug konnte somit abgebrochen und irgendwann wieder neu begonnen werden.

Nachmittags fuhren Stefan und ich zur Nachfeier des ersten Geburtstages von Stefans Enkel Jonas. Patric wollte nicht mitfahren, sondern weiterschlafen. Yvonne und René wussten noch nicht, was sich in den letzten zwei Tagen abgespielt hatte. Wir erzählten. Sie waren beide sehr überrascht. Yvonne sagte, dass ihr lediglich in der Vergangenheit die vielen Bierflaschen in Patrics Zimmer aufgefallen waren und sie sich Gedanken gemacht hatte, ob er den Alkohol wohl zum Abschalten benötigte. Auf ein eventuelles Drogenproblem sei sie nicht gekommen. Zu dieser Vermutung hätte es nie Veranlassung gegeben.

Um zu kontrollieren, ob Patric nachmittags während unserer Abwesenheit unterwegs war, legte ich einen kleinen Stein an den Reifen seines Autos, das er immer vor dem Haus auf der Straße parkte. Dabei hatte ich kein schlechtes Gewissen. Gegen 18.30 Uhr waren wir wieder zurück. Der Stein lag noch an seinem Platz. Als wir uns der Eingangstür näherten, hörten wir Stimmen, die vom Hof hinter dem Haus kamen. Patric hatte Besuch. Sarah stand mit einer Freundin angelehnt an der Gartenmauer. Wir wussten gleich gar nicht, wie wir reagieren sollten. Ich hatte Sarah bis jetzt nur einmal kurz im Auto gesehen und Stefan hatte auch nur Umrisse von ihr wahrgenommen, als sie sich im März allein in unserem Haus aufhielt. Sie hatte dunkle, halblange Haare und ausdrucksvolle Augen. Sarah trug Jeans und ein schwarz-weiß-farbiges Oberteil. Sie wirkte sehr schüchtern und hatte für uns inzwischen den bitteren Beigeschmack, dass sie Patric in Sachen Drogen nicht positiv beeinflusste. In Sarah fand er ein Mädchen, das seinen Drogenkonsum tolerierte, diesen vielleicht sogar unterstützte. Die Droge verband ihn mit Sarah.

Er fühlte sich zu ihr hingezogen. Es war für uns klar, dass jeder selbst für sein Leben verantwortlich ist und dass Patric selbst die Entscheidung treffen musste, ob er seinen weiteren Weg mit Sarah gehen wolle oder nicht. Doch seitdem wir den Zettel in seinem Zimmer gefunden hatten, leuchtete uns ebenso ein, dass hier eine große Gemeinsamkeit bestand, die für beide negative Folgen hatte. Wir reagierten jedoch nicht mit Ablehnung ihr gegenüber. Damit hätten wir wahrscheinlich Patric von uns gewiesen. Wir suchten das Gespräch mit ihr und ihrer Freundin. Die beiden waren die acht Kilometer von Sarahs Zuhause bis zu uns gelaufen. Patric hatte sie angerufen und gebeten, ihn zu besuchen. Ihre Freundin erzählte uns, dass sie einmal mit Sarah in einer Wohngemeinschaft lebte und diese aufgrund ihres Drogenkonsums auseinander ging. Sie erwähnte auch, dass Sarah immer wieder Versuche unternommen hatte, davon loszukommen. Die Freundin fand es gut, wie wir mit Patrics Problem umgingen und wie wir reagierten. Sie bewertete es als positiv, dass wir ihn nicht von uns wiesen, sondern zu ihm standen. Ich fragte die Freundin, ob sie selbst auch Drogen nimmt oder genommen hatte. Die Frage blieb unbeantwortet.

Sarah und Patric schien es nicht zu stören, dass wir uns auch über sie unterhielten. Patric suchte während des gesamten Gespräches extrem die Nähe zu Sarah. Immer wieder drückte und küsste er sie. Dies gab mir jedes Mal einen Stich.

Ich wandte mich an Sarah und fragte sie ganz direkt, ob sie zurzeit Crystal Meth nehmen würde. Sie bejahte es und erzählte im gleichen Atemzug, als sollte es eine Entschuldigung sein, dass sie auch schon eine Therapie absolviert hätte. Das Cleansein habe jedoch nicht lange angehalten. Sie gestand ein, dass sie wieder konsumieren würde und konnte keinen Grund für ihren Rückfall finden. Sie sagte mir, dass sie auch gerne arbeiten wolle und nur noch nicht das Richtige gefunden hätte.

Es war früher Abend und Sarah und ihre Freundin liefen wieder zurück nach Hause. Patric legte sich hin und schlief bis zum nächsten Morgen. Eine nachträgliche Unterhaltung zum Besuch der beiden Mädchen gab es nicht.

Sarah hinterließ bei mir den Anschein der Hilfsbedürftigkeit. Ich konnte mir nicht vorstellen, dass man sie nicht wieder in die richtige Spur bringen würde. Genauso glaubte ich das für Patric.

18.05.2012 – Freitag

Patric frühstückte wieder mit uns, da wir an diesem Tag Urlaub hatten. Wie lange war es her, dass wir diese Mahlzeit nun schon zwei Tage nacheinander gemeinsam einnahmen? Trotz aller ernstzunehmenden Umstände, die wie Gewitterwolken über uns standen, war es ein schönes Gefühl. Ich informierte mich am Abend vorher im Internet weiter über Crystal Meth und gleichzeitig erkundigte ich mich, wann die Suchtberatung freitags geöffnet hat. Patric und ich hatten vor, gemeinsam hinzugehen und uns beraten zu lassen, was wir auch angingen. Doch es war leider niemand da. Ärger, Enttäuschung ... jedenfalls für mich. Eine Frau aus dem Hause, die mir dies anmerkte, fragte, ob wir das erste Mal da wären. Patric kam mir zuvor und antwortete ganz locker, dass er die Beratungsstelle schon öfters besucht hätte, jedoch mit einer Freundin und jetzt würde „es" ihn selbst betreffen. Hatte ich da richtig gehört? Er begleitete Sarah zu den Terminen der Suchtberatung? Wie weit ging das Zugehörigkeitsgefühl? Wollte er damit beweisen, dass er zu ihr steht? Wollte er ihr damit helfen? Selbst abhängig, sein Leben nicht im Griff, jedoch für sie Unterstützung geben? Welche Abhängigkeiten, entstanden durch die Sucht, lagen hier noch vor?

Eine Abhängigkeit zu seinesgleichen, eine Welt, in der er mithalten – nein – in der er bis jetzt von oben nach unten schauen konnte.

Bekam er hier eine Anerkennung, die er sonst vermisste? Sein Leben verlief nach außen hin noch normal, nur ein kleiner Personenkreis wusste, wie es um ihn stand und wunderte sich genauso wie wir auch, dass er trotz des langen Konsums sein Leben den gesellschaftlichen Normen anpassen konnte.

Nachdem wir bei der Suchtberatung keinen Ansprechpartner erreicht hatten, steuerten wir Patrics damalige Hausärztin an, das hieß, ich drängte darauf. Ich wollte, dass er sich einem Arzt vorstellte und verband damit die Hoffnung, dass es irgendwelche Medikamente gibt, die seinen Zustand stabil werden ließen. Ich hatte Bedenken, dass mit der Zeit Entzugserscheinungen auftraten, die man einfach behandeln musste. Zwar hatte ich bisher bei meiner Recherche keine eindeutigen Hinweise darauf gefunden, konnte mir aber auch nicht vorstellen, dass das alles ohne ablief. Natürlich musste er sich dafür vor ihr outen. Das mit dem Krankenschein war für ihn in Ordnung. Medikamente wollte er nicht. Er meinte, dass er es auch ohne medikamentöse Hilfe schaffen würde. Wir stießen jedoch auch hier aufgrund des Brückentages auf verschlossene Türen.

Während wir durch die Stadt liefen, spürte ich eine deutlich zunehmende Müdigkeit bei Patric und er sagte, dass er Glieder- und Rückenschmerzen hätte. Doch Entzugserscheinungen? Er wollte Tee trinken. Ich kaufte noch verschiedene Sorten, bevor wir wieder nach Hause fuhren. Sofort legte er sich hin und schlief bis kurz vor 15 Uhr durch. Erst danach trank er einen Früchtetee. Die Schmerzen hatten nachgelassen. Er sah ausgeruht aus und seine blauen Augen waren klar und strahlten.

An diesem Tag hatte er noch Fahrschule. Patric war dabei, seinen Motorradführerschein zu machen. Mit den Fahrstunden hatte er am 3. Mai 2012 begonnen und es war das vierte Mal, dass er sich auf das Motorrad setzen durfte. Auch in der Fahrschule zeigte er keine Auffälligkeiten, durch die man auf eine Abhängigkeit schließen konnte. Er raffte sich auf und nahm den Termin wahr. Für uns war dies ein kleines Zeichen, dass er sich nicht hängen lassen wollte.

***

Als Patric sich im Januar 2012 für die Motorradfahrerlaubnis anmeldete, konnte ich diesen Wunsch nachvollziehen. Viele junge Männer frönten diesem sportlichen Hobby. Jedoch sah ich dieses Vorhaben bei Patric etwas mit gemischten Gefühlen. Ich hatte Bedenken, dass er einmal mit dem Motorrad verunglücken könnte, denn wir kannten ihn hin und wieder als rasanten Fahrer, auch wenn sich sein Opa bei den vielen gemeinsamen Fahrten hinsichtlich Patrics Fahrstil nie beschwert hatte. Wenn es notwendig war, dann wusste er sich eben korrekt zu verhalten. Der Gedanke, dass er eines Tages auf so einer PS-starken Maschine sitzen würde, die er vielleicht nicht beherrschen könnte, verursachte bei mir jedes Mal angstfeuchte Hände. Doch das geht bestimmt vielen Müttern so. Ich redete mit Patric von Anfang an über meine Sorgen und sagte ihm auch, dass ich nie erleben möchte, dass die Polizei vor dem Haus steht und uns mitteilen müsse, dass ein Unfall passiert sei. Sein Kommentar, der besänftigend und selbstverständlich herüber kam: „Ich doch nicht!" Diese drei Worte hörten wir oft von ihm, wenn in meinem Tonfall Sorge herauszuhören war. Sie klangen in unseren Ohren.

***

Während Patric an der Fahrschule teilnahm, kam Nicole. Sie wollte sich nach ihm erkundigen, fragen, wie es ihm ging. Wir spulten noch einmal den 15. Mai ab. Drei Tage waren seitdem vergangen. Nicole beschrieb seinen Zustand als angespannt, durcheinander, neben sich stehend, jedoch auch erleichtert, als er alles gebeichtet hatte. Im Nachhinein stellte auch Nicole Veränderungen an ihm fest. Ihr fiel auf, dass er nicht mehr so viel aß wie noch vor ein paar Monaten. Er habe auch davon gesprochen, dass ihm alles viel zu schnell gehe, er keine Zeit mehr habe. Geduld kannte er nicht mehr.

Nicole war noch bei uns, als Patric von der Fahrschule zurück kam. Wir unterhielten uns zusammen mit ihm weiter. Er war offen und gesprächig. Allerdings legten wir eine gewisse Vorsicht an den Tag. Unser Ansinnen war nach wie vor, ihn nicht zu Entscheidungen zu drängen oder detaillierte Vorstellungen zu seinem weiteren Leben abzuverlangen. Das konnte er sicherlich aufgrund der Geschehnisse der letzten 72 Stunden noch nicht, obwohl wir dies natürlich gerne gehabt hätten. Seine Ziele waren, ohne Drogen weiterleben zu wollen, seinen Beruf als Dachdecker weiter auszuführen und einfach Sinn in sein Leben zu bekommen. Drei klare, erreichbare Ziele, die er uns im Gespräch herüberbrachte. Diese Gedankengänge von Patric weckten in uns Hoffnung. Wir glaubten daran und bestärken ihn, indem wir seine Wünsche für gut und umsetzbar hielten und ihm das auch sagten.

Patric blieb bei uns und ging zeitig schlafen.

Seine Äußerung gegenüber Nicole beschäftigte uns noch an diesem Abend. Auch Stefan gegenüber hatte er schon einmal erwähnt, dass er nur noch im Stress sei und ihm alles zu viel wird. Stefan fragte damals nach, womit er nicht zurechtkommen würde. Doch außer der Tatsachen, dass jeden Tag seine Arbeit anstand und er das Empfinden hatte, zu wenig Freizeit zu haben, erzählte er nichts. Woher kam bei ihm dieses Stressgefühl?

Sein Beruf war mit einem harten Arbeitstag verbunden, die Überstunden bei seinem letzten Arbeitgeber bis Mai 2012 hielten sich allerdings in Grenzen. Vermutlich ging der eigentliche Stress für ihn durch Crystal

Meth los. Es entstand eine unnormale Aktivität. Von einer Ruhepause konnte nie die Rede sein. Seine Freizeit wurde von Unruhe beherrscht. Auch wenn wir nicht mehr wussten, wo und mit wem Patric seine freien Stunden verbrachte, so registrierten wir jedoch, dass er ununterbrochen unterwegs war, ohne etwas in unseren Augen Sinnvolles zu tun. Es war nicht selten, dass er nach seiner Arbeit mehrmals mit dem Auto wegfuhr und zurück kam. Entweder hatte er etwas vergessen oder wir hatten auch oft den Eindruck, dass er gar nicht wusste, was er denn eigentlich wieder zuhause wollte. Besonders die Nachtaktivität der letzten Monate war gravierend gewesen.

Samstags, half er bei Nicole und Andreas am Haus. Abends und sonntags war er in seinem Umfeld zugegen. Patric hatte ein ruheloses und bewegtes Leben.

19.05.2012 – Samstag

Patric frühstückte wieder mit uns. An diesem Morgen war er ebenfalls sehr gesprächig. Wir wollten verstehen, warum es zu dem Drogenkonsum gekommen war. Es interessierte uns, wann die Spirale der Abhängigkeit begann. Er sagte, dass er Crystal Meth einfach einmal in seiner Clique probiert hatte. Diese bestand hauptsächlich aus jahrelangen Freunden. Und sie alle testeten Crystal Meth. Das Gefühl einer Abhängigkeit stellte sich für ihn erst nach einem längeren Zeitraum mit einem einprägsamen Ereignis ein. Er erzählte uns, dass er eines Morgens merkte, wie schlapp, kaputt und lustlos er sich fühlte und die Leistung auf Arbeit nicht mehr brachte. Mit der Einnahme von Crystal Meth änderte sich dies schlagartig. Mit dieser Droge ging alles besser. Der Elan, die Kraft und die Ausdauer waren wieder da. Somit stieg dann auch der Konsum an.

Namen von weiteren Leuten, die ebenfalls konsumierten oder die die Drogen verkauften, nannte er uns nicht. Dazu lächelte er und schwieg.

Er versicherte uns erneut, dass er aufhören würde, Crystal Meth zu nehmen. „Ich möchte euer Vertrauen nicht missbrauchen", so die großen Worte von ihm, die sicherlich ernst gemeint waren, aber kein Fundament hatten.

Stefan wollte an diesem Tag nach Schleiz zum Oldtimer-Grand-Prix fahren und fragte Patric, ob er mitkommen möchte. Er sagte sofort zu. Gegen 10 Uhr starteten sie. Kaum waren die beiden im Auto, wollte Patric, dass Sarah mitgenommen wird. Was tun? Stefan ließ ihn Sarah anrufen, doch sie hatte keine Lust und wollte weiterschlafen. Mit dieser Reaktion hatte Patric nicht gerechnet und er war sichtlich enttäuscht.

Mit Patric allein im Auto nahm Stefan die Gelegenheit wahr, ihm von einer Alkoholabhängigkeit in seinem früheren Familienumfeld und den damit verbundenen langjährigen Kämpfen, Entbehrungen, Hoffnungen und Enttäuschungen für sich selbst zu erzählen. Er wollte Patric damit verdeutlichen, dass nur das bedingungslose Akzeptieren seines Problems und die Inanspruchnahme qualifizierter Hilfe zum Erfolg führen können. Mit dieser Geschichte sollte Stefan unbedingt Sarah konfrontieren. Patric hoffte, dass sie dadurch die Überzeugung erlangen würde, noch einmal den Weg zum Cleansein anzugehen. Für sich selbst stufte er sein Verhalten zur Einsicht als Selbstverständlichkeit ein.

In Schleiz war Patric sehr kontaktfreudig, was seinem Naturell eigentlich nicht entsprach. Er suchte das Gespräch mit fremden Leuten und unterhielt sich mit ihnen. Allerdings dauerte dies nicht sehr lange an und er wurde müde und schlief auf der Tribüne fast ein. Am zeitigen Nachmittag waren die beiden wieder zurück. Patric ging sofort kommentarlos in sein Zimmer und legte sich für drei Stunden hin.

Es war sommerliches Wetter und wir wollten abends grillen. Patric fragte, ob Sarah mitkommen könnte. Wir hatten nichts dagegen. Diese Beziehung unbedingt unterbinden zu wollen, wäre zu diesem Zeitpunkt bestimmt falsch gewesen. Patric musste selbst darauf kommen, dass es auf seinem Weg zur Drogenfreiheit nur einen Schlussstrich unter die Verbindung zu Sarah geben konnte.

Sie machte wieder einen sehr schüchternen Eindruck. Der Abend verlief harmonisch, ohne weitere tiefgründige Gespräche. Patric brachte Sarah nach dem Abendessen mit seinem Auto nach Hause. Als er zurück war, erzählte er noch viel von sich. Er sprach noch einmal über den 15. Mai, den Tag seiner Kündigung. Es sei der Zeitpunkt gewesen, ab dem er festgestellt habe, dass etwas in seinem Kopf nicht mehr stimme. Er habe sich nicht mehr konzentrieren können, dachte wirres Zeug, wusste zeitweise nicht mehr, wo er sich befand. Deshalb habe er versucht, sich mit Absicht Schmerzen zuzufügen, indem er sich mit einem Schiefer in die Arme ritzte, um wieder einen klaren Verstand zu bekommen. Über seine Drogenzeit sagte er, dass er am Anfang des Crystal-Konsums auch einmal vierzehn Tage lang nichts genommen habe. Doch die Abstände seien immer kürzer geworden. Sein Einstieg in die illegale Drogenwelt habe mit Cannabis begonnen. Zum Kennenlernen von Sarah äußerte er: „Ich fühlte mich zu ihr hingezogen, weil ich ihr helfen wollte. Sie hatte damals eine unmöblierte Wohnung, aus der sie wieder ausziehen musste. Ihr hatte nichts gehört, außer einer Matratze zum Schlafen."

20.05.2012 – Sonntag

Es war das vierte gemeinsame Frühstück in Folge. Patric hatte sogar in seinem Bett geschlafen. Bei den Übernachtungen in den letzten Tagen war immer noch die Couch seine Schlafstätte gewesen.

Patric aß mit Appetit. Danach legte er sich wieder hin. Stefan und ich unternahmen eine längere Fahrradtour. Wir starteten um 10.30 Uhr und kamen 16 Uhr zurück. Sarah war wieder da. Patric hatte sie mit dem Auto geholt. Sie fragten mich, ob ich Sarah beim Schreiben von Bewerbungen helfen könnte. Für mich war das im ersten Moment ein guter Ansatzpunkt. Vielleicht klappte es ja und sie bekommt eine Zusage. Arbeiten würde für sie Struktur in ihr Leben bringen. Allerdings war mir auch klar, dass sie damit ihre Zukunft von hinten aufzäumte. Das Durchstehen einer erfolgreichen Therapie wäre doch der erste Schritt gewesen. Aber wir wollten sie nicht von ihrem Vorhaben abhalten. Sarah stellte sich vor, erst einmal als ungelernte Kraft irgendwo in der Produktion zu arbeiten. Sie musste jedoch die Arbeitsstätte entweder zu Fuß oder mit öffentlichen Verkehrsmitteln erreichen können. Patric bot ihr an, dass sie sein Fahrrad nehmen könnte.

Wir fanden im Internet über die Agentur für Arbeit drei freie Stellen und schrieben zwei Firmen in unserer Region noch zusätzlich in Initiativbewerbung an. So kamen fünf Bewerbungen zustande. Da wir auch den Lebenslauf erstellen mussten, erhielt ich Einblick in ihren schulischen Werdegang. Sarah war zwei Jahre auf dem Gymnasium gewesen, hatte den Realschulabschluss gemacht und zweimal eine Berufsausbildung begonnen. Die Drogen waren der Grund dafür, dass sie nicht durchhielt. Die Drogenbeschaffung raubte und vernichtete Zeit zum Lernen, so ihre Aussage dazu.

Während ich mit Sarah die Bewerbungen schrieb, bereitete Patric das Abendessen vor. Nachdem die Schriftstücke fertig und ausgedruckt waren, aßen wir gemeinsam und in einer angenehmen Unterhaltung erfuhren wir noch etwas über Sarahs bisheriges Leben. Patric fuhr sie anschließend nach Hause und blieb über Nacht bei uns. Wir waren darüber sehr froh und wogen ihn für die Stunden der Nacht vor den Drogen in Sicherheit.

21.05.2012 – Montag

Patric und ich waren an diesem Tag unabhängig voneinander in der Suchtberatung. Patric vormittags, ich nach der Arbeit. Ich wurde sehr gut aufgenommen. In dem Beratungsgespräch berichtete ich über die

Ereignisse der letzten Tage und erwähnte auch, dass Patric an einer Therapie nicht interessiert wäre. Man klärte mich auf, dass es eher die Ausnahme sei, wenn es jemand aus eigener Kraft schaffen würde, von den Drogen wegzukommen. Die Gefahr der Rückfälligkeit wäre sehr hoch und er durch den Kontakt zu Sarah noch mehr gefährdet. Das war es nicht, was ich hören wollte. Ich fragte, wie wir ihm helfen könnten, wie wir reagieren sollten, wenn er wieder einmal so niedergeschlagen und am Boden zerstört war wie am 15. Mai. Die Ratschläge waren nicht sehr aufbauend, aber nachvollziehbar. Es wurde mir empfohlen, immer da zu sein, wenn er uns bräuchte. Allerdings sollten wir uns auch nicht ausnutzen lassen, ihm keine unangenehmen Wege abnehmen, ihn nicht in Watte packen. Man erwähnte auch, dass sich bei langjährigem Drogenkonsum Unselbstständigkeit einstellen würde und auch das Selbstbewusstsein stark darunter leide. Diese Charaktereigenschaften deckten sich mit seinem Verhaltensmuster. Er musste selbst lernen, sein Leben wieder in den Griff zu bekommen. Meine Beschreibung zu Patric, wie er sich die letzten Monate uns gegenüber verhielt und wie er selbst sein Leben ruinierte, sah man als etwas ganz Normales an. Es wurde mir auch das hohe psychische Abhängigkeitspotential von Crystal Meth und die damit verstärkt schwierige Abstinenz von der Droge bestätigt. Als positiv bewertete man, dass Patric keine Schulden hatte, dass er noch die Fahrerlaubnis besaß, bis vor kurzem auch noch regelmäßig seiner Arbeit nachging und dass er selbst den Weg in die Drogenberatung fand. Seine Einsicht zur eigenen Abhängigkeit wäre die Grundvoraussetzung dafür, dass er den Weg in die Suchtfreiheit finden und gehen konnte – so die Aussage während der Beratung. Es gab ebenfalls die Möglichkeit, sich einem unregelmäßigen Drogenscreening zu unterziehen. Auch manche Arbeitgeber würden dies fordern, wenn sie von der Abhängigkeit ihrer Arbeitnehmer erfahren. Dies stärkt die Klienten, weil damit dem definierten Umfeld bewiesen wird, dass wirklich keine Drogen mehr genommen werden. Ein weiterer Tipp war, dass ich mich der bestehenden Angehörigengruppe anschließen könnte. Diese setzte sich aus Leuten zusammen, bei denen Alkohol oder illegale Drogen in den Familien eine Rolle spielen oder gespielt haben.

Ich bat mir Bedenkzeit aus. So richtig konnte ich mich mit dem Gedanken, mich zu offenbaren, Mutter eines drogenabhängigen Sohnes zu sein, nicht anfreunden. Doch das sollte sich bald ändern.

Über Patrics Termin in der Suchtberatung erfuhren wir nichts. Wir fragten ihn nicht danach und er erzählte von sich aus nicht darüber.

Gegen Abend fuhr ich mit Patric noch zu seinem Arbeitgeber wegen der ausgesprochenen Kündigung. Patric sagte mir vor dem Treffen, dass er nicht mehr in dieser Firma arbeiten wolle. Er schätzte ein, dass die Konfrontation mit den alten Gegebenheiten für ihn nicht gut wäre. Ich konnte das nachvollziehen und akzeptierte seine Entscheidung.

Sein Arbeitgeber bestand auf einem Aufhebungsvertrag und ließ sich davon nicht abbringen. Patric wollte die Angelegenheit ohnehin zu Ende bringen und unterschrieb ihn. Ich wusste, dass er dadurch bei der Arbeitsagentur in eine Sperre rutschen würde. Doch ich hatte momentan auch keine andere Lösung parat und wollte nicht, dass sich die Fronten verhärten. Ich überlegte, wie man diese Situation in der Agentur für Arbeit erklären könnte, um die Arbeitslosengeldsperre zu umgehen. Patric schien sich darüber keinen Kopf zu machen, jedenfalls hatte es den Anschein. Er war mit seinen Gedanken schon wieder weit weg. Wir fuhren nach Hause. Für ihn war das Thema an diesem Abend abgehakt. Er setzte sich in sein Auto und fuhr zu Sarah, wo er auch die Nacht über blieb.

***

Während der gesamten Zeit, in der ich die Hilfe der Suchtberatung in Anspruch nahm, hatte man immer ein offenes Ohr für mich. Nur mit der Vorgehensweise zur Zusammenarbeit im Dreierverhältnis, damit meine ich Suchtberatung – Betroffene – Angehörige, kamen Stefan und ich nicht zurecht. Die Betroffenen und die Angehörigen wurden und werden in der Suchtberatung gewollt von unterschiedlichen Ansprechpartnern betreut. Man trennt dies aus Gründen der Persönlichkeit, Privatsphäre und Schweigepflicht ganz strikt und es gelang mir nur einmal, dass ich bei Patrics Therapeutin einen Termin erhielt mit dem ausdrücklichen Hinweis, dass dies eine Ausnahme sei. Wir hatten vor Augen, dass man doch immer nur die erzählten Versionen aus Patrics Sicht zu hören bekam. Da wir ihm unbedingt helfen wollten, stellten wir uns vor, dass ein Zusammenarbeiten aller Parteien für zusätzliches Hintergrundwissen unabdingbar wäre. Vielleicht könnte man dann die Betroffenen bei Gesprächen besser einschätzen und entsprechend Einfluss nehmen. Wir glaubten auch, dass Patric manchmal Handlungen oder Meinungen von uns anders deutete beziehungsweise aufnahm. Dies könnte dann auch in einem Dreierteam richtig gestellt und diskutiert werden. Natürlich sahen wir ein, dass so eine Zusammenarbeit von Fall zu Fall entschieden werden muss und auch vom Entgegenkommen und der Offenheit der Betroffenen und Angehörigen abhängig ist. Doch dieses Vorgehen war allgemein nicht gewollt und durfte nicht sein. Wir bedauern dies heute noch sehr.

22.05.2012 – Dienstag

Da für Patric feststand, dass er bei seinem bisherigen Arbeitgeber nicht wieder arbeiten wollte, hatte er sich schon vor Unterzeichnung seines Aufhebungsvertrages um einen anderen Arbeitsplatz bemüht. Er sprach Andreas an, der auch Dachdecker ist, ob es nicht möglich wäre, in dieser Firma einen Job zu bekommen. Wir betrachteten sein sofortiges Handeln positiv und waren überzeugt, dass es für Patric eine moralische Hilfe war, wenn er einen Bekannten in seinem Arbeitsumfeld wusste. An eine Bewerbung bei einer fremden Firma traute er sich nicht heran. Andreas als Arbeitskollegen zu wissen gab ihm eine gewisse Sicherheit. So redete Andreas mit seinem Chef und erklärte ihm den Sachverhalt. Ohne die Wahrheit zu sagen, ging es hier nicht. Patric hatte damit kein Problem. Er ging überhaupt mit seinem Drogenthema in den folgenden Wochen sehr offen um.

Das Vorstellungsgespräch fand am gleichen Tag statt und der Arbeitgeber willigte ein. Er gab Patric eine Chance. Nach Pfingsten sollte er zwei Tage zur Probe arbeiten. Wenn Patric den Anforderungen entsprach, würde er eingestellt werden. Wir waren sehr zuversichtlich und hatten immer wieder Hoffnung, dass Patric sein Leben in den Griff bekommen würde. Dafür, dass Andreas sich für ihn einsetzte und zu ihm stand, waren wir ihm sehr dankbar.

Am gleichen Tag sprach unser Sohn noch bei der Agentur für Arbeit vor und erkundigte sich nach dem Sachstand zu seinem Aufhebungsvertrag. Er erwähnte auch dort seine Drogenabhängigkeit und warum es zu dem Aufhebungsvertrag gekommen war. Man machte ihm Hoffnung, dass er nicht in eine Sperre fallen würde und so kam es auch.

***

Im Nachhinein erfuhr ich, dass es ein beschäftigungsorientiertes Fallmanagement in der Agentur für Arbeit gibt, das sich besonderer Fälle, z.B. Kunden mit Drogenabhängigkeit, annimmt. Vorrangiges Anliegen und Aufgabe des Fallmanagement ist es, Vermittlungshemmnisse zu beseitigen. Basis ist eine enge Zusammenarbeit mit den Suchtberatungsstellen und den zuständigen Abteilungen im Landratsamt. Patric war dem Fallmanagement nicht zugewiesen, da er sich nicht in der Lage befand, aufgrund seines Suchtproblems keine Arbeit mehr annehmen zu können.

***

An dem gleichen Tag entwickelte Patric noch mehr Aktivitäten. Er kaufte sich ein neues Visier für seinen Motorradhelm, um eine weitere Teilnahme an der Fahrschule abzusichern. Das Alte war kaputt gegangen. Nachmittags montierte er bei seinem Opa zuhause die Sommerräder auf sein Auto, da diese dort in der Garage untergestellt waren. Bei dieser Gelegenheit sprach er mit ihm über sein Problem. Genau wie wir hatte mein Vater natürlich nur einen Wunsch und brachte diesen bestimmend und fordernd mit einem strengen Blick herüber: „Bringe dein Leben wieder in Ordnung und höre mit den Drogen auf!" Patric lächelte, als er uns die Worte wiedergab. Es war kein Auslachen oder nicht Ernstnehmen. Für seinen Opa passten Drogen nicht in seine Familienwelt. Patric schmunzelte über die Art und Weise, wie es mein Vater aussprach. Die Geradlinigkeit und Unumstößlichkeit seiner Forderung spiegelte das Leben von ihm wider. Von einem harten und arbeitsreichen Leben gezeichnet, mit Kriegserfahrung konfrontiert, den Blick und sein Handeln immer zielgerichtet für die Familie, konnte er sich in die Welt mit Crystal Meth nicht mehr hineinversetzen.

Patric leistete uns abends noch etwas Gesellschaft und freute sich darüber, was er an diesem Tag alles geschafft hatte.

Dann fuhr er zu Sarah und blieb über Nacht weg.

***

Der gesamte Tagesverlauf hatte Patric sehr stolz gestimmt. Es war lange her, dass er derart viele Dinge erledigen konnte. Was wir als Selbstverständlichkeit sahen und unter Kleinigkeiten abgehandelt hätten, war für ihn eine Meisterleistung an Organisation. Er erzählte mit Freude darüber, wie er alles nach und nach anging. Und wir freuten uns mit ihm. Sein Gesicht strahlte und kleine Züge des Übermutes zeigten sich. Wir hatten Patric schon lange nicht mehr so freudig gesehen. Diese Regungen waren ihm während des Crystal-Konsums abhanden gekommen. Doch seine positive Aktivität und seine Offenheit nahmen uns nicht die Angst, wenn er wieder zu Sarah fuhr. Ob er nicht doch wieder dem Suchtdruck nachgeben würde? Wir waren immer etwas im Zweifel. Wollten natürlich glauben, dass er sein Versprechen, keine Drogen mehr zu konsumieren, einhält und hielten uns daran fest. Patric war anders geworden. Er war gelöster. Wir hofften!

24.05.2012 – Donnerstag

An diesem Tag zeigte Patric Sarah das Haus von Nicole und Andreas und auch das Haus von Rico, seinem Cousin. Patric hatte in Ricos Dachdeckerfirma seinen Beruf erlernt. Er war stolz darauf, ihr das Geschaffene seiner Familie zu zeigen. Auch ihm schwebte für seine Zukunft ähnliches vor und er glaubte in Phasen der Zuversichtlichkeit tatsächlich, dies auch mit Sarah erreichen zu können.

Patric bewies uns damit, dass er Ziele hatte. Er wuchs in einer Familie auf, in der das Schaffen von Wohneigentum schon immer selbstverständlich und erstrebenswert war. Und so konnte er mehrfach miterleben, wie dieses Ziel mit Freude und Ehrgeiz, aber natürlich auch unter Entbehrung von Freizeit erreicht wurde. Er war davon geprägt und wollte dieses Leben auch für sich umsetzen.

Im Laufe der kommenden Monate schwankte diese Einstellung immer mal wieder. Es gab Phasen, in denen er sich dieser Selbstverständlichkeit widersetzte und es als Leben sah, in welches man hineingepresst wird. In diesen Phasen hatte er den Drang, etwas zu tun, was alle anderen nicht taten. Er zweifelte die Richtigkeit seiner Berufswahl an, sprach davon, dass das Geldverdienen für ihn Nebensache wäre. Allerdings lehnte er dann auch wieder angebotene Arbeitsstellen, die nicht seinem Berufsbild entsprachen, aus Gründen des Verdienstes ab. Ein anderes Mal hegte er die Absicht, in die Schweiz zu gehen. Sein Anspruch an manche materielle Dinge war hoch und er merkte, dass die Umsetzung momentan nur mit einem „eingepressten" Leben möglich war. So war Patrics Lebensvorstellung in der nächsten Zeit ständig Schwankungen unterworfen.

25.05.2012 – Freitag

Patric begann in der letzten Zeit, viel Fahrrad zu fahren. Er hatte Renés Rad geschenkt bekommen, das dieser selbst nicht mehr nutzte. Patrics Fahrrad hatten wir schon lange nicht mehr gesehen. Er hatte es Sarah überlassen. Auch an diesem Tag absolvierte er eine größere Radstrecke, die sich durch ein ausgedehntes Waldgebiet zog. Als ich von der Arbeit nach Hause kam, lag er auf seiner Couch und machte einen extrem müden und erschöpften Eindruck. Obwohl ich inzwischen wusste, dass Crystal Meth nicht müde machte, sondern aufputschte, vermutete ich, dass er Drogen genommen haben könnte. Ich sprach ihn daraufhin an. Doch er meinte überzeugend, dass er nur vom Radfahren sehr kaputt sei. Unabhängig davon wartete er ungeduldig auf einen Anruf von Sarah. Als das Telefon endlich klingelte, war er auch schon weg. An diesem Tage sahen wir ihn nicht mehr. Er übernachtete bei ihr. Er konnte nicht von ihr lassen. Immer wieder zog es ihn zu ihr. Immer wieder lieferte er sich der Gefahr des Drogenkontaktes aus. Es hatte sich für beide eine gemeinsame Welt entwickelt, in der sie sich nicht erklären brauchten. Seine Worte: „Sie tut mir nicht gut", rückten dann immer wieder in den Hintergrund. Er fühlte sich gehalten und zugleich entwickelte er ihr gegenüber ein Verantwortungsbewusstsein, welches er für sich nicht hatte. Doch wir konnten ihn nicht zwingen, von ihr zu lassen. Wir mussten es hinnehmen. Auch so zeigten wir ihm, dass wir für ihn da waren.

Eins, zwei, drei – drogenfrei?

26.05.2012 – Pfingstsamstag

Es war früh am Morgen. Wir lagen noch im Bett und hörten plötzlich Schritte im Haus. Das veranlasste uns, sofort aufzustehen. Zu unserer freudigen Überraschung stellten wir fest, dass Patric damit beschäftigt war, den Frühstückstisch zu decken. Das war ja noch nie passiert! Wir frühstückten gemeinsam. Es war alles ganz harmonisch. Nach dem gestrigen Abend fragten wir nicht. Patric wollte sich ausruhen, nichts unternehmen. Er half mir, das Geschirr abzuspülen. Dabei war ich mit ihm allein. Wir standen nebeneinander und er konzentrierte sich scheinbar auf das Abspülen. Plötzlich sagte er in einem ziemlich leisen und kleinlauten Ton: „Ich habe gestern wieder etwas genommen." Ich sah ihn an und fragte noch einmal nach, ob er Drogen meinte, so, als ob diese Tatsache nicht in Frage käme. Er nickte. Ich wollte wissen, ob er sie bei Sarah genommen hatte. Auch diesmal nickte er. Ich spürte wieder dieses Kribbeln in den Armen. Enttäuschung machte sich in mir breit. Ich weiß nicht, warum ich so geschockt war. Mir kamen die Tränen. Hatte ich wirklich gedacht, dass Patric die Ausnahme sei, die es auf Anhieb aus eigenem Willen heraus schaffen würde? Ja, natürlich keimte diese Hoffnung immer. Warum auch nicht. Hatte man mir in der Suchtberatung nicht gesagt, dass vieles positiv für ihn sprach und er noch nicht dem typischen Drogenbild ähnelte? Das machte zuversichtlich, dass bei ihm alles ganz anders verlaufen würde.

Seit der ersten Konfrontation mit dem Drogenproblem unseres Sohnes waren gerade einmal elf Tage vergangen und ich hörte noch seine Worte: „Ich möchte euer Vertrauen nicht missbrauchen." Auf meine Frage, warum er die Drogen wieder genommen hatte, sagte er, dass es einfach die Versuchung war. Ich sollte mir keine Sorgen machen. Stefan erzählte er es selbst. Meine Gedanken kreisten seit dieser Information verstärkt. Hält er die Arbeit durch? Wie stark war der Einfluss anderer? War er wirklich so labil? Wie konnte unsere Unterstützung noch aussehen? Was war alles schief gelaufen, dass Patric überhaupt zu Drogen griff? Viele Fragen, keine Antworten. Nur eine Frage, die sich mir stellte, konnte ich mir selbst beantworten. Dieser Punkt schien mir auch primär wichtig für die gesamte Situation zu sein. Warum erzählte er es uns? Wir hätten es nicht bemerkt. Doch Patric belastete sein Rückfall sehr. Er wusste, dass er zu uns kommen konnte und dass wir ihn deswegen nicht verurteilten. Wir hatten ihm oft gesagt, dass wir immer für ihn da sind. Er hatte darauf vertraut. Und das war ein sehr wichtiger Aspekt für uns.

Abends grillten wir gemeinsam und Patric übernachtete zuhause.

27.05.2012 – Sonntag

Die Handlungen Patrics an den nächsten Tagen waren an Gegensätzlichkeit nicht zu übertreffen. So befand er sich auf der Suche nach familiärer Bindung, verbrachte Zeit bei Nicole und Andreas, zu denen auch noch ihr gemeinsames Kind Moritz gehört, sowie bei Yvonne, René und Jonas. Er stritt mit Sarah, kam mit gepackter Tasche von ihr und übernachtete zuhause, um am nächsten Tag wieder das Gespräch mit ihr zu suchen und zu ihr zurückzugehen. Dann begab er sich in die Wohnungsbaugesellschaft, um nach einer Wohnung zu fragen, weil er etwas Eigenes haben wollte. Den Kontakt zu Markus hielt er aufrecht, sprach darüber, dass auch er schon seit Jahren Crystal Meth nahm. Ihm wollte er helfen, so wie er Sarah helfen wollte. Und wer half ihm?

Die Verbindung zu Carolin ließ er nicht abreißen, was ihm sicherlich gut tat. Allerdings ließ seine Offenheit nach und er wirkte wieder gereizt. Die Nächte verbrachte er meistens bei Sarah, so sagte er uns. Ihm zu offerieren, dass die Beziehung zu ihr keine Liebe, keine Freundschaft, sondern nur eine Zweckgemeinschaft war, die auf Crystal Meth gründete, brachte nichts. Sarah war für ihn wieder einmal das Mädchen, das unbedingt seine Hilfe benötigte, die er gern hatte, die mit ihm gemeinsam von den Drogen wegkommen wollte.

An seiner neuen Leidenschaft Radfahren hielt er fest. Hinzu kam das Laufen. Patric powerte sich manchmal richtig aus, ging an seine Grenzen, fühlte sich sehr wohl dabei. Er sagte, dass ihm diese sportliche Aktivität sehr gut tun würde und er darin eine sinnvolle Freizeitgestaltung sieht. Inzwischen sprach er von der Teilnahme am Pöhler Triathlon. Das bedeutete für ihn, 750 Meter Schwimmen, 20 Kilometer Radfahren und 5 Kilometer Laufen durchzuhalten. Ein Ziel, dessen Umsetzung für uns unvorstellbar war. Die Veranstaltung sollte am 19. August 2012 an der Talsperre Pöhl stattfinden. Er meldete sich hierfür an. Ich wollte mich vorerst mit dieser Thematik nicht beschäftigen, weil ich Zweifel daran hatte, dass er diesen Wettkampf bewältigen konnte. Er war zwar sportlich sehr aktiv geworden – doch hatte er die notwendige Ausdauer, den Triathlon durchzuhalten? In seiner jetzigen Verfassung erschien mir dieses Ziel unerreichbar.

Auch die Teilnahme an der Fahrschule war für ihn nach wie vor aktuell.

***

Die Tage im Mai 2012 waren für uns extrem aufreibend. Allein die Bestätigung, dass Patric wirklich Drogen nahm, forderte uns schon eine große Portion Selbstdisziplin, Verständnis und realistisches Denken ab. Wir waren der Überzeugung, dass wir mit unserem damaligen Kenntnis- und Wissensstand, mit dem Vertrauen auf die empfohlenen Ratschläge, alles richtig machten. Für uns war das Wissen um die Droge Crystal Meth Neuland und trotz aller Hinweise auf die Gefahren kann man wohl verstehen, dass wir immer glaubten: Es wird schon wieder. Es kann doch gar nicht so schlimm sein. Nie hätten wir gedacht, dass uns eine enorm schwere Zeit bevorstehen würde, eine Zeit geprägt von Geduld, Verständnis, Entbehrung, Loslassen, Akzeptieren und Schmerzen. Und es gab keine Tropfen wie gegen Magenverstimmung, es gab keine Tabletten wie gegen Zahnschmerzen, es halfen keine Wadenwickel wie gegen Fieber. Die Droge hatte von unserem Sohn Besitz ergriffen. Das mussten wir in den nächsten Monaten bitterlich erfahren.

In diesen Tagen erfuhren wir auch von den Crystal-Abhängigkeiten in seinem Freundeskreis. Viele seiner Freunde hatten mit dem gleichen Schicksal zu kämpfen. Wir kannten die jungen Leute und von einigen auch die Eltern. Bei den meisten von ihnen war inzwischen das Drogenproblem ihrer Sprösslinge Bestandteil des Lebens geworden. Wir selbst wussten, dass es im Einzelfall problembehaftete Situationen in den Familien gab. Manche hatte ich auch angesprochen, um mich zu erkundigen, wie es ihren Kindern geht – wie sie mit dem Leben ihrer Kinder zurechtkommen. Doch nie war ein Wort über Drogen gefallen und ich hatte diese Situationen nie mit Drogen in Verbindung gebracht.

Dass man diese Tatsache der Außenwelt nicht offenbaren möchte, ist eine ganz normale Reaktion. Ich selbst war mit diesem Zustand auch nicht sofort hausieren gegangen, weil ich Angst hatte, nicht verstanden zu werden, weil ich Angst hatte, mein Kind wird als sozial minderwertig eingestuft, weil ich Angst hatte, damit die Zukunft für mein Kind zu verbauen. Aber es ist ein Fehler, dies nicht anzusprechen. Es kostet Überwindung, selbst dazu zu stehen, dass das eigene Kind Drogen nimmt. Doch man ist nicht allein mit diesem Problem. Es gibt viele, viele Schicksale dieser Art. Wenn man nicht den Mut hat, sich an Familie oder Freunde zu wenden, dann sollte man unbedingt den Weg zu einer Suchtberatung gehen. Aber auch wenn durch Familie und Freunde die

Probleme mit aufgefangen werden, ist professionelle Hilfe notwendig. Denn ohne diese kann die Last auf Dauer nicht getragen werden.

Wir vermuteten, dass Patric wieder regelmäßig konsumierte, konnten es ihm aber nicht beweisen.

Funktionieren als Härtetest

03.06.2012 – Sonntag

Am nächsten Tag begann für unseren Sohn die Probearbeit. Er musste 6 Uhr bei Andreas sein, damit sie gemeinsam in die Nähe von Nürnberg auf eine Baustelle fahren konnten. Die Brote hatte er sich am Abend selbst geschmiert und auch schon eine Thermoskanne mit Tee gefüllt. In seine Brotbüchse legten wir für ihn einen kleinen Zettel mit den Worten: Wir wünschen dir viel Erfolg und natürlich auch Spaß zu deinem neuen Arbeitsstart!

04.06.2012 – Montag

Patrics erster Probearbeitstag war vorbei. Wir sahen ihn am Abend nur flüchtig und er nahm sich keine Zeit, uns zu berichten, wie sein Tag verlaufen war. Er verhielt sich gestresst und wollte so schnell wie möglich wieder los. Es kam uns so vor, als ob dieser erste Probearbeitstag die größte Nebensache der Welt für ihn war. Wir waren irritiert, glaubten aber, dass alles seinen Gang gehen würde – wollten einfach auch keine anderen Gedanken zulassen. Es musste funktioniert haben!

In drei Tagen wollten wir auf Madeira fliegen. Diesen Urlaub hatten wir schon vor langer Zeit gebucht.

Patric hatte den ungebrochenen Willen zum Arbeiten, jedoch machte ihm sein Crystal-Konsum einen Strich durch die Rechnung. Er hatte die Auswirkungen nicht mehr unter Kontrolle, konnte sich selbst nicht mehr steuern.

Was wir die folgenden zwei Tage organisatorisch in die Reihe bringen mussten, war enorm. Wie wir unsere Gefühle in den Hintergrund rückten, nur um zu funktionieren, ist uns heute noch ein Rätsel. Ungewollt kamen wir in die Lage einer Art des Loslassens.

05.06.2012 - Dienstag

Patric war wieder in der Nähe von Nürnberg zum Arbeiten eingesetzt. Für mich war es der letzte Arbeitstag vor dem Sommerurlaub. Am
nächsten Tag mussten noch die Koffer gepackt werden und am Donnerstag startete der Flieger nach Madeira zum Wanderurlaub.

Am Mittag klingelte während der Arbeit mein Handy. Erst beim
Abnehmen registrierte ich, dass auch Patric schon versucht hatte, mich
anzurufen. Ich ahnte nichts Gutes. Stefan war am anderen Ende. Patric
hatte inzwischen mit ihm gesprochen. Er wollte nach Hause, heulte und
sprach von Klinikeinweisung während unseres Urlaubs. Ich sagte Stefan, dass ich mich mit Patric in Verbindung setzen werde. Wir legten
auf. Ich wusste mir im ersten Moment keinen anderen Rat und kontaktierte Andreas, fragte, was passiert sei. Er erzählte mir, dass Patric einfach nicht mehr weiterarbeiten konnte. Er sei antriebslos und erwecke
den Eindruck, als ob er gar nicht bei sich wäre. Patric hatte Andreas
gestanden, dass er gestern nach der Arbeit wieder Crystal Meth genommen habe. Ich ließ mir von Andreas die genaue Adresse der Baustelle
geben und sagte ihm, dass ich Patric abholen würde. Für mich gab es
gar keine andere Überlegung. In der Firma machte ich überstürzt die
Urlaubsübergabe an meinen Arbeitskollegen. So hatte ich noch nie be-
trieblich den Urlaub eingeläutet. Doch das war für mich im Moment
nicht primär. Meine Gedanken überschlugen sich. Dass mein Sohn erneut Drogen genommen hatte, schockierte mich nicht sonderlich und
bestätigte nur unsere Vermutung. Wie sollte es auch anders sein, wenn
er sich immer und immer wieder in dem Kreis der Abhängigen aufhielt.

Ich setzte mich in mein Auto und fuhr los. Zwischen Trockau und
Pegnitz stand ich eine Stunde im Stau. Ich hatte Zeit, klappte den Sonnenschutz im Auto herunter und schob den darin integrierten Spiegel
auf. Ich schaute in meine Augen, musterte mein Gesicht. Ich suchte eine
Lösung, rang nach einer Strategie, wie ich mich Patric gegenüber ver-

halten sollte. Es baute sich Wut in mir auf, aber auch Sorge und Angst um ihn. Eine Extremsituation, in der Logik, Unverständnis, Liebe und Verzweiflung aufeinander prallten. Die Zeit wurde zur Ewigkeit. Zwischendurch rief ich Patric an und sagte ihm, dass es noch eine Weile dauern kann. Er war ungeduldig und hinterfragte dreimal, warum ich nicht schneller bei ihm sein konnte.

Auf der Baustelle angekommen, saß er im Firmenauto und schlief. Ich redete mit Andreas und anschließend mit seinem Chef. Er sagte mir, dass es so natürlich nicht funktionieren würde. Patric müsste erst von den Drogen wegkommen, dann könnte man es noch einmal probieren. Zu der Erkenntnis war ich natürlich inzwischen auch gekommen und hatte vollstes Verständnis für seine Entscheidung, meinen Sohn unter diesen Umständen nicht weiter beschäftigen zu können. Ich ging zum Firmenauto. Patric war inzwischen aufgewacht. Seine Stimmungslage war sehr wechselhaft – von patzig bis weinend. Ich nahm seinen Arbeitsrucksack und Patric stieg zu mir ins Auto. Ich berührte seine Schulter. Es sollte eine „Wird schon wieder!"– Geste sein. Mein Sohn schien die Berührung gar nicht zu spüren. Ich musterte ihn von oben nach unten und fand, dass er in seiner Dachdeckerarbeitsbekleidung immer wieder sehr adrett aussah. Welche Gedanken man doch trotz allem führen konnte.

Schweigend fuhren wir los. Irgendwann unterbrach ich die Stille und sprach das Thema Entzug in einer Klinik an. Plötzlich wollte Patric nichts mehr davon wissen, winkte überheblich ab. Seine Gesichtszüge waren verbissen. Ich fragte ihn, was denn eigentlich der Auslöser war, dass er nicht mehr weiterarbeiten konnte. Er meinte, dass er es nicht mehr ertragen hätte, wie Andreas unten am Gerüst stand und nur Anweisungen gab. Er selbst hätte ohne Pause arbeiten müssen und sich deshalb nicht mehr auf die Arbeit konzentrieren können. Diese Aussage zweifelte ich an. Mit dem entsprechenden Tonfall versuchte ich Patric zu verdeutlichen, dass es so nicht weitergehen konnte. Eindringlich bat

ich ihn nochmals, doch den Weg des Entzuges zu gehen und anschließend eine Langzeittherapie zu beginnen. Ich signalisierte ihm, dass es
nur diese eine Möglichkeit gäbe, um wieder zu einem normalen Leben
zurückzufinden. Patric bagatellisierte alles, wurde wütend und abwertend. Auf meine Frage, wie er sich die nächsten Tage vorstelle, bekam
ich keine Antwort. Den Rest der Fahrstrecke verbrachten wir wortlos.

Die Gedanken an unseren bevorstehenden Urlaub waren immer im
Hinterkopf. Die Entscheidung, ob wir den Urlaub antreten würden
oder nicht, schob ich beiseite. Noch hatten wir einen Tag Zeit. Es musste eine Lösung geben.

Zuhause angekommen, setzte sich Patric in unserer Küche an den
Esstisch, den Kopf in die Hände gestützt. Seine Augen füllten sich mit
Tränen. Sein Blick war unendlich verzweifelt. Er tat uns so leid und es
schmerzte, ihn so zu sehen. Der Stimmungsumschwung machte uns
große Sorgen. Wir spürten, dass er froh war, bei uns zu sein, jemanden
in seiner Nähe zu wissen. Stefan und ich sprachen ihn erneut auf einen
Klinikaufenthalt an. Diesmal stimmte er zu. Er wollte jetzt unbedingt
für die Zeit unseres Urlaubes in stationäre Behandlung. Wir vermuteten
allerdings, dass nicht der Wille zum Entzug für diese Entscheidung
primär war. Angst machte sich in ihm breit, die Angst vor dem
Alleinsein. Er fragte ständig, wann wir in Urlaub fahren würden und
wann wir zurück kämen, ob er im Haus bleiben dürfe und ob wir in
der Zeit telefonieren könnten. Diese Fragen wiederholten sich immer
wieder. Nachdem wir Patric etwas beruhigt hatten, rief ich in der Klinik
an. Nun stieg in mir eine enorme Unruhe hoch. Wird ein freier Platz
zur Verfügung stehen? Ich geriet an eine sehr nette Mitarbeiterin der
Einrichtung. Ich musste weinen, konnte nicht klar sprechen. Ich erklärte
der Frau die Situation und sagte ihr auch, dass ich schon einen Termin
für den 15. Juni 2012, vorbehaltlich des Einverständnisses meines

Sohnes, festgemacht hatte. Ich erläuterte ihr, was inzwischen passiert war und dass wir Patric unbedingt kurzfristig unterbringen mussten, da wir in den Urlaub fliegen wollten und somit für ihn nicht greifbar wären. Weiter sprach ich an, dass sein Zustand sehr desolat war und wir Angst hatten, dass er sich etwas antun könnte, wenn er allein sei. Sie fragte noch, ob es der eigene Wunsch von Patric wäre, einen Klinikaufenthalt anzutreten. Zum jetzigen Zeitpunkt sei es für ihn aktuell, antwortete ich ihr. Wir bekamen die Zusage, ihn am nächsten Tag, 8 Uhr morgens, in die Klinik bringen zu können. Uns fiel ein Stein vom Herzen.

So ganz nebenbei offerierte uns Patric nach dem Telefonat, dass er seine Geldbörse vermisste und diese wahrscheinlich zur letzten Fahrstunde verloren hatte. Die letzte Trainingseinheit war vor fünf Tagen. In der Geldbörse befanden sich Ausweis, Führerschein, EC-Karte, Krankenkarte. Um bei der Fahrschule anzurufen und nachzufragen, war es zu spät. Wir wollten am nächsten Tag versuchen, die Aufnahme in der Klinik erst einmal ohne Krankenkarte zu erwirken.

Stefan und ich mussten noch einmal weg, um Patrics Auto zu holen. Es stand an dem morgendlichen Treffpunkt bei Andreas, von wo aus sie dann gemeinsam zur Arbeit gefahren waren. Patric machte immer noch einen sehr verstörten, fast wirren Eindruck. Wir hatten Angst, ihn, wenn auch nur kurz, allein zu lassen. Er fragte nach einer Flasche Bier. Wir gaben ihm diese und warteten, bis er sie ausgetrunken hatte. Er „normalisierte" sich langsam. Gegendroge? Wir dachten an den hohen Bierkonsum in der Vergangenheit. Patric legte sich auf unsere Couch und wollte etwas schlafen. Wir sagten ihm, dass wir inzwischen sein Auto nach Hause holen. Als wir wieder zurück waren, packte Patric gerade ein paar persönliche Sachen für den Klinikaufenthalt in eine Tasche. Er war still, in sich gekehrt. Zu gerne hätte ich gewusst, welche Gedanken ihn jetzt beschäftigten. Ich störte ihn nicht. Wenig später ging er schlafen. Ich schaute noch einmal bei ihm vorbei. Er hatte eine Kerze angezündet. Sie stand neben seinem Bett, er saß da und blickte ohne aufzuschauen in den Kerzenschein, als ob er darin Beruhigung suchte. Nach einer geraumen Zeit gab er mir sein ausgeschaltetes Telefon und sagte, dass er es nicht mit in die Klinik nehmen möchte. Ich setzte mich neben ihn und strich ihm über sein Haar, berührte mit meinem Handrücken seine Wange. Ich redete ihm gut zu, sagte ihm, dass es die einzig richtige Entscheidung sei, die er getroffen habe. „Du schaffst das schon", formulierte ich wieder einmal die typischen Worte. Er lächelte mich an, nahm meine Hand und drückte sie, während er sie an seinen Mund zog, um einen Handkuss zu geben. Seine Augen füllten sich langsam mit Tränen. „Wo ist der Schalter, den ich jetzt umlegen kann?", dachte ich. Ich wollte alles nicht wahrhaben. Unendliche Traurigkeit überkam mich, obwohl ich fest glaubte, dass alles wieder gut werden würde, wenn er die Entgiftung überstanden hätte.

***

Mit Crystal Meth arbeitete Patric noch vor ein paar Monaten mit Motivation, Leistungsstärke und Durchhaltevermögen in seinem Beruf. Jetzt war ein Stadium erreicht, bei dem die Droge körperlich und psychisch zehrte. Vor allem die Psyche war in Mitleidenschaft gezogen worden. Die Fähigkeiten zur objektiven Meinungsbildung und realistischen Selbsteinschätzung waren verloren gegangen. Patric konnte sich zeitweise nicht mehr steuern. Viele Jahre hatte Crystal Meth Zeit, sich in seinem Körper auszubreiten. So war auch eine Vergesslichkeit zu verzeichnen, die sich eingestellt hatte und uns durch das Vermissen seiner Geldbörse wieder richtig bewusst wurde. Diese Begleiterscheinung wurde mir auch in der Suchtberatung benannt. Patric ließ oft Dinge irgendwo liegen, konnte sich an besprochene Sachverhalte nicht mehr erinnern, vergaß Termine. In der Zeit vor dem Mai werteten wir diese Eigenart als eine Schusseligkeit in Verbindung mit seinem ruhelosen Leben. Patric bemerkte dieses Defizit selbst und begann irgendwann, sich alles aufzuschreiben.

06.06.2012 – Mittwoch

Nach einem gemeinsamen Frühstück fuhren wir in die Klinik. Patric hatte sich seine schwarze Freizeithose und ein helles Shirt angezogen. Er sah nicht glücklich aus, wirkte fast etwas ängstlich. Wahrscheinlich bereute er seine Entscheidung. Auf der Fahrt sprach keiner von uns ein Wort. 8 Uhr meldeten wir uns in der Klinik zur Aufnahme an. Dort fragte man uns nach der Überweisung, die wir nicht vorlegen konnten. Ich gab als Grund die akute gestrige Situation an, die es uns nicht ermöglichte, dieses ärztliche Dokument zu beschaffen. Die Mitarbeiterin in der Aufnahme hatte Verständnis und leitete alles Notwendige ein. Nach Erledigung der Formalitäten gingen wir gemeinsam auf die zugewiesene Station. Der Abschied verlief sehr schnell, so dass man die Situation in diesem Moment nicht realisieren konnte. Ohne Patric noch einmal in den Arm zu nehmen, ließen wir ihn in der Klinik zurück. Was ging in diesem Moment in unserem Sohn vor? Wir hofften, dass der Klinikaufenthalt während unseres Urlaubes für ihn und uns die richtige Entscheidung war.

Stefan und ich fuhren anschließend direkt zu Patrics Hausarzt. Wir erläuterten ihm die Situation, erzählten ihm von dem Crystal-Konsum. Für ihn war das nicht der erste Fall, mit dem er konfrontiert wurde. Dies machte uns die Aktualität dieser Thematik wieder deutlich, von der wir bis jetzt verschont geblieben waren. Er nahm sich Zeit für uns, sah, dass wir verkrampft und verzweifelt waren und nicht verstehen konnten, warum uns die Drogenwelt bisher so weit weg erschien. Er schrieb uns die Überweisung für den Klinikaufenthalt aus. Und ich versprach, so schnell wie möglich Patrics Krankenkarte vorbeizubringen. Unsere Nerven waren gespannt wie Drahtseile.

Zuhause angekommen, rief ich bei der Fahrschule an und fragte nach der Geldbörse. Da Patric keine eigene Motorradkleidung für die Fahrstunden besaß, wurde ihm diese immer zur Verfügung gestellt. Der Fahrschullehrer schaute nach und tatsächlich, die Geldbörse befand sich in der Motorradhose. Wie froh waren wir, dass sich dies so unkompliziert aufklärte. Er bot uns an, die Geldbörse persönlich vorbeizubringen. Das war uns sehr recht, da wir selbst noch unzählige Dinge zu erledigen hatten. Am Telefon erklärte ich ihm, dass Patric erst einmal nicht zur Fahrschule kommen konnte, weil er stationär in einem Krankenhaus aufgenommen worden war. Er fragte nach dem Grund. Doch ich brachte es nicht fertig, ihm die Wahrheit zu sagen und erwiderte, dass ich darüber nicht reden wolle. Es dauerte nicht lange und wir waren wieder im Besitz von Patrics Geldbörse. Ich nahm mir seine Krankenkarte heraus und fuhr umgehend zum Hausarzt, damit die Daten eingelesen werden konnten. Als nächstes gab ich die Bescheinigung für den stationären Aufenthalt in der Arbeitsagentur ab, denn Patric war ja arbeitslos gemeldet. Er sagte mir noch am Morgen, dass er seinen Antrag auf Arbeitslosengeld bisher nicht abgegeben hatte, weil ihm die Entgeltbescheinigung fehlte. Ich versuchte, bei der zuständigen Mitarbeiterin einen Gesprächstermin zu bekommen. Keine Chance. Ich bekam keine Aussage, wie in einem solchen Fall weiter zu verfahren wäre und wusste somit auch nicht, ob er nun in eine Arbeitslosengeldsperre fiel oder wie sich seine Arbeitslosmeldung ohne die bisherige Abgabe des Antrages auswirkte.

Mein nächster Weg führte mich zu seinem Arbeitgeber, der die Probearbeit ermöglicht hatte. Er musste bezüglich dieser Beschäftigung noch Formulare für die Arbeitsagentur ausfüllen, wofür auch noch

Informationen von Patric notwendig waren, die ich geben konnte. Ich warf die Formulare nach einem Telefonat mit ihm in seinen Briefkasten. Auf dem Rückweg fuhr ich bei der Arbeitsstelle meiner Schwester vorbei. Ich musste die ganze Situation unbedingt jemand erzählen. Das schlechte Gewissen, weil morgen der Urlaub anstand, blieb nicht aus. Sie war für mich der erste Anlaufpunkt und nahm den Druck etwas von mir. Wenn auch nur kurz.

Als nächstes rief ich von zuhause aus Sarah an und fragte sie, ob wir uns kurzfristig treffen könnten. Patric hatte bei ihr noch persönliche Dinge, die er in der Klinik benötigte. Es war für sie kein Problem und wir trafen uns gegen 12.30 Uhr in der Stadt. Sarah kam selbstbewusst auf mich zu. Dass Patric in der Klinik zur Entgiftung sei, hatte ich ihr schon am Telefon mitgeteilt. Ich wollte jedoch aus Sarahs Sicht noch etwas über meinen Sohn wissen und fragte nach. Sie erzählte mir, dass er oft sehr ungehalten sei, aggressiv wäre und dadurch zum Beispiel auch ihr Laptop zu Bruch gegangen war, den er jedoch ersetzt hätte. Diese Schilderungen deckten sich mit denen von Carolin. Auch bei ihr war er in den letzten Monaten oftmals aggressiv, wobei auch einmal eine Glastür zerbrach. Sarah sagte über Patric, dass er nur einen sehr „eingeschränkten Freundeskreis" hätte und sozial nicht breit aufgestellt wäre. Ich fragte mich, welche Bandbreite der „breit aufgestellte Freundeskreis" von Sarah hatte? Obwohl ich wusste, dass Sarah Patric nicht gut tat, war sie mir nicht unsympathisch und ich verstand ein klein wenig, warum mein Sohn ihr unbedingt helfen wollte. Am Ende unseres Gespräches übergab sie mir eine Tasche mit Patrics persönlichen Sachen. Darunter waren auch Bilder, die von seiner Hilfe am Haus von Nicole und Andreas zeugten. Für mich ein Zeichen, dass ihm diese Bilder etwas bedeuteten.

13.30 Uhr begab ich mich wieder auf den Weg in die Klinik. Ich hatte den Antrag auf Arbeitslosengeld dabei, den Patric noch unterschreiben musste. Noch auf der Fahrt dorthin erhielt ich den Anruf eines Klinikmitarbeiters. Er offerierte mir, dass Patric nicht krankenversichert war und deshalb die Aufnahme rückgängig gemacht werden müsste. Ich konnte dies gar nicht glauben und war total schockiert. Ich hinterfragte diese Aussage. Mir wurde abwechselnd heiß und kalt. Ich spürte ein Rauschen in meinem Kopf und Kribbeln in den Armen. Mein Körper spielte verrückt. Man erklärte mir, dass dies darauf beruhte, weil der Antrag auf Arbeitslosengeld noch nicht abgegeben war. Diese Auskunft erhielt der Mitarbeiter der Klinik von Patrics Krankenkasse auf Nachfrage. Für mich war diese Rechtslage neu und auch nicht nachvollziehbar, dass man zwischen der Arbeitslosmeldung und der Abgabe des Arbeitslosengeldantrages nicht krankenversichert ist. Ich war ratlos. Warum konnte man mir dies nicht schon bei meiner Vorstellung in der Agentur für Arbeit sagen? Patric wieder mit nach Hause nehmen? Nein, da musste es eine andere Lösung geben, jetzt, wo er selbst den Wunsch nach einer Entgiftung hatte. Inzwischen war ich am Parkplatz der Klinik angekommen. Im Telefonat waren wir so verblieben, dass wir uns noch einmal zusammensetzen. Zuerst gab ich Patrics Überweisungsschein in der Aufnahme ab. Anschließend ging ich auf die Station, wo er untergebracht war. Mich empfing der zuständige Mitarbeiter und bat mich in sein Zimmer. Patric wurde dazugeholt. Zu dritt wollten wir eine Lösung finden und in Ruhe über alles sprechen. Mein Sohn saß mir gegenüber und schaute mich vorwurfsvoll an. Er ließ seinen Blick nicht von mir. Um Patric in der Klinik behalten zu können, empfahl man uns den Abschluss einer freiwilligen Krankenversicherung. Für mich war dies die einzige akzeptable Lösung. Ich versuchte, Patric den Hintergrund zu erläutern, während der Klinikmitarbeiter den Antrag ausfüllte. Patric zeigte sich uneinsichtig. Er weigerte sich anfangs, das Formular zu unterschreiben. Er war unkonzentriert, vorlaut und patzig. Mein Sohn warf mir vor, dass er in der Klinik war, weil nur ich es so wollte. Er behauptete, dass er den gesamten Klinikaufenthalt überhaupt nicht nötig hätte. Er wirkte aggressiv und wütend. An seinem Verhalten merkte ich, dass er sich emotional nicht unter Kontrolle hatte. Sein schmales Gesicht prägte sich mir ein. Die dunklen Pupillen traten wieder hervor. Er erfasste nach wie vor nicht die Zusammenhänge zwischen der freiwilligen Krankenversicherung, seiner nicht mehr bestehenden Pflichtversicherung und dem damit gefährdeten Klinikaufenthalt. Für mich war sein Zustand sehr bedenklich. Er redete ohne Zusammenhänge einfach in den Raum hinein. Mitten in seinem Redeschwall sagte er zu mir: „Ich hasse dich!" Ich hörte diese Worte und ich hörte sie auch nicht. Nur einen kleinen Moment stutzte ich und vor meinem geistigen Auge liefen die Bilder von gestern ab, als Patric meine Hand nahm. Für den Bruchteil einer Sekunde wechselte ich Blicke mit dem Mitarbeiter. Ich reagierte einfach nicht auf diese drei Worte, denn ich konnte sie zum Glück der Situation zuordnen. Patric äußerte ebenfalls noch, dass er hier sowieso nicht bleiben würde.

Innerhalb von Stunden wechselten seine Meinungen. Gestern noch so verzweifelt, dass die Angst des Alleinseins ihn zur Einweisung in die Klinik bewegte. Heute davon überzeugt, dass er einen medizinischen Aufenthalt nicht nötig hätte. Der Mitarbeiter wirkte beruhigend auf ihn ein. Patric unterschrieb den Antrag auf eine freiwillige Krankenversicherung und auch seinen noch unausgefüllten Antrag auf Arbeitslosengeld. Danach ließ er den Kopf und die Schultern hängen, so als ob er gerade einen anspruchsvollen Kampf hinter sich gebracht hätte. Wir verließen alle den Raum. Ich bedankte und verabschiedete mich und schlug den Weg zum Ausgang ein, wobei ich mich leicht zu Patric umdrehte. Plötzlich umarmte mich mein Sohn. Er sagte zu mir: „Ich sehe es wie Urlaub." Diese Geste ließ ihn wieder mein Sohn sein. Denn der, den ich in den letzten Minuten erlebt hatte, war weit von ihm entfernt.

Mein nächster Anlaufpunkt führte mich zu seinem ehemaligen Arbeitgeber, um mir die fehlende Entgeltbescheinigung zu holen. Anschließend füllte ich zu Hause den Vordruck für die Arbeitsagentur aus, setze ein Anschreiben auf und warf alles um 19 Uhr in deren Briefkasten. Damit war erst einmal diese bürokratische Mühle in Gang gesetzt worden.

Nun begannen Stefan und ich, endgültig alles für den Urlaub zusammenzutragen und im Koffer zu verstauen. Zum Glück hatte ich schon ein paar Tage zuvor begonnen, Dinge bereitzulegen. Wir waren nicht in der Lage, miteinander über den Tag zu reden. Zu sehr war jeder von uns in seine Gedanken versunken.

Ich fühlte mich ausgepowert und zugleich aufgewühlt. Um 22.30 Uhr starteten wir mit dem Auto Richtung Flughafen München. Während der Autofahrt überkam mich ziemlich schnell die Müdigkeit. Die Gedanken an Patric ließen mich im Dämmerschlaf nicht los. Auch Stefan übermannte der Schlaf, so dass wir zweimal an einem Parkplatz anhalten mussten, weil ein Weiterfahren Gefahr für uns und andere bedeutet hätte. Jeweils ein paar Minuten Schlaf halfen uns, unbeschadet in München anzukommen.

***

Dieser Tag hatte uns eine Menge an Energie abverlangt. Die Stunden zeigten uns aber auch die verschiedenen Verhaltensmuster von Patric. Es kam die Vergesslichkeit durch. Es waren Zeichen der Verzweiflung mit gleichzeitiger Selbstüberschätzung vorhanden. Auch die beschriebene Aggressivität war ein Signal des Drogenkonsums. Diese Eigenschaften sind einige Begleiterscheinungen von Crystal Meth. Die Droge verändert den Menschen früher oder später. Bei dem einen ist der Prozess schleichend, bei dem anderen merklich schnell.

Wir haderten zu diesem Zeitpunkt mit der Entscheidung, den Urlaub angetreten zu haben, bekamen Patric und seine Drogenabhängigkeit nicht aus dem Kopf und machten uns große Sorgen um seine Zukunft. Wir wussten nicht, wie es weitergehen sollte. In der Angehörigenberatung wurde mir immer gesagt, dass man die Konsumenten fallen lassen müsse. Man sollte zwar da sein, wenn sie wieder einmal total verzweifelt wären und Hilfe wollten, doch man sollte sie in ihre Fehler rennen lassen, auch wenn es noch so weh tat. Ich bekam die Auskunft, dass manche nur ins normale Leben zurückfinden würden, wenn in ihrem derzeitigen Leben eigentlich alles aussichtslos erschiene.

Patric hatte mit der Klinikeinweisung keinen Fehler begangen. Er hatte die Entscheidung, in die Klinik zu gehen, selbst getroffen, auch wenn diese unter dem Druck des Alleinseins entstanden war. Wir mussten jetzt loslassen, konnten ihm erst einmal nicht weiter zur Seite stehen, denn die ersten Wochen des Aufenthaltes war Kontaktsperre und wir hätten ihn sowieso nicht besuchen dürfen. Er musste da selbst durch. Doch natürlich waren wir als Eltern hin und her gerissen, hofften, dass er seinen Schritt positiv bewertete und zuversichtlich war. Es stand fest – die nächsten Wochen waren uns die Hände gebunden. Im Nachhinein sahen wir unsere Entscheidung als die Richtige an. Dass der Klinikaufenthalt jedoch so suchttypisch endete, hätten wir nicht gedacht ...

Wechselbäder

07.06. - 13.06.2012 – Donnerstag bis Mittwoch
So hatten wir uns unseren Urlaub nicht vorgestellt. Ich kämpfte anfangs ständig mit den Tränen. Wir versuchten, uns auf die schöne Landschaft Madeiras zu konzentrieren und uns durch Gespräche mit den anderen Teilnehmern unserer kleinen Wandergruppe abzulenken. Doch wir bekamen den Kopf nicht frei. Dafür begleitete uns ein super Wanderführer, der uns alles Wissenswerte und Interessante über die Insel vermittelte und mit unserer Gruppe die Touristen-Highlights zu Zeiten aufsuchte, wo der Besucheransturm noch ausblieb. Es sollte ein Urlaubsmix mit körperlicher Beanspruchung, Wissen um Land und Leute sowie Erholung werden, wenn – ja wenn da nicht die ständigen Gedanken an Patric gewesen wären. Es gab Momente, in denen die Sorgen etwas in den Hintergrund traten, in denen uns die Natur mit ihrer Vielfalt, ihrer Größe, ihrer Unerreichbarkeit in Wuchs und Gestalt einnahm. Diese Momente bestärkten uns in unserer Entscheidung, mit dem Urlaubsantritt den richtigen Weg gewählt zu haben.

Schon am ersten Tag rief uns Patric an und verlangte die Telefonnummer von Sarah. Wir waren gerade von einer Tour zurück ins Hotel gekommen. Wie das Telefonieren von der Klinik aus geregelt war, wussten wir nicht. Sein Handy hatte er ja zuhause gelassen. Selbst wenn er es mitgenommen hätte, hätte er es nicht behalten beziehungsweise nutzen dürfen. Jedenfalls musste es trotz Kontaktsperre eine Möglichkeit geben, um Telefonate führen zu können. Seinem Wunsch nach Sarahs Telefonnummer kam ich nicht nach. Ich sagte ihm, dass er vernünftig sein und sich helfen lassen solle. Für ihn war dies natürlich nicht die richtige Reaktion, sicherlich viel zu mütterlich. „Lass' du dir helfen", bekam ich zur Antwort. Dann legte er auf. Das versetzte mir einen Stich und es tat unwahrscheinlich weh. Doch ich wusste auch, dass es die Drogen waren, die zu diesem Verhalten führten. Er war immer noch gereizt, uneinsichtig und fühlte sich fehl am Platz.

Zwei Tage hatten wir keinen Kontakt zu ihm. Obwohl meine Gedanken ständig bei Patric waren, fiel es mir nicht sonderlich schwer, ihn nach diesem letzten Telefonat nicht anzurufen. Auch ich unterlag Stimmungsschwankungen. War es Wut über sein Verhalten? War es die Hoffnung, dass durch den Kontaktentzug ein Umdenken erfolgte? War es ein Schutzschild, welches ich mir aufbaute, weil die Kraft nicht mehr reichte?

Am dritten Tag erfuhren wir über Yvonne und Nicole, dass Patric einen stabilen und guten Eindruck gemacht hätte. Sie telefonierten mit ihm unabhängig voneinander. Yvonne hatte ihm auf seinen Wunsch hin Schokolade gebracht. Allerdings durfte auch sie das Päckchen nur abgeben. Die Kontaktsperre stand.

Am vierten Tag riefen wir Patric an. Wir konnten uns mit ihm in einem normalen Ton unterhalten. Es gab keine Vorwürfe und keine bissigen Worte. Er wirkte zuversichtlich und optimistisch. Patric erzählte, dass er im Fitnessraum war und es ihm Spaß machte, sich sportlich zu betätigen. Er erwähnte auch, dass Yvonne und Nicole angerufen hatten. Und er fragte nach unserem Besuch, wollte wissen, wann wir wieder zurück sind. Ignorierte er die Kontaktsperre oder hatte er diese Festlegung vergessen? „Es ist Kontaktsperre. Beide Seiten müssen die Regeln der Therapie einhalten, um diese erfolgreich für dich enden zu lassen", erklärte ich ihm. Am anderen Ende blieb es still. Ob er ein Einsehen hatte, konnten wir nicht deuten. Es folgten wieder zwei Tage ohne Verbindung.

Am siebten Tag riefen wir ihn an. Mit dem Anwählen der Nummer war immer Anspannung verbunden, weil wir nicht wussten, was uns erwartete. Eigentlich waren wir auf jede Reaktion gefasst. Am anderen Ende war anfangs eine Mitarbeiterin der Station. Sie holte Patric an das

Telefon. Ich fragte: „Hallo Patric, ist alles in Ordnung?" „Es geht mir gut", antwortete er. Und sofort kam auch wieder die Frage nach unserem Besuch. Er erwähnte diesmal, dass er sich um einen Antrag auf Besuchsrecht kümmern würde. Wir glaubten nicht, dass dies nach einer Woche Klinikaufenthalt möglich war, nahmen ihm aber nicht die Hoffnung. Patrics Verhalten gab uns Anlass zur Zuversicht, dass er die Wochen der Entgiftung durchhält. „Wir rufen dich morgen auf dem Nachhauseweg an, wenn wir in Deutschland gelandet sind." Für mich waren dies erleichternde Worte. Denn ich war froh, am nächsten Tag wieder in Patrics Nähe zu sein. Unser Inselurlaub war zu Ende und wir flogen zurück. Vor uns lagen noch elf freie Tage zuhause.

14.06.2012 – Donnerstag

In München gesund gelandet, riefen wir unseren Sohn auf der Heimfahrt in der Klinik an. Seine Stimme klang weich. Spürte ich da einen kleinen Hauch von Erleichterung? Er bat mich, ihm am nächsten Tag seine Geldbörse, noch etwas Geld, seine Turnschuhe und Socken vorbeizubringen. Das hörte sich nicht nach Abbruch an. Er erzählte uns, dass am Samstag in der Klinik Parkfest wäre und er wollte, dass wir, Yvonne und René, Nicole und Andreas sowie Sarah zu diesem Fest kommen. Gleichzeitig versicherte er uns, dass es wegen des Besuches keine Probleme geben würde. Unsere Skepsis konnten wir nicht verbergen. Ich fragte bei ihm nach, ob das auch wirklich so wäre. Er bejahte dies noch einmal und sah es als Selbstverständlichkeit an. Es entstand eine eigenartige Situation und wir wussten nicht, inwieweit er hier die Grenzen auslotete. Unser Telefonat verlief ruhig. Auch diesmal klang nichts gereizt, nichts angespannt oder zweifelnd.

Zurück ...

Mein Weg führte mich zu Patrics Krankenkasse. Dort erkundigte ich mich, ob man die freiwilligen Beiträge für eine Krankenversicherung zurückerstattet bekommt, wenn Arbeitslosengeld im Nachhinein gezahlt wird. Als nächstes fuhr ich in die Agentur für Arbeit. Ich wollte wissen, ob der am 06.06.2012 eingeworfene Antrag auf Arbeitslosengeld auch wirklich angekommen war und bearbeitet wurde. Ich erklärte der Mitarbeiterin in der Anmeldung die Zusammenhänge und es fiel mir nicht leicht, alles Notwendige zu erzählen. Auch diesmal erhielt ich von der Mitarbeiterin keine Auskunft. Nur mit Patrics Vollmacht würde ich Informationen erhalten. Ich fuhr wieder nach Hause. Im Auto überlegte ich mir, eine Vollmacht vorzuschreiben, um dann den Versuch zu starten, von Patric eine Unterschrift zu bekommen, wenn ich ihm seine gewünschten Sachen bringe. Dies erwies sich als folgenschwerer Fehler.

Mit den persönlichen Dingen und einer vorgeschriebenen Vollmacht fuhr ich in die Klinik. Ich wusste, dass ich meinen Sohn nicht sehen würde. Doch je näher ich der Klinik kam, umso wohler wurde mir. Ich klingelte am Eingang der Station, in der er untergebracht war. Es meldete sich eine Stimme über eine Sprechanlage und fragte, worum es ginge. Ich erklärte, dass ich für meinen Sohn noch Sachen bringen würde. Der summende Ton des Elektroschlosses der Tür gab mir zu verstehen, dass ich sie jetzt öffnen konnte. Schnellen Schrittes nahm ich die paar Stufen bis zur Station. Diese war noch einmal separat abgetrennt. Ein freundlicher Mitarbeiter erwartete mich schon. Er stand in der Tür und nahm mir dort Patrics Sachen ab. Während ich ihm die Tasche übergab, bat ich ihn darum, die Vollmacht von meinem Sohn unterschreiben zu lassen. Mit einem kurzen Blick auf das Schreiben zog er die Tür zu und verschwand auf der für mich nicht mehr einsehbaren Station. Es dauerte keine Minute und der Klinikmitarbeiter war wieder zurück – Patric folgte ihm. Mein Sohn hatte die Vollmacht unterschrieben und dabei natürlich sofort registriert, dass ich mich im Gebäude aufhielt. Er nahm die Chance wahr, mich zu sehen. Sein Blick war kalt und vorwurfsvoll und trotzdem spürte ich, dass er meine Nähe suchte. Er hatte seine dunkle Freizeithose und sein grau-grünes Shirt an. Die legere Kleidung umspielte den ausgezehrten Körper und so fiel seine schmale Figur nicht so sehr auf. Ich war auf diese Situation nicht vorbereitet und gab mir Mühe, keine Regung zu zeigen, indem ich ein unbedeutendes Hallo murmelte. Ich erkundigte mich noch, ob zum Parkfest wirklich Besuch empfangen werden durfte. Der Mitarbeiter verneinte dies und sagte, dass Patric dies auch wüsste. Unsere Vermutung, dass mein Sohn es darauf anlegte, uns trotz Verbot zu sehen, war also richtig. Ich konnte mir gut vorstellen, dass der Drang groß war, zu uns und natürlich auch zu Sarah Kontakt zu haben. War Patric auch manchmal unnahbar, zurückgezogen und legte in der letzten Zeit häufiger ein arrogantes Selbstbewusstsein an den Tag, so war ihm die Familie doch wichtig und fehlte ihm jetzt sicherlich mehr denn je. Aber gleichzeitig war ich auch etwas enttäuscht, dass er auf diese Art und Weise versuchte, die Regeln zu brechen. Ich wechselte mit Patric keine weiteren Blicke, um ihn nicht bei eventuellen Abbruchgedanken zu bestärken und ging die Treppenstufen hinunter bis zum Ausgang. Vor der Tür holte ich erst einmal tief Luft. Auf dem Weg zum Auto hatte ich den kalten und vorwurfsvollen Gesichtsausdruck meines Sohnes vor Augen. Ich deutete dies als Schuldzuweisung und es fühlte sich überhaupt nicht gut an.

Noch nicht richtig am Auto angekommen, klingelte das Handy und Patric meldete sich. Er sagte mir, dass wir trotzdem zum Parkfest kommen sollten. Und wieder unternahm ich den Versuch, ihm zu erklären, dass wir das nicht dürften und dass es ihm auch nichts bringen würde, wenn er uns nur von weitem sieht und nicht mit uns reden könnte. Das wollte er jedoch alles nicht einsehen und wurde merklich ungeduldig und ungehalten. Ich versuchte, das Telefonat einigermaßen neutral und ohne Streit zu beenden. Obwohl ich von der Wirksamkeit zur Regelung der Kontaktsperre überzeugt war, so haderte ich doch mit mir. Ich war hin und her gerissen und wusste nicht, wie wir uns zu dem anstehenden Parkfest verhalten sollten. Zuhause angekommen, erzählte ich Stefan alles. Wir kamen zu keiner wirklich richtigen Entscheidung, wägten jede Variante mit ihren Vor- und Nachteilen ab. Was würde passieren, wenn er uns sieht, jedoch nicht mit uns sprechen konnte? Was würde es in ihm hervorrufen, wenn wir nicht hingehen und er uns nicht zu sehen bekommt, obwohl er stark damit rechnete? Wie würde es das Klinikpersonal werten, wenn wir trotz des Verbotes die Gelegenheit nutzen, Patric zu sehen? Die Entscheidung wurde uns am gleichen Tag noch abgenommen.

17 Uhr klingelte zu Hause das Telefon. Patric meldete sich und offerierte mir, dass er auf eigenen Wunsch aus der Klinik entlassen wurde, jetzt am Busbahnhof stände und ich ihn bitte abholen solle. Wir waren wütend, sprach- und verständnislos zugleich. Ich machte mir Vorwürfe und dachte, dass dies nicht passiert wäre, wenn er mich nicht in der Klinik gesehen hätte. Wir konnten Patrics Entscheidung von unserem Standpunkt aus nicht nachvollziehen. Was spielte sich da in seinem Kopf ab? Welche Vorgänge liefen während der Phase des Entzuges bei ihm ab? Wie groß war der Realitätsverlust und inwieweit war er überhaupt in der Lage, die Situation objektiv einzuschätzen?

Mit Wut im Bauch fuhr ich los, um Patric abzuholen. Auf der Fahrt zu ihm geriet ich immer mehr in Rage. Mein Unverständnis wurde immer größer.

Mit seiner Reisetasche und einem kleinen Rucksack stand er an einer neben dem Busbahnhof verlaufenden Straße und wartete auf mich. Die Klinik war in diesen Fällen verständlicherweise sehr rigoros. Alle persönlichen Dinge mussten sofort mitgenommen werden. Egal, ob man alles auf einmal weg bekam oder nicht. Es gab in diesem Falle kein Entgegenkommen. Meines Erachtens die richtige Handlungsweise. Aufgrund des kurzen Klinikaufenthaltes hielt sich der Umfang seines Gepäcks in Grenzen.

Ich stieg aus meinem Auto. Es gab keine Begrüßung. Sofort gerieten Patric und ich verbal aneinander. Ich sagte ihm, dass ich es einfach nicht verstand, wie man eine in meinen Augen so idiotische und unüberlegte Entscheidung treffen konnte. Zwischen uns krachte es lautstark und es gab richtige Wutausbrüche auf beiden Seiten. Patric behauptete felsenfest, dass es die richtige Entscheidung wäre und der Arzt der Klinik ihn als gesund entlassen hätte. Ich erwiderte ihm, dass ich das nicht glaubte, weil er nicht gesund sei. Er sei drogenabhängig und ich entgegnete ihm auch, dass dieser Zustand noch lange nicht vorbei sein würde. Ich versuchte, ihm zu erklären, dass die erste Hürde auf dem Weg zur Drogenfreiheit genommen wäre, wenn er die Entgiftung durchgezogen und anschließend eine Therapie begonnen hätte. Das wäre die richtige Entscheidung gewesen, aber nicht dieser überstürzte Abbruch. Ich schrie ihn an, fuchtelte mit den Armen und hatte mich zeitweilig nicht mehr unter Kontrolle. Mir war total egal, ob Passanten das Ganze mitbekamen. Patric konterte in der gleichen Art und Weise. Nachdem wir uns wieder einigermaßen beruhigt hatten, vereinbarten wir, dass wir uns mit Stefan noch einmal zusammensetzen und über alles reden wollten. Patric verstaute sein Gepäck im Kofferraum und setzte sich ins Auto. Die Rückfahrt verlief schweigend.

Bei dem folgenden Dreiergespräch blieb Patric bei seiner Meinung, dass er es schaffen würde, allein von den Drogen wegzukommen. Wie dies funktionieren sollte, darüber schwieg er sich aus. Er war einfach davon überzeugt, dass es gelingt.

Für Montag hatte er vor, zu seinem Hausarzt zu gehen, um den Brief der Klinik abzugeben, den er mitbekommen hatte. Anschließend wollte er in der Arbeitsagentur vorstellig werden und sich um seinen Antrag auf Arbeitslosengeld kümmern. Und er war davon überzeugt, dass ihn sein letzter Arbeitgeber, bei dem er Probearbeiten war, wieder einstellen würde. Wiederholt versuchten wir, ihn von einer Langzeittherapie zu überzeugen. Wir erinnerten ihn an die letzten Rückfälle und prophezeiten ihm, dass dies wieder geschehen würde, wenn er keine Hilfe annahm. Eine sachliche Diskussion kam nicht auf. Für uns waren Patrics Äußerungen nicht zielführend. Unser Sohn sah den Drogenkonsum nicht als Wurzel seines Verhaltens und er vermittelte nicht den Eindruck, dass er Crystal Meth als ausschließlichen Grund für sein Handeln verantwortlich machte. Er behauptete überzeugend, von den Drogen wegzukommen.

Im Laufe des Gespräches wurde er unruhig. Mit seinen Gedanken war er schon nicht mehr bei uns und in den nächsten Minuten war er dann auch weg – zu Sarah – über Nacht – und sicherlich mit Crystal Meth.

Wir konnten ihn nicht halten. Wir mussten ihn gehen lassen.

***

In der Suchtberatung sagte man mir später, dass ich Patric nicht hätte abholen dürfen. Wenn er sich entlassen lässt, dann müsse er auch sehen, wie er nach Hause kommt. Das gehöre auch zum Fallenlassen. In diesem Stadium noch ein einfacher Schritt, den ich aber nicht beherrscht hatte.

Als Begründung für seinen Antrag auf Entlassung gab Patric an, dass ihn seine Eltern geschickt hätten, er aber clean sei und deswegen keinen Entzug bräuchte. Bis zuletzt sah er sich als nicht abhängig, obwohl er gegenüber dem zuständigen Arzt eingeräumt hatte, allein von den Drogen nicht wegzukommen. Der Klinikaufenthalt sei nur durch Zwang entstanden. Die Therapie habe er anderen zuliebe begonnen. So waren seine Argumente für die Entlassung.

16.06.2012 – Samstag

Wir sahen Patric nur kurz. Die Ereignisse des gestrigen Tages schien er ausgeblendet zu haben. Nachdem er sein Auto bei uns abgestellt hatte, schwang er sich auf sein Fahrrad und ging auf Tour. Vielleicht brauchte er diese Aktivität als Ausgleich, vielleicht stellten sich dadurch Glücksgefühle ein, vielleicht wollte er in seiner freien Zeit etwas Sinnvolles tun. War es seine Art, gegen die Sucht anzukämpfen? Bei aller Hilflosigkeit, die uns gegenwärtig war, hatte dieser Aktionismus für uns etwas Hoffnungsvolles.

17.06.2012 – Sonntag

Wieder sahen wir Patric nur kurz. Er kam mit dem Fahrrad gefahren, verschwand in seinem Zimmer und packte sich etwas Wechselwäsche ein. Uns gegenüber verhielt er sich ganz neutral. Distanz war nicht zu spüren. Bis auf die wenigen Minuten, die er bei uns verbrachte, war er sonst mit großer Wahrscheinlichkeit bei Sarah. An diesem Tag besuchte er allerdings auch Nicole und Andreas. Im Beisein der beiden habe er zugegeben, dass es vielleicht doch ein Fehler war, den Entzug abgebrochen zu haben.

Dass Patric ohne wesentlichen Grund trotzdem nach Hause kam und dass er Nicole und Andreas besuchte, zeigte uns wiederholt, dass ihm die Familie nicht egal war. Möglich, dass er erkannte, dass sein derzeitiges Umfeld nicht der Halt war, den er brauchte, um den schwierigen Weg zu gehen, der vor ihm lag – auch wenn er noch gar nicht wusste, wie steinig die nächsten Monate werden sollten.

18.06.2012 – Montag

Stefan und ich hatten einen gemeinsamen Termin in der Suchtberatung. Aus unseren Schilderungen der letzten Ereignisse schlussfolgerte unser Ansprechpartner, dass Patric weiter von Crystal Meth beherrscht wurde. Sein Weg, immer wieder zurück in die Drogenkreise, ließ keine anderen Vermutungen zu. Man sagte uns, dass das Ziel für Patric sein sollte, nochmals eine Entgiftung anzugehen mit einer anschließenden Langzeittherapie von mindestens sechs Monaten – aus eigenem Willen. Ansonsten bekamen wir wieder die Empfehlung: Loslassen, auch wenn es steil bergab geht und gleichzeitig da sein, wenn er uns brauchen würde.

Die Chance, es in die Drogenfreiheit zu schaffen, läge im Allgemeinen bei fünfzig Prozent. Ist ein Süchtiger drei Jahre clean, kann man davon ausgehen, dass es erst einmal überstanden ist. Allerdings: Sucht bleibt immer Sucht und der Betroffene wird sein ganzes Leben immer mehr oder weniger gefährdet sein.

Aus dem Gespräch erfuhren wir auch noch einmal, dass Patric seit fünf Jahren Crystal Meth nahm, dass hieß, mit neunzehn Jahren hatte er damit begonnen. Somit führte er seinen Job ab der Lehrzeit und auch seinen Zivildienst immer unter Drogen aus. Er nahm sie so kontrolliert ein, dass anfangs niemand etwas merkte.

Die Termine in der Suchtberatung waren nicht immer aufbauend. Doch die Gewissheit, dass einem jederzeit jemand zuhörte, dass man nicht allein war und dass Verständnis für die Hilflosigkeit der Angehörigen in dieser Situation entgegengebracht wurde, half sehr.

Stefan hatte am gleichen Tag noch einen Termin bei seinem Hausarzt. Auf dem Gang zum Wartezimmer kam ihm plötzlich Patric entgegen. Er war bei dem Arzt vorstellig geworden, hatte einen Krankenschein ausgeschrieben bekommen und hielt ihn sogleich triumphierend und hochnäsig Stefan entgegen. Patric verließ die Praxis, ohne dass sie ein Wort miteinander wechselten. Wir hätten zu gerne gewusst, was er als Grund für seine Arbeitsunfähigkeit angegeben hatte. Schade, dass er nicht sofort wieder arbeitsfähig geschrieben wurde, denn dann hätte er gespürt, dass sein eingeschlagener Weg nicht funktioniere.

Stefan und ich erledigten in der Stadt noch ein paar Wege, bevor wir nach Hause fuhren. Inzwischen war Patric daheim gewesen und hatte einen Zettel auf den Küchentisch gelegt, auf dem geschrieben stand: „Hallo Mami! War heute beim Arzt und im Arbeitsamt, bin bis 26.6. krank geschrieben, um noch alles in die richtigen Bahnen zu leiten. ☺ Ich gehe jetzt mal ins Freibad und morgen bin ich zu Kaffee und Kuchen bei Yvonne und René eingeladen. ☺ Hoffe, ihr habt einen schönen Tag noch. Patric" Es war unverständlich, aber diese Zeilen stimmten mich mild. Ich war empfänglich für diese Art von ihm. Es änderte sich leider nichts an der bestehenden Situation und trotzdem las ich seine Worte mit einem warmen Gefühl. Allein die Anrede Mami tat mir gut und er wusste das. Er benutzte diese immer, wenn er mich beruhigen wollte oder wenn eine Bitte dahinter stand.

***

Mit dem „Loslassen" beziehungsweise „Fallenlassen", wie uns immer geraten wurde, hatten wir unsere Probleme. Wir fragten uns immer wieder, was denn alles passieren müsste, um dies als Eltern akzeptieren zu können. Welche Dramen müssen sich abspielen, welche Beleidigungen müssen ertragen werden, welche unendliche Zeit von Enttäuschungen muss vergehen, bis man sich dazu entschließt, seinem Kind nicht mehr zu helfen? Wie gewinnt man diese innere Einstellung, ohne dass sich ein schlechtes Gewissen einstellt? Kann man sich dagegen wehren und ein äußeres Schutzschild aufbauen? Geht man dabei innerlich kaputt? Dieses Drogenthema war für uns jeden Tag präsent und jeden Tag überlegten wir, was wir tun könnten. Natürlich kamen Zeiten der Wut und des Unverständnisses auf, weil wir uns als Personen, die nicht von einer Sucht betroffen sind, manche Handlungsweisen und Reaktionen nicht erklären konnten. Aber richtig fallenlassen wollten wir Patric nie.

Wir merkten, dass da auf Patric eine Kraft wirkte, die sich seinen Zielen, seinen neuen Wegen einfach entgegenstemmte. So, als ob ihn da immer wieder jemand vom richtigen Pfad abbrachte – Crystal Meth. Er war extrem unentschlossen. Es zog ihn in Handlungen und Verhaltensweisen, die mit Gesten und Gedanken der Vernunft kollidierten. Die Droge führte zu Realitätsverlust, klare Abläufe konnten auf Dauer nicht umgesetzt werden. Patric fiel immer wieder in sein altes Verhaltensmuster zurück. Dem Suchtdruck von Crystal Meth hielt er nur wenige Tage stand ...

Es sollte noch einige Wochen dauern, bis er eines seiner vielen Vorhaben umsetzen und stolz darauf sein konnte.

19.06.2012 – Dienstag

Patric ließ sich kurz bei uns blicken. Über Yvonne erfuhren wir, dass er mit René joggen war. Yvonne hatte René gebeten, Patric bei seinem sportlichen Vorhaben zu unterstützen.

Er hatte an diesem Tag auch seinen Termin in der Suchtberatung. Dort erklärte er, dass er die Entzugstherapie auf Drängen der Eltern begonnen habe. Deshalb hätte er sie auch nach einer Woche wieder abgebrochen. Er sprach auch von seinen Zielen. Er wolle unbedingt anfangen zu arbeiten. Für den späteren Berufsweg stelle er sich unter anderem einen

Job in der Psychologie vor. Ein weiteres Ziel war, in die Clean-Gruppe zu kommen, das bedeutete Drogenfreiheit. Und er könne sich die Aufarbeitung seiner Biografie vorstellen. Den Weg der Konfrontation mit sich selbst, Ehrlichkeit zu sich selbst und auch das Eingestehen von Fehlern und Fehlverhalten wolle er aufnehmen. Doch seine Ziele lösten sich in den nächsten vierundzwanzig Stunden erst einmal wieder in Luft auf.

***

Patric hatte oft Phasen von übertriebenem Optimismus. Er überschätzte sich häufig bei seinen Plänen. Wenn wir uns mit ihm über seine Zukunftsvorstellungen unterhielten, so fehlten die Grundlagen für die Umsetzung. Wir hatten das Gefühl, dass die oftmals kleinen, doch unabdingbaren Voraussetzungen eine große und unüberwindbare Hürde für ihn waren. Er wirkte dann unentschlossen und lehnte Hilfe ab.

Die Gedanken, dass er gerne beruflich in der Psychologie arbeiten würde, war sicherlich ein viel zu hoch gestecktes Ziel. Patric beschäftigte sich in der letzten Zeit sehr intensiv mit sich selbst. Leider war er nicht der Typ, der gern das Gespräch suchte. Er dachte über sein Leben nach, das nicht so verlief, wie er es sich vorstellte. Auch beschäftigte er sich mit seinem Umfeld und beobachtete es. Den Schwachen und Hilfebedürftigen wollte er helfen und glaubte, sie in ihren Handlungen positiv lenken zu können.

In den Wochen nach seinem Drogengeständnis hatte er auch öfters Kontakt zu Yvonne. Sie versuchte ihm verständlich zu machen, dass er Prioritäten setzen müsse, die auch große Einschnitte zur Folge haben könnten, aber für ein zukünftig glückliches und sinnvolles Leben einfach notwendig wären. Sie sagte ihm, dass er sich selbst finden müsse, in sich hören und dann Schritt für Schritt seinen Weg gehen solle. Patric winkte dies nicht einfach ab. Er dachte schon intensiv über alles nach und ich bin mir sicher, gerne hätte er auch so gehandelt. Doch die Zeit und sein Zustand waren noch nicht reif dafür.

Rückschläge

20.06. - 21.06.2012 – Mittwoch bis Donnerstag

Patric kam gut gelaunt am Mittwochvormittag zu uns. Er sah frisch aus und seine Ausstrahlung war motivierend. Er hielt sich ungefähr eine Stunde auf, anschließend traf er sich wegen seiner Arbeit mit Rico. In dessen Firma war er immer gerne zur Arbeit gegangen. Sie bestand in dieser Zeit aus einem jungen Team. Patric profitierte dabei vom Elan energiegeladener junger Männer, von der Freude am Leben und vom Ehrgeiz, die Arbeitsaufträge in optimaler Qualität und Quantität zu erledigen. Ergebnis des Gespräches zwischen Rico und Patric war, dass er ab 25. Juni 2012 eine Woche halbtags Probearbeiten konnte. Wir staunten immer wieder, wie er diesen Willen zur Arbeit aufbrachte.

Abends telefonierte ich mit Rico. Wir waren uns darüber im Klaren, dass wir uns keinen Illusionen hingeben durften. Es war einfach eine erneute Chance für Patric.

Am Donnerstag waren er und René wieder mit dem Rad unterwegs. Und außer, dass er nicht viel erzählte, merkte auch René keine Veränderung an ihm. Er hielt beim Trainingstempo ziemlich gut mit und brauchte keine großen Pausen.

***

Später erfuhren wir, dass Patric an diesem Mittwoch und auch die Tage danach erneut dem Crystal Meth verfallen war. Zeitgleich nahm er auch Cannabis. Zu diesem Zeitpunkt wussten wir es noch nicht, doch in den nächsten Tagen merkten wir eine deutliche Verhaltensänderung. Er war bei Gesprächen abwesend, hatte ein übertrieben selbstbewusstes Auftreten und wechselte von einer Handlung zur anderen. So holte er sich an einem dieser Tage Kleidungsstücke aus seinem Zimmer und lief die Treppe hinab Richtung Haustür. Noch während er dies tat, legte er die Kleidung auf dem Weg zu seinem Auto irgendwo im Haus ab, begann sich zu duschen und noch nicht richtig abgetrocknet und angezogen verschwand er in seinem Schuppen, holte sich ein paar Dachdeckerwerkzeuge und setzte sich in sein Auto. Auch erzählte er uns vieles zwei- oder dreimal. Manche Termine, die er in den nächsten Tagen hatte, wusste er nicht mehr und fragte oft nach.

Patric blieb dem Sport treu und hatte Bedenken, dass er davon zu viel machte. So einfach steckte es sein Körper wohl doch nicht weg. Häufig joggte er und fuhr Rad. Vielleicht war es auch in den Phasen seiner immer wiederkehrenden Rückfälligkeit seine Art, die eigene Wut über sich selbst zu bekämpfen. Die Vorstellung, damit allen Frust und die Aggressivität herauszulassen, war nachvollziehbar. Es war eine Möglichkeit, sich zu beweisen, dass er doch Durchhaltevermögen hatte und kämpfen konnte, da ihm das beim Sport wahrscheinlich nicht allzu schwer fiel. Er merkte mit Sicherheit jeden Tag, wie stark das Verlangen nach Crystal Meth war und wie schwer es sich darstellte, dieser Sucht zu widerstehen. Noch nahm er die Voraussetzungen für den Weg in die Drogenfreiheit nicht ernst. Noch glaubte er, dass es ohne Langzeittherapie und ohne Wechsel des bisherigen Freundeskreises ging. Patric hatte den Kampf gegen die Droge schon lange begonnen und wir hofften, dass die ständigen Rückschläge ihn stark machten und zum Umdenken bewegten. Wir wünschten ihm vom ganzen Herzen: Patric, du schaffst das!

Fragen nach unserem Urlaub stellte er uns nicht. Überhaupt kamen keine Fragen, wie es uns so geht. Wir dachten immer, es müsste ihn doch beschäftigen, ob wir mit seiner abgebrochenen Therapie Probleme hätten. Glaubte er, dass wir uns keine Sorgen und Gedanken machten, wenn er regelmäßig zu Drogen griff und aus seinem Freundeskreis nicht heraus kam? Jedoch war das für ihn kein Thema. Die Gedanken an uns in der Hinsicht, dass wir uns sorgten, waren ausgelöscht und nicht relevant.

22.06.2012 – Freitag

Patric erzählte uns, dass er die kommende Woche zusammen mit Sarah einen Termin bei der Suchtberatung hätte. Er sprach von einer gemeinsamen Therapie. Wir waren davon nicht begeistert und versuchten, ihm unsere Einstellung dazu ruhig und dennoch überzeugend zu verdeutlichen. Dabei bedienten wir uns der Argumente, die uns auch in dem Gespräch bei der Suchtberatung benannt worden waren. Wir gaben zu bedenken, dass es bei einer gemeinsamen Therapie selten unabhängige Entscheidungen gibt. Er würde immer Rücksicht auf seine Partnerin nehmen und den eigenen Willen unterordnen. Auch bei Abbruch der Therapie würde es in den meisten Fällen den Partner mit herunterziehen, erklärten wir ihm. Das würde heißen, dass zum Beispiel bei Abbruch durch Sarah auch er selbst die Behandlung beenden würde. Allein wäre die Chance auf einen Erfolg größer. Patric hörte zu und unterbrach uns nicht. Doch er war von einer gemeinsamen Therapie mit Sarah überzeugt. Er glaubte, damit vor allem auch ihr helfen zu können und hatte Angst, sie zu verlieren, wenn er den Weg allein gehen würde. Noch einmal hakten wir an dieser Stelle ein und sagten ihm, dass Sarah nichts gegen eine getrennte Therapie haben oder ihn verlassen würde, wenn sie ihn wirklich liebt. Ein Umstimmen gelang uns nicht. So hofften wir nur, dass er dieses Ziel nicht verwirklichte.

An diesem Tag teilte er uns auch mit, dass er die Fahrschule weiter besuchen wolle. Seit seinem abgebrochenen Drogenentzug war er nicht mehr zum Unterricht erschienen.

24.06.2012 – Sonntag

Patric holte an diesem Sonntag seine Werkzeugkiste. Am nächsten

Tag sollte er bei Rico in der Firma beginnen. Er machte einen sehr angespannten Eindruck. Trotzdem gab es wie immer die liebevolle Umarmung zur Begrüßung. Anschließend fuhr er wieder zu Sarah.

Gegen 22.45 Uhr hörten wir ein Auto vor unserem Haus halten. Sekunden später kam Patric zur Tür herein, seine Reisetasche in der linken Hand. Er war wütend und verzweifelt zugleich. Er stellte seine Tasche ab. Unserer Aufforderung, sich zu setzen, kam er nicht nach. Die Unruhe trieb ihn im Wohnzimmer hin und her, und manchmal blieb er einfach stehen, so, als ob er nicht weiterlaufen könne. Währenddessen sprudelte es aus ihm heraus, dass es mit Sarah nicht funktionieren würde und mit ihm auch nicht. Die letzten Worte des Satzes gaben uns am meisten zu denken. Er sagte, dass er ständig zu Drogen greifen müsse und dass es am Wochenende besonders schlimm gewesen sei. Während er erzählte, schaute er uns nicht an. Sein Blick war nach unten gerichtet und sein Gesichtsausdruck war verbittert und ausgezehrt. Patric zweifelte, ob er am nächsten Tag zur Arbeit gehen könne. Ich solle ihn um 5 Uhr wecken und dann wolle er sich entscheiden. Er gab mir seinen Autoschlüssel und sein Handy. Ich sollte alles über Nacht an mich nehmen, damit er nicht in Versuchung kam, wieder mit Sarah Kontakt aufzunehmen. Wie stark war nur seine Abhängigkeit von diesem Mädchen? Mir kam es so vor, als ob er ihr hörig war. Allerdings war dies bestimmt nur dem Drogenkonsum zuzuschreiben – eine Zweckgemeinschaft, die Abhängigkeiten schafft, die falsche Gefühle simuliert, die Ängste schürt.

Patric legte sich schlafen und wir auch. Doch an Einschlafen war bei mir nicht zu denken. Ich überlegte, was wohl jetzt in ihm vorginge. Konnte er überhaupt schlafen oder war er durch Crystal Meth wieder aufgeputscht? Ich hatte kein Gespür dafür, wie er sich am nächsten Morgen fühlen würde.

***

Der sich immer wiederholende Drogenkonsum überraschte uns nicht. Wir verschlossen nicht die Augen. Noch war der entscheidende Auslöser für ein gezieltes Umdenken bei Patric nicht gekommen. Er wollte weg von Crystal Meth, doch erkannte er immer noch nicht, welche Voraussetzungen dafür zwingend notwendig waren. Und wieder rechneten wir es ihm hoch an, dass er den Weg zu uns fand. Wir wollten ihm immer den nötigen Rückenhalt geben, auch wenn wir wussten, dass sein Verhalten im nächsten Moment wieder unverständlich sein könnte. Ich glaubte, dass Patric über sich selbst maßlos enttäuscht war. Er spürte seine Abhängigkeit jeden Tag mehr. Es wurde ihm bewusst, dass er selbst nicht genügend Widerstand aufbrachte. Vielleicht merkte er auch jeden Tag deutlicher, dass sein Körper sich nicht mehr gegen das Gift wehren konnte und seine gesundheitlichen Defizite schleichend Narben hinterließen.

25.06.2012 – Montag

Es war der erste Arbeitstag nach unserem Urlaub. Ich ging wie abgesprochen um 5 Uhr zu Patric, um ihn zu wecken. Er lag schon wach in seinem Bett. Auf meine Frage, wie es ihm ginge, antwortete er, dass er nicht zur Arbeit gehen möchte. Er fühle sich dazu nicht in der Lage. Ich machte kein Drama daraus, da ich ja auch diese Entscheidung mit in Erwägung gezogen hatte und riet ihm, liegenzubleiben und sich auszuschlafen. Allerdings musste er noch Rico anrufen, um für den heutigen Tag abzusagen, was er auch tat. Ich hoffte, dass wir abends erneut über alles miteinander reden könnten und dass er nun vielleicht doch für eine Langzeittherapie bereit war. Doch wieder einmal kam alles anders.

Morgens auf Arbeit sagte man mir, dass ich noch mittags mit zu einem Geschäftskunden nach St. Georgen fahren müsse. Das hieß, ich war heute Abend nicht zuhause und kam erst am nächsten Tag zurück.

Mir passte dies ganz und gar nicht. Doch welche Gründe sollte ich anführen? Sollte ich sagen, mein vierundzwanzigjähriger Sohn nimmt Crystal Meth und ist nicht zur Arbeit gegangen, deshalb muss ich heute Abend bei ihm sein? Nein, dies konnte ich nicht anbringen, unabhängig davon, dass ich es mir gar nicht getraut hätte zu offenbaren, dass Patric Crystal Meth nimmt. In einem Arbeitsumfeld, wo doch alle Töchter und Söhne der Arbeitskolleginnen und -kollegen einen Weg gingen, auf den die Eltern stolz sein konnten, da sollte ich mit meiner Wahrheit auffahren? Nein, unmöglich! Also schluckte ich die Tatsache für diesen Tag und bereitete mich mit den Gedanken an Patric auf die Dienstreise vor.

Zu Mittag fuhr ich nach Hause, um ein paar Sachen zusammenzupacken. Patric saß in seinem Zimmer und schaute fern. Er registrierte nur mit einem Kopfnicken, dass ich auf Dienstreise müsse und am nächsten Tag erst wieder zurück sei. Ich hatte ein total schlechtes Gewissen. Wie groß war doch der Drang, bei meinem Sohn zu bleiben. Es krampfte sich alles in mir zusammen. Mein Magen spielte verrückt, wie so oft in den letzten Wochen. Doch es ging nicht anders. Ich musste ihn allein zurücklassen und konnte nur hoffen, dass er die paar Stunden, bis Stefan von der Arbeit kam, ohne Zwischenfälle durchhielt. Ich wusste ja nicht, was in seinem Kopf vorging.

Es war schwer, mich an diesem Tag zu konzentrieren. Unaufhörlich glitten die Gedanken zu meinem Sohn und seinen Problemen ab. Ich sehnte das Ende der Besprechung herbei. Gegen 18 Uhr war es mir dann möglich, Stefan anzurufen und ich fragte, wie sich die Lage mit Patric entwickelt hatte. Er sagte mir, dass er wieder in sich zusammengefallen wäre. Er war verzweifelt, hatte Angst und würde nicht mehr an sich selbst glauben. Stefan hatte Yvonne angerufen, weil die Situation aus dem Ruder zu laufen schien. Auch Yvonne schätzte ihn depressiv, hilfesuchend, verängstigt und verzweifelt ein, aber nicht mutlos. Beide versuchten, Patric zu beruhigen und doch von einer Langzeittherapie zu überzeugen. Sie zeigten einen erstrebenswerten, für ihn lohnenswerten Weg auf, wie er in ein normales Leben zurückfinden könnte. Und wie so oft sagten sie ihm, dass er die Familie im Hintergrund hätte und dass wir jederzeit für ihn da sein würden. Stefan schätzte ein, dass Patric in seiner momentanen Situation einsichtig wäre und den Weg einer Langzeittherapie gehen wolle. Zeichen von Optimismus seien während des Gespräches bei ihm zu erkennen gewesen. Sein vorsichtiges Lächeln habe wieder Hoffnung vermuten lassen.

Patric wollte mich noch am Telefon sprechen. Seine Worte klangen unsicher, zurückhaltend und leise. Er fragte mich, ob unsere Familie auch nicht auseinanderbrechen würde. Er könnte es nicht verkraften. Ich versuchte, ihn zu beruhigen und versicherte ihm, dass er davor keine Angst zu haben bräuchte, dass wir ihm helfen und ihn unterstützen würden und dass es der richtige Weg sei, eine Langzeittherapie anzugehen. Es tat weh, ihn so verzweifelt zu hören und nicht bei ihm sein zu können. Ich gab ihm zu verstehen, dass ich am nächsten Abend zurück wäre. In Gedanken drückte ich ihn und sagte ihm, dass ich ihn lieb habe. Wir beendeten das Gespräch und mir kamen die Tränen. Tränen der Hilflosigkeit.

Die Nacht verbrachte Patric zuhause.

***

In die Tatsache, dass mein Sohn Drogen nahm, war von meinen Freunden nur ein kleinster Personenkreis eingeweiht. Genau wie ich auf Arbeit meine Probleme hatte, darüber etwas zu äußern, so gestaltete es sich auch mit dem restlichen sozialen Umfeld, in das ich integriert war. Aus Angst vor dem Nichtverstehen und der menschlichen Abwertung meines Sohnes hatte ich damit meine Schwierigkeiten und das blieb auch noch lange so. Allerdings brauchte ich meine Freunde als Anlaufpunkte, weil man nicht alles mit sich selbst oder zu zweit ausmachen konnte. Dabei kam es nicht darauf an, dass man Empfehlungen bekam, sondern einfach nur das Zuhören und Akzeptieren halfen mir.

Dass Patric an diesem Vormittag bereits bei der Suchtberatung war, wusste ich zu diesem Zeitpunkt nicht. Er hatte es nicht erwähnt, suchte jedoch offensichtlich Hilfe oder Bestätigung für sein Verhalten. Egal, es war gut, dass er Vertrauen zu seiner Ansprechpartnerin hatte und regelmäßig in die Suchtberatung ging. Dort sprach er über seine Rückfälligkeit, war also in diesem Punkt ehrlich, und sprach von seinem großen Ziel, drogenfrei zu werden.

Patric durchlief an diesem Tag Phasen von verschiedenen Verhaltensauffälligkeiten, angefangen von antriebslos über motiviert, überzeugt und verzweifelt. Diese gravierenden Verhaltensänderungen begleiteten uns in nächster Zeit noch weiter. Es war schwer für uns, immer richtig auf diese Schwankungen zu reagieren und Patrics momentane Einstellung richtig zu werten.

Durch Dritte erfuhren wir, wie Patric sein momentanes Fernbleiben von der Arbeit sah: „Es geht weiter, wenn ich es will." Allein dieser Satz sagte aus, dass es Momente gab, in denen er Schwierigkeiten hatte, sich seiner wirklichen Verfassung zu stellen und Verantwortung für sich zu übernehmen.

26.06.2012 – Dienstag

Gegen 21.30 Uhr kam ich von der Dienstreise zurück. Die ganze Fahrt begleitete mich ein mulmiges Gefühl. Beim Einbiegen in unsere Straße nahm ich wahr, dass das Auto von Patric nicht an seinem Platz stand. Ich fragte mich, was mich wohl erwarten würde. Stefan erzählte mir, dass Patric ein ganz normales Verhalten an den Tag gelegt hatte und sich zurzeit bei der Fahrschule befände. Er habe eine Nachtfahrt. Ich ging fest davon aus, dass er gleich nach der Fahrschule nach Hause kommen und sich freuen würde, mich wiederzusehen. Bis 23 Uhr warteten wir. Patric kam nicht und meldete sich auch nicht telefonisch. Daraufhin rief ich ihn an: „Hallo – Patric, wo bist du jetzt? Ich hätte mich gefreut, wenn du nach der Fahrschule wenigstens mal kurz nach Hause gekommen wärst." In einer Selbstverständlichkeit antwortete er: „Ich bin bei Sarah und komme gleich vorbei." Ich war etwas verärgert.

Es dauerte nicht lange und ein Auto parkte vor unserem Haus. Wenig später hörten wir, wie die Haustür aufgeschlossen wurde. Doch Patric war nicht allein, er tauchte gemeinsam mit Sarah auf. Es gab nur ein kurzes Hallo. Ich war sehr reserviert. Die beiden standen auf der Treppe und es hatte den Anschein, dass sie bei uns übernachten wollten. Meine Reaktion war nicht sehr verständnisvoll und ich gab Patric deutlich zu verstehen, dass ich dies nach dem Verlauf des Sonntags und Montags nicht akzeptieren konnte. Ich sagte ihm, dass er sich doch einmal in unsere Lage versetzen und endlich eine klare Linie fahren solle. Doch auf diese Gedanken kam er sicherlich gar nicht. Unsere Situation interessierte ihn nicht wirklich. Diese Worte sagte ich in einer normalen, aber keinen Widerspruch zulassenden Stimmlage. Patric schaute mich mit einer zynischen Mimik an. Dann nahm er Sarahs Hand, drehte sich einfach um und ging ohne ein weiteres Wort mit ihr aus dem Haus. Die Tür fiel ins Schloss. In diesem Moment verstand ich die Welt nicht mehr. Ich hoffte auf Verständnis von meinem Sohn, war wie versteinert und sehr traurig. Gleichzeitig baute sich aber auch Wut über sein Verhalten auf. Ich begriff nicht, warum er nicht merkte, dass sein Auftreten mir sehr weh tat.

27.06.2012 – Mittwoch

Patric kam am Morgen zeitig von Sarah, zog seine Arbeitssachen an und fuhr zu Rico auf Arbeit. Außer „Guten Morgen" fiel kein Wort. Man fühlte, dass es knisterte. Wir waren erst einmal beruhigt, dass er die

Arbeit noch wollte. Es zeigte uns Patrics Willen zur Normalität, trotz emotionaler Instabilität. Ein kleiner Funken Hoffnung erschien, doch das führte nicht dazu, dass es mir besser ging. Kopfschmerzen hatten sich eingestellt. Ein Symptom, das ich nicht kannte. Leichter Schwindel kam dazu und plötzlich hatte ich ein warmes Gefühl zwischen Nase und Mund. Ich wischte mir mit dem Handrücken über die entsprechende Stelle – Nasenbluten. Auch das war mir fremd. Ich nahm einen nass-kalten Waschlappen und legte ihn mir mit nach hinten gehaltenem Kopf ins Genick. Während ich so da saß, fiel mir ein, dass auch Patric ab und zu von Nasenbluten geplagt war und manchmal über Schmerzen in der Nase klagte. Jetzt brachte ich sofort Patrics Nasenbluten mit seinem Crystal-Konsum in Verbindung. Ich hatte inzwischen gelesen, dass Crystal Meth häufig über die Nase durch Schniefen eingenommen wird.

Ich rief Patric nach der Arbeit an, weil ich mit ihm über sein gestriges Verhalten reden wollte. Es sollte so nicht im Raum stehen bleiben. Patric reagierte jedoch sofort aggressiv und sagte mir, dass mich sein Leben nicht zu interessieren hätte, dass es mich gar nichts mehr anginge. Er meinte überzeugend, dass Sarah und er schon ihren Weg gehen würden. Ich spürte aus jedem seiner Worte, dass er sich extrem genervt fühlte. Er sprach auch seinen Termin in der Suchtberatung an, der für diesen Tag angesetzt war. Auch dies würde mich nicht zu interessieren haben, sprudelte es aus ihm heraus.

Die vollkommene Überzeugung von Patric, alles im Griff zu haben, stellte sich bei seinem Gespräch in der Suchtberatung anders dar. Sein Vorwärtskommen auf dem Weg zur Suchtfreiheit war unheimlich von der Meinung und Handlungsweise seiner Sarah abhängig.

An diesem Tage sahen wir Patric nicht mehr.

***

Wie an vielen Abenden, so diskutierten Stefan und ich auch heute wieder ausgiebig über Patric und sein Suchtproblem. Inzwischen waren sechs Wochen vergangen, in denen wir massiv mit der Tatsache konfrontiert wurden. Wir erlebten Patric in dieser Zeit überzeugt von sich, niedergeschlagen, überheblich und wieder verzweifelt. Noch wussten wir nicht, wie wir uns ihm gegenüber richtig verhalten sollten. Wir hätten alles getan, um ihn von dieser Sucht zu befreien. Doch auch Enttäuschung über sein Verhalten machte sich öfter breit. Die Entschuldigung in seinem Konsum zu suchen, gelang uns nicht immer.

Meine Recherchen zum Nasenbluten bestätigten meinen Verdacht. Crystal Meth griff die Nasenschleimhäute an und je grober das kristalline Pulver eingenommen wurde, desto größer war der Schaden, den es hinterließ. Warum hatten mich in der Vergangenheit nur all diese Veränderungen und Symptome bei Patric nicht stutzig gemacht? Warum bin ich diesen Dingen nicht auf den Grund gegangen? Wäre ich dann vielleicht eher auf das Thema Drogen gestoßen?

28.06.2012 – Donnerstag

Trotz der gestrigen Disharmonie kam Patric nach seiner Arbeit bei uns vorbei. Er war sportlich gekleidet. Jeans, ein locker darüber liegendes T-Shirt und weiße Sportschuhe – Patric sah gut aus. Sein Auftreten war freundlich und locker. Wenn wir nicht selbst von ihm erfahren hätten, dass er schon einige Jahre Crystal Meth nahm, wären wir aufgrund seines heutigen Erscheinungsbildes nie auf den Gedanken gekommen, dass er ein Suchtproblem hat.

Für uns überraschend erzählte Patric, dass er seine erste Wohnungsbesichtigung hatte. Wo, erfuhren wir nicht. Auch das Ergebnis der Besichtigung verschwieg er uns. Diese Reserviertheit war sicherlich noch die Auswirkung vom gestrigen Tag. Doch er hatte das Bedürfnis, es uns mitzuteilen und das war wichtig. Egal, ob es aus Untermauerung seiner angestrebten Selbstständigkeit geschah oder doch aus dem Grund, es uns als Eltern einfach erzählen zu müssen. Diese Neuigkeit kam mit Stolz herüber – zurecht.

***

Das Thema Wohnung hatte Patric in den letzten Wochen aufs Neue beschäftigt. Der Wunsch, auf eigenen Beinen zu stehen, ließ uns natürlich auch wieder hoffen und wurde auch von der Suchtberatung befürwortet. Mit einer Wohnung war Verantwortung verbunden, der er sich stellen wollte. Es war auch nie die Rede davon, die Wohnung gemeinsam mit Sarah anzumieten, was uns natürlich außerordentlich beruhigte. Wir machten uns keine Gedanken darüber, ob er denn auch die Miete und alle anderen Ausgaben regelmäßig absichern könne, weil wir nicht in Erwägung zogen, dass Patric aufgrund seiner Sucht vielleicht einmal ohne entsprechendes Einkommen dastehen würde. Nach wie vor war er bestrebt, ein gesellschaftsfähiges Leben zu führen.

Patric äußerte allerdings auch hin und wieder, dass er in eine andere Stadt, weg von seinem Heimatort, ziehen möchte. Hier sahen wir schon Probleme, weil es uns nicht durchdacht erschien. Die Überlegung, Arbeitsplatz – Wohnort – Fahrweg, schien er außer Acht zu lassen.

Die Suchtberatung empfahl den Abhängigen, ihr Umfeld zu verlassen, um nicht mehr mit den alten Kontakten und der alten Umgebung konfrontiert zu werden. Genau das konnte immer wieder einen unheimlichen Suchtdruck auslösen. Dieser Empfehlung wollte Patric sicherlich nachkommen. Doch sah er dabei nur den einen Schritt – Wohnungswechsel. Es hätte einen Arbeitsplatzwechsel nach sich ziehen müssen, was für ihn zu diesem Zeitpunkt nicht zur Diskussion stand und – das war für uns wichtig – bei größerer Entfernung wäre von der Familie niemand dagewesen, um in akuten Situationen Hilfe anzubieten. Wir redeten Patric einen Wohnortwechsels nicht aus, wiesen aber auf die Dinge hin, die zu beachten wären.

Wir verbanden mit dem Wunsch nach einer eigenen Wohnung ein beginnendes Umdenken bei Patric und hofften, dass er daran festhielt.

29.06.2012 – Freitag

Nach der Arbeit fuhr Patric viel mit dem Rad und er kam auch wieder bei uns vorbei. Im Vergleich zum Tag vorher sah er in seinem eng anliegenden Fahrraddress sehr schmal und drahtig aus. Den Oberkörper und die Arme umspielten noch Muskeln, doch die anderen Körperpartien waren gezeichnet. Diese Gewichtsabnahme konnte man nicht mehr nur der schweren Arbeit als Dachdecker zuschreiben.

Rico ließ sich abends bei uns sehen. Patric hatte ihn gefragt, ob er bei ihm weiterarbeiten könnte. Rico wusste nicht, wie er sich verhalten sollte. Die letzten drei Tage konnte er nichts gegen seine fachliche Arbeit einwenden, er brachte jedoch noch nicht die Leistung, die Rico von ihm gewohnt war. Patric brauchte zwischendurch kleinere Pausen, doch ansonsten konnte man zufrieden sein. Natürlich hatte er Bedenken hinsichtlich des langfristen Durchhaltevermögens, doch er wollte unserem Sohn eine Chance geben. Wir sagten Rico, dass wir natürlich froh wären, wenn Patric seine Tätigkeit bei ihm fortsetzen könnte, doch die letztendliche Entscheidung konnten wir ihm nicht abnehmen. Er beschloss, Patric noch etwas zu beobachten und seine Entscheidung später zu treffen.

Während der letzten Tage hatten sie sich auch privat unterhalten. Patric erzählte ihm, dass er von einem gemeinsamen Leben mit Sarah nicht überzeugt wäre. Ihn störe zu sehr, dass sie nicht den Willen aufbrachte, einer regelmäßigen Arbeit nachzugehen. Wir spannten einen Bogen zwischen dem Gesagten über Sarah und der Wohnungsbesichtigung.

Wollte Patric mit der Suche nach einer eigenen Wohnung nicht nur Eigenständigkeit, sondern auch die ganz bewusste Trennung von Sarah? Spürte er an manchen Tagen, wie gefährlich es war, sich in dem Personenkreis der Konsumierenden aufzuhalten?

30.06.2012 – Samstag

Es war ein schöner warmer Sommerabend, wie er in unserer Region selten ist. Patric kam gegen 22 Uhr mit seinem Auto gefahren. Er hatte abermals seine Tasche mit ein paar persönlichen Sachen dabei. Auch seinen Wandkalender und seine Orchidee, eine Pflanze, die er besonders mochte, brachte er mit nach Hause. Es schien einen intensiven Krach zwischen ihm und Sarah gegeben zu haben. Patric wollte davon nicht erzählen, er blockte ab. Wir respektierten dies, fragten nicht weiter nach und waren einfach nur froh, dass er zu uns fand und nicht bei anderen Leuten aus dem Drogenkreis Unterschlupf suchte.

Sein Blick war starr und sein Lächeln verkrampft. Die Nacht verbrachte er zuhause, allerdings schlief er wieder auf seiner Couch.

Ich horchte in mich hinein. Was fühlte ich? Welche Gedanken beschäftigten mich? Auch wenn es so aussah, als ob Patric die Nase gestrichen voll hatte und momentan mit einer Rückkehr zu Sarah nicht zu rechnen war, blieb ich realistisch. Morgen konnte alles schon wieder ganz anders sein. Einen Crystal-Konsum schloss ich auch nicht aus. Ich merkte fünf Jahre nicht, dass er Drogen genommen hatte, warum sollte ich gerade jetzt sofort erkennen, dass er rückfällig geworden war? Ich fragte mich, warum ich eigentlich nie in die Offensive ging, um permanent zu versuchen, ihm den Wahnsinn seiner Handlung klarzumachen. Weshalb blieb ich ihm nicht ständig auf den Fersen, fragte nach, konfrontierte ihn, versuchte selbst sein Leben zu ordnen – ja warum eigentlich nicht? Die Gefahr, ihn damit von uns zu stoßen, war stets präsent. Die Empfehlungen der Suchtberatung, dass er sein Leben in Eigeninitiative in die Reihe bringen sollte, wollte ich beachten. Doch am meisten stand ich mir wohl selbst im Weg. Ich konnte hier nicht über meinen Schatten springen und ihn unentwegt „nerven".

01.07.2012 – Sonntag

René nahm heute am Dolomitenradmarathon in Italien teil. Dabei waren 138 Kilometer mit 4.190 Höhenmetern zu überwinden. Ein Wahnsinn. René hatte dafür viel und intensiv trainiert und Stefan und ich verfolgten dieses sportliche Ereignis über den SMS-Service von Datasport. Immer, wenn ein Pass erreicht wurde, bekamen wir eine Benachrichtigung. Wir waren mit Begeisterung dabei und bewunderten René für den Mut, an dem Marathon teilzunehmen und wünschten ihm ganz, ganz sehr, dass er durchhielt. Bei jedem überwundenen Pass fiel uns ein Stein vom Herzen und wir konnten förmlich mitfühlen, wie erleichternd die Abfahrt war, bevor sich die nächsten Passhöhenmeter vor ihm auftaten. Patric, der nach wie vor am Radfahren und Joggen festhielt und einen Teil seiner freien Zeit dafür nutzte, der immer noch die Vision des Pöhler Triathlon vor sich hatte, schien Renés Leistung nicht zu interessieren. Er verbrachte den Tag bei uns. Die meiste Zeit saß er in seinem Zimmer und schaute fern, musste aber trotzdem mitbekommen haben, wie wir gespannt den Marathon verfolgten – so glaubten wir es jedenfalls. In den wenigen Minuten, in denen wir ihn zu Gesicht bekamen, berichteten wir ihm von dem Verlauf. Aufgrund seines Vorhabens, den Triathlon absolvieren zu wollen, sahen wir es als Selbstverständlichkeit an, dass Patric sich auch dafür interessierte. Doch sein Verhalten gab uns das Gefühl, als ob für ihn an diesem Tag gar nichts existierte. Er war da und auch nicht.

Das Verschanzen in seinem Zimmer unterbrach ich mit dem Klopfen an seiner Tür und der Frage, ob ich hereinkommen dürfte. Er hatte nichts dagegen und ich setzte mich zu ihm auf seine Couch. Ich fragte ihn: „Wie geht es dir?" Zurück kam nur ein gemurmeltes: „Gut." Er schaute mich nicht an. Ich strich ihm über seinen Hinterkopf, über seinen Nacken, über seine Schulter. Dann lehnte ich für einen Moment meinen Kopf an seinen Oberarm und schloss die Augen, genoss diese wenigen Sekunden, bevor ich aufstand und sein Zimmer wieder verließ. Er zeigte keine Regung. Wie sehr wünschte ich mir in solchen Augenblicken, dass alles ganz schnell wieder gut werden würde. Doch die Ernüchterung folgte ... Noch am gleichen Abend nahm er seine Tasche und fuhr zu Sarah, um bei ihr zu übernachten.

03.07.2012 – Dienstag

Endlich Feierabend. Das Wetter war schön und ich widmete mich der Gartenarbeit, natürlich immer in Gedanken bei Patric. Plötzlich hörte ich ein bekanntes Motorengeräusch und schon hielt sein Auto vor unserem Grundstück. Diesmal hatte er Sarah dabei. Sie trug eine voluminös große Tasche bei sich. Ich blickte skeptisch. In Patrics Gesicht zeichnete sich ein unsicheres Lächeln ab. Nach einer knappen Begrüßung fragte er mich, ob Sarah ein paar Kleidungsstücke bei uns waschen dürfe. Sie stand neben ihm und ich merkte, dass ihr die ganze Situation unangenehm war. Sarah erklärte, dass sie keine Waschmaschine hätte und sie alle Textilien mit der Handwäsche auf Dauer nicht sauber bekäme. Ich fragte nicht nach, wie sie dies bisher geregelt hätte. Stattdessen warf ich Patric ein frech-egoistisches Verhalten und ein Missverstehen unserer Hilfsangebote vor. Dabei spielte ich in diesem Zusammenhang darauf an, dass wir wohl merkten, dass er sich über unsere Sorgen und Gedanken um ihn keinen Kopf machte. Er schien den Zusammenhang meiner Worte mit dem Thema Wäschewaschen nicht zu verstehen, sondern fragte nach, ob es nun möglich sei oder nicht, ohne auf mein Gesagtes einzugehen. Ich ließ es zu und Sarah nutzte an diesem Abend unsere Waschmaschine. Die Sachen ließ ich sie nass mitnehmen. Es interessierte mich nicht, wo sie diese trocknete. Es war mir egal. Ich ärgerte mich über Patric, über sein Verhalten, über seinen Egoismus, über seinen Einsatz für Sarah.

04.07.2012 – Mittwoch

Ich hatte um ein Gespräch in der Suchtberatung gebeten. Man hörte mir geduldig zu, während ich von den letzten Ereignissen berichtete und mir wurde gesagt, dass dieses Auf und Ab bei Abhängigen nichts Ungewöhnliches sei. Es wurde wieder vom Fallenlassen – Loslassen gesprochen und auch davon, dass ich es nicht hätte zulassen sollen, dass die Wäsche von Sarah bei uns gewaschen werden kann. Mir wurde erklärt, dass die Klienten wüssten, welche Angebote es über die Suchtberatung gibt, Dinge des alltäglichen Lebens selbst zu organisieren und zu bewältigen. So bestände die Möglichkeit, in einem zur Verfügung gestellten „Waschsalon" die Wäsche reinigen zu können. Doch dazu bedurfte es der eigenen Initiative, zu der Crystal-Abhängige nach längerer Konsumierung nur schwer imstande waren. Die meisten Abhängigen wären nicht mehr in der Lage, ganz einfache Dinge zu organisieren und zu planen.

Ich äußerte auch meine Bedenken hinsichtlich des Zustandes von Patric, wenn seine Verfassung wieder einmal stark instabil war und wir versuchen mussten, ihn mit Worten aufzurichten. In solchen Momenten hatte ich Angst davor, dass Patric zu verzweifelt sei, um aus dieser Lage allein herauszufinden. Ich wollte wissen, wie wir in solchen Momenten handeln sollten, was wir tun konnten. Doch da gab es nicht den vielversprechenden, erhofften Ratschlag. Wir sollten auch mit den schlimmsten Handlungen rechnen. Mehr war dazu nicht zu sagen. Es gäbe nur einen Weg, aus dem Kreislauf der Suchtauswirkungen herauszukommen – Patric musste es zu hundert Prozent wollen, mit allen Konsequenzen. Dies würde ein sehr, sehr langer Weg werden, den wir mitgehen müssten, wenn wir Patric helfen wollten. Dies stand außer Frage. Wir wollten ihm helfen – mit unserer ganzen Kraft.

Auch diesmal schlug man mir in dem Gespräch vor, die Treffen der bestehenden Angehörigengruppe zu nutzen. Inzwischen hatte sich meine Einstellung dazu geändert und ich konnte mir vorstellen, mich mit Gleichbetroffenen auszutauschen, um vielleicht auch Ratschläge zu erhalten.

Auch Patric hatte an diesem Tag einen Termin in der Suchtberatung. Dies hatte er am Sonntag erwähnt. Wir gingen davon aus, dass er diesen auch wahrnahm. Ob er tatsächlich dort war, bekamen wir nicht zu erfahren.

Patric schlief wieder bei Sarah.

***

In einer ein paar Tage später geführten Unterhaltung mit Patric erfuhr ich, dass der Vorschlag zum Wäschewaschen nicht von Sarah selbst stammte, sondern ausschließlich von ihm kam. Angeblich konnte er nicht mit ansehen, wie sie ihre Sachen immer mit der Hand waschen musste. In unserem Gespräch erwähnte er auch vorsichtig, dass es ihn störe, dass sich Sarah nicht wirklich in das Arbeitsleben integrieren konnte. Diese Meinung von ihm widersprach der Äußerung von vor noch nicht einmal anderthalb Monaten, wo er ihren Lebensstil gut fand, sich keinem Zwang unterziehen zu müssen und das Leben einfach nur leben zu können – natürlich nur mit Crystal Meth.

Der Hinweis der Suchberatung, dass wir mit dem Schlimmsten rechnen müssten, machte mir Angst. Das deckte sich mit meinen manchmal aufkommenden Gedanken, dass Patric sich etwas antun könnte. Natürlich war sein Zustand in den besonderen Situationen sehr bedenklich, doch was der eigentliche Auslöser für meine Gedanken war, konnte ich nicht filtern. War es sein verzweifelter Blick, war es seine Stille oder waren es seine manchmal tief nach unten hängenden Schultern? Ich versuchte, mich in die Situation hineinzuversetzen, mit der ich einmal konfrontiert werden könnte. Ab diesem Punkt war ein Weiterdenken nicht mehr möglich. Meine Vorstellungskraft ließ das nicht zu und ich blockierte meine Gedanken. Ich war froh darüber, dass mich dieser Wahnsinn nicht täglich begleitete.

05.07.2012 – Donnerstag

Für heute hatte ich mir vorgenommen, Rico anzurufen, um ihn zu fragen, wie es mit Patric arbeitsmäßig lief. Er war sehr zufrieden mit ihm. Es gab keine Probleme. Er sagte, dass er zwar nach wie vor nicht hundertprozentig die Leistung brachte, doch das störte ihn erst einmal nicht. Er hatte, genau wie wir, die Hoffnung, dass sich dies alles mit der Zeit regulieren würde. Er wollte Patric einstellen. Wir waren über diese Entscheidung mehr als froh. So hatte unser Sohn endlich eine regelmäßige Aufgabe, die ihm auch Disziplin abverlangte. Sein Tag war damit ausgefüllt und vielleicht konnte er wieder das Gefühl einer Selbstbestätigung empfinden. Natürlich schwang bei uns eine leichte Angst mit, dass er nicht durchhalten könnte. Dies ließen wir Patric jedoch nicht spüren.

Rico erzählte mir im Laufe des Telefonates noch eine andere Begebenheit, die mich sehr verwunderte. Er sagte, dass er Patrics Auto am Vortag spät nachmittags an der Arbeitsstelle von Patrics leiblichem Vater gesehen hatte. Ich konnte mir keinen Reim darauf machen. Rico gab mir zu verstehen, dass er ihn am nächsten Tag dazu fragen und mich informieren würde.

An diesem Abend kam Patric noch bei uns zuhause vorbei und sagte, dass er sein Bett mit zu Sarah nehmen möchte. Ich konnte nicht glauben, was ich da hörte. Sofort kam mir in den Sinn, was er tun würde, wenn er wieder einmal das Bedürfnis hätte, nach Hause zu kommen. Was, wenn es wieder einmal Streit mit Sarah gab? Meine Gedanken wirbelten durcheinander. Auf der einen Seite sah ich ein, dass es ihm auf Dauer nicht half, bei Schwierigkeiten mit Sarah zu uns ausweichen zu können. Der richtige Weg wäre für ihn gewesen, daraus zu lernen und sich von ihr endgültig zu trennen. Auf der anderen Seite empfand ich diese Entscheidung wie einen finalen Schnitt zu uns und seinem Zuhause. Ein Rückzug wäre natürlich nicht von diesem Bett abhängig und weiterhin jederzeit möglich. Doch aus meinem Blickwinkel fühlte es sich so an, als ob er diesen Weg ein für alle Mal kappen wollte. Wir versuchten ihn umzustimmen, erinnerten ihn daran, dass er doch auf Wohnungssuche sei und sein Bett dann selbst benötige. Wir konnten ihn jedoch von seinem Vorhaben nicht abhalten. Patric sagte mir, dass er in Sarahs Bett nicht mehr schlafen konnte – warum auch immer. Er fragte mich, ob ich die Matratze mit meinem Auto fahren könnte, er würde das Gestell mit seinem Auto transportieren. Es sollte also sofort geschehen. Ich diskutierte nicht weiter und befolgte damit wieder nicht den Ratschlag der Suchtberatung. Ich half ihm, wobei er mit Sicherheit die Matratze auch noch selbst geholt hätte. Doch ich wollte mich nicht quer stellen. Ich wollte den Kontakt zu Patric nicht riskieren. Ich wusste nicht, warum ich immer diese Angst hatte, dass er sich abwenden könnte. Vielleicht wäre es nie passiert, auch wenn ich konsequenter gewesen wäre. Die Vorstellung allerdings, dass ich tagelang nicht wüsste, wo sich Patric aufhielt, wie es ihm ging, hätte ich nur schwer ertragen können.

Wir verstauten das Bett und die Matratze in unsere Autos und starteten. Ich fuhr hinter Patric her, da ich nicht genau wusste, wo Sarah wohnte. Auf dem Weg zu ihr wurde mir bewusst, dass sich mir dadurch die Gelegenheit bot, ihre Wohnung zu sehen.

Bei ihr angekommen, rief Patric sie über das Handy an. Sie sollte die Haustür aufmachen. Als sie mich sah, wurde sie sichtlich nervös. Und als sie merkte, dass ich das Bett mit in ihre Wohnung tragen wollte und damit zwangsläufig ihre Räumlichkeiten zu sehen bekam, brachte sie etwas kleinlaut stammelnde Sätze hervor, die die angebliche Unordnung entschuldigen sollten. Ich winkte diese Tatsache als nicht wichtig ab, war aber auf alles gefasst. Als sie ihre Wohnungstür öffnete, kam mir erst einmal kalter Zigarettengeruch entgegen. Sarah nahm mir an dieser Stelle das Tragen des Bettes ab. Sicherlich hätte sie gewollt, dass ich an der Tür stehen blieb. Doch das tat ich nicht. Ich folgte den beiden bis ins Wohnzimmer. Das Schlafzimmer betrat ich nicht. Soviel Respekt hatte ich dann doch und akzeptierte diese Privatsphäre. Ich ließ meine Blicke im Wohnzimmer schweifen und war nicht schockiert. Couch, Tisch, Wohnwand – alles war vorhanden und das Zimmer, das ich neben dem Flur zu sehen bekam, war in einem ordentlichen und sauberen Zustand. Mit den Mitteln, die Sarah zur Verfügung standen, war die Wohnung hübsch eingerichtet. Sie hatte Geschmack. An einer Wand fiel mir sofort ein DIN A4 großer Bilderrahmen auf, der von Patric stammte. In diesen Bilderrahmen hatte ich nach seiner Lehrzeit Fotos von seinen angefertigten Gesellenstücken eingelegt. Ich erkannte ihn deshalb wieder, weil ich als Hintergrund gelben Zeichenkarton als Kontrast zu den Schiefern gewählt hatte. Die Fotos waren nicht mehr vorhanden. Der Rahmen wirkte dadurch wie ein schreiender Fleck an der Wand.

Ich sagte Sarah, dass sie eine schöne Wohnung hätte und darauf stolz sein konnte. Sie strahlte Patric an. Er lächelte zurückhaltend. Beide bedankten sich, dass ich ihnen geholfen hatte und ich verließ die Wohnung, stieg in mein Auto, fuhr nach Hause, schaute in das leer erscheinende Zimmer von Patric und war einfach nur bedrückt. Welche Entscheidung hatte er für sich gefällt? Warum konnten wir ihn nicht überzeugen, dass dieser Weg nicht der richtige war? Ich fühlte mich nicht sonderlich gut. Die Traurigkeit schmerzte. Die Ereignisse des heutigen Tages legten sich auf meine Seele und damit auch auf meinen Körper. Meine Magen- und Schluckbeschwerden wurden spürbarer und auch die Hautnerven rebellierten.

Der Tag endete mit den üblichen zu erledigenden Tätigkeiten. Dieses in den Alltag zurückfallen hatten wir in den letzten Wochen gelernt.

06.07.2012 – Freitag

Feierabend. Fast den ganzen Tag schon regnete es sehr stark. Ich stieg in mein Auto und fuhr nach Hause. Als ich ankam, goss es wie aus Eimern. Das Wasser strömte flussartig die Straße hinab. Beim Rückwärtseinparken in die Garage sah ich, wie bei einem unserer Nachbarn das Wasser des Baches, der durch sein Grundstück fließt und verrohrt in unserem Garten weitergeführt wird, stark anstieg. In einer rasanten Geschwindigkeit wurde der gesamte Nachbargarten überschwemmt und das Wasser bahnte sich gewaltsam den Weg über eine kleine Anhöhe auf unser Gartengrundstück. Wir hatten dieses Jahr begonnen, unseren Garten umzugestalten. Die ersten neuen Sträucher waren schon gepflanzt, weitere waren in Blumentöpfen im Grundstück deponiert. Wir wagten uns nicht vorzustellen, wie der Garten nach der Überschwemmung aussehen würde. Auch an der zirka einen Meter hohen Steinmauer, die Patric und Stefan neu gesetzt hatten, machte sich das Wasser zu schaffen und es war während des Regengusses nichts mehr von ihr zu sehen. In der unteren Schicht der Steinmauer waren extrem schwere Felssteine gesetzt. Patric hatte uns geholfen, diese Steine im Mauerverbund neu zu richten. Wir hätten diese Gesteinsbrocken zu zweit keinen Millimeter bewegen können. Für Patric war dies mit ein klein wenig Anstrengung kein Problem gewesen.

Nachdem der Regen vorbei war, schauten wir uns das Ergebnis der Überschwemmung an. Die Verwüstung hielt sich in Grenzen und es war kein größerer Sachschaden entstanden. In unsere Doppelgarage war Wasser und auch Schlamm eingedrungen, der jedoch wieder herausgekehrt werden konnte. Im Dorf befand sich alles auf den Beinen und Nachbarschaftshilfe war Selbstverständlichkeit. So wurde auch uns beim Säubern der Garage geholfen.

Während dieser Aktion kam Patric gefahren. Er stieg aus seinem Auto und mit einem Hallo schaute er sich amüsiert um. Ich wartete darauf, dass er uns seine Hilfe anbot. Doch er kam nicht auf den Gedanken, uns danach zu fragen. Er stand mitten unter uns und während wir fleißig weiter kehrten und die Garage vom Schlamm befreiten, schleuderte er mir den Satz entgegen: „Peggy hat angerufen, gleich nachdem ich bei Vati war." Damit hatte er mir auf seine Art und Weise mitgeteilt, dass er den Kontakt zu seinem leiblichen Vater wieder aufgenommen hatte. Das war momentan das Wichtigste für ihn.

Warum Peggy, die Schwester von Nicole und damit auch eine Cousine von Patric, ihn angerufen hatte, konnte ich mir erklären. Ihr Geburtstag nahte in wenigen Tagen und sie hatte ihn sicherlich dazu eingeladen. Weshalb Patric aber gerade jetzt seinen leiblichen Vater aufsuchte, war mir nicht so richtig klar. Deshalb fragte ich ihn, was ihn denn dazu bewogen hätte. Er antwortete kurz, knapp und überheblich: „Ihn besuchen." Langsam stieg Wut in mir hoch. Ich konnte diese Art von ihm nicht ertragen, beließ es jedoch einfach dabei. Da er immer noch keine Anstalten zur Mithilfe machte, bedankte ich mich sarkastisch für seine Hilfsbereitschaft und widmete mich abwendend meiner Arbeit zu. Patric stieg in sein Auto und fuhr davon.

Abends telefonierte ich noch einmal mit Rico. Ich wollte wissen, ob Patric ihm etwas über diesen Besuch erzählt hatte. Doch er ließ ihn genauso im Dunkeln tappen. Vielleicht wusste Patric es selbst nicht so genau.

***

Patric hatte seinen leiblichen Vater jahrelang nur sehr selten und unregelmäßig gesehen. Als er den Mopedführerschein erlangt hatte, war er auf meine Fahrdienste nicht mehr angewiesen und konnte selbst entscheiden, ob und wann er ihn besuchen wollte. Bis dahin hatte ich ihn immer gefahren. Ein Zeichen oder der Wille zum Aufrechterhalten der Verbindung von der Gegenseite gab es in dieser Zeit nie. Patric spürte diese Einseitigkeit. Es belastete ihn. Er sprach mir gegenüber nicht von seinen Wunden, obwohl ich ihn an den Tagen unserer gemeinsamen Abendessen immer danach fragte, wie er die Trennung zwischen mir und seinem Vater empfunden oder verarbeitet hatte. Patric behandelte dieses Thema sehr knapp und oberflächlich. Er bezog dazu nie eindeutig Stellung. Vielleicht wollte er mir nicht weh tun. Nur einmal, in einem Gespräch gegenüber seiner Cousine Nicole, erwähnte er, dass der Verlust nicht spurlos an seiner Seele vorbei gegangen wäre. Er habe sich im Leben seines Vaters beizeiten in die zweite Reihe gestellt und überflüssig gefühlt. Dies wäre noch dadurch bestärkt worden, dass sein Vater kein Interesse für ihn gezeigt habe.

07.07. - 12.07.2012 – Samstag bis Donnerstag

Durch die Arbeit erhielten die Tage für Patric eine Regelmäßigkeit. Tagsüber stellte sich damit eine gedankliche Ruhe bei uns ein. Ich besaß die Gabe mir einzuhämmern, dass ich in diesem Moment ja sowieso nichts tun könnte, selbst wenn Patric die Arbeit erneut hinschmiss. Ich konzentrierte mich auf meinen Job und war für alle die fröhlich-lachende, ehrgeizige Person, als die man mich jahrelang kannte.

Patric beendete in dieser Woche auch erfolgreich die Fahrschule und erhielt seinen Motorradführerschein. Dieses Ereignis ging an ihm ohne Freude und Stolz auf sich selbst vorüber. Es berührte ihn emotional so wenig, dass wahrscheinlich selbst eine Gratulation unpassend gewesen wäre. Nur durch Zufall erfuhren wir, dass er diese Etappe geschafft hatte. Gefühle wie Freude und Stolz waren bei ihm auf Eis gelegt.

Das Radfahren und Laufen waren aber immer noch Bestandteil seines Lebens und das Ziel Pöhler Triathlon stand.

Patric war nach wie vor sehr schmal und drahtig. Sein Körper erholte sich nicht. Wir wunderten uns oft, wie er die Kraft und Energie für Arbeit und seine sportliche Freizeitbeschäftigung aufbrachte.

In diesen Tagen wurde auch die Unzufriedenheit mit seiner momentanen Lebenssituation deutlich. Obwohl ich felsenfest davon überzeugt war, dass sich sein Rückzugsort bei uns durch das Mitnehmen seines Bettes erledigt hatte, kam es anders. Patric stand wieder einmal mit seiner gepackten Tasche bei uns in der Tür. Stefan und ich waren perplex. Patric zeigte keine Regung und er machte uns auch nicht verständlich, dass er zuhause übernachten würde. Musste er auch nicht. Das Mitbringen seiner Tasche sagte alles. Auch diesmal wollte er uns nicht erzählen, was vorgefallen war. In diesem Moment nahm ich mir vor, mit ihm zu reden. Stefan erkannte die Situation und zog sich zurück, weil er dachte, dass Patric im Gespräch mit mir allein offener wäre. Mir klopfte das Herz. Ich wusste nicht so richtig, wie ich anfangen sollte. Es durfte nicht plump, neugierig oder belehrend herüberkommen. So nahm ich den Faden über seine Wohnungssuche auf. Wie er vorangekommen sei, wollte ich wissen und ob schon eine

Wohnung in der engeren Wahl wäre. Ich bekam keine Antwort, nur ein Lächeln suggerierte mir so etwas wie: Das ist meine Sache. Darüber erzähle ich dir noch nichts. Ich fragte ihn dann direkt, ob es für ihn nicht unerträglich sei, dass Sarah weiterhin Drogen nahm und nicht arbeiten gehen konnte. In diesem Zusammenhang konfrontierte ich ihn auch das erste Mal mit der Frage nach anderen, die diesem Drogenkreis angehörten. Über meine eigenen Nachforschungen hatte ich inzwischen manche Namen in Erfahrung gebracht. Doch Patric schwieg. Zu seiner Beziehung mit Sarah zeigte er sich allerdings nachdenklich. Er sprach leise, fast unverständlich, mehr in Wortfetzen als in zusammenhängenden Sätzen. Es belastete ihn, dass Sarah nicht mit ihm am gleichen Strang zog und den starken Willen hatte, von Crystal Meth loszukommen. Auch das Thema Therapie sprach ich wieder an. Doch er hatte Angst, sie allein durchzuführen. Er dachte, er würde Sarah dadurch verlieren. Diese Abhängigkeit zu ihr war nach wie vor da. Inzwischen kamen mir Zweifel, ob diese nur Crystal Meth zuzuschreiben war. Vielleicht empfand er mehr für dieses Mädchen, als wir dachten. Ich zwang ihm nicht länger mein Gespräch auf. Er wirkte zusehends müde. Ich drückte ihn, wünschte ihm eine Gute Nacht und empfahl ihm, dass er wenigstens seine Couch für ein besseres Schlafen ausziehen sollte. Das tat er auch.

Patric ging mit seiner Situation gegenüber Dritten sehr offen um. Er machte aus seinem Drogenkonsum kein Geheimnis und zu manchen, in der Vergangenheit durchlaufenen Lebensetappen, stellte sich ein schlechtes Gewissen ein. So kam es auch, dass Patric in diesen Tagen den Ort aufsuchte, an dem er 2010 seinen Zivildienst geleistet hatte. Er wurde dort als Handwerker beschäftigt und musste auch Fahrdienste erledigen. Die Arbeit machte ihm Spaß. Die neuen sozialen Kontakte außerhalb seines Drogenkreises taten ihm gut. Dies stand im krassen Widerspruch dazu, wie er sich damals zuhause bei Carolin gegeben hatte. Bei ihr wurde er immer unausstehlicher.

Während dieser Zeit hatte er zu einem Mitarbeiter dieser Einrichtung ein vertrauensvolles Verhältnis aufgebaut. Mein Sohn suchte ihn in den letzten Tagen auf und offenbarte ihm seine gesamte Geschichte.

In einem späteren Gespräch zwischen Stefan, mir und eben diesem damaligen Kollegen erzählte er uns von diesem Treffen.

Unseren Sohn habe schon eine geraume Zeit ein schlechtes Gewissen geplagt, denn man hätte ihm vertraut und niemand ahnte oder nahm wahr, dass er während dieser Zeit Drogen konsumierte. Es wäre ihm wichtig gewesen zu sagen, dass er totalen Mist gebaut hätte. Er habe zugegeben, dass es unverantwortlich von ihm war, unter seinem Drogenkonsum diese Tätigkeit aufgenommen zu haben. Er sei während seinen Ausführungen regelrecht in sich zusammengefallen und die Tränen rannten ihm über das Gesicht. Auch von Sarah hätte Patric erzählt und dass er mit ihr ein neues Leben angehen wolle. Diese Offenheit verursachte bei seinem Gegenüber Sprachlosigkeit, da er mit so einer Geschichte nicht gerechnet hatte. Patric wäre im gesamten Team geachtet gewesen und hätte während seines Zivildienstes immer einen freundlichen, höflichen und arbeitsamen Eindruck hinterlassen. In allen Belangen war er sehr engagiert und zuverlässig. Drogen – das hätte nicht zu seinem Profil gepasst.

Sein Kollege hatte ihm nach diesem sehr offenen Gespräch Hilfe angeboten. Diese nahm Patric trotz mehrerer versuchter Kontaktaufnahmen leider nie wahr.

16.07.2012 – Montag

Es stand der erste Termin in der Angehörigengruppe der Suchtberatung an. Zusammen mit einer anderen betroffenen Mutti nahm ich an dem Treffen teil. Ich war gespannt, was mich da so erwarten würde. Die Gruppe bestand an diesem Tag aus zirka zehn Teilnehmern. Es erfolgte eine kleine Vorstellungsrunde, damit auch wir uns einen Eindruck von den Schicksalen der anderen Teilnehmer verschaffen konnten. Als ich an der Reihe war, hatte ich unerwartet weder Probleme noch Hemmungen, auch meine Geschichte zu erzählen. Ich wurde gefragt, wie es mir dabei geht, mit dem Thema Drogen auf diese Art und Weise konfrontiert worden zu sein. Ich musste einen kleinen Moment überlegen. Wie ging es mir? Die Situation hinterließ Spuren, doch ich hatte für mich einen Weg gefunden, damit umzugehen. Bestimmte Vorfälle zogen mich herunter, aber es war auch stets Hoffnung vorhanden. Ich stellte mich dieser Thematik, auch wenn ich nicht verstehen konnte, dass ich fünf Jahre nicht bemerkt hatte, dass mein Sohn Drogen nahm, dass ich Veränderungen nicht als Signal erkannte, dass ich Drogen mit unserer kleinen Welt nicht in Zusammenhang brachte. Erst schleichend, dann brutal wurde ich damit konfrontiert. Ich war optimistisch und wollte kämpfen.

Meine Empfindungen versuchte ich der Gruppe so herüberzubringen.

Ich hörte, dass die anderen identische Probleme hatten und sich viele Situationen glichen. Alle waren oft machtlos, wollten so viel bewegen und kämpften gegen eine chemische Substanz, die wenig Spielraum für Erfolg zuließ. Auch wenn mir inzwischen bekannt war, dass es mehr Personen betraf, die der Droge Crystal Meth verfallen waren, als ich es je zu ahnen gewagt hätte, so tat es gut, auf so engem Raum zu wissen, dass man nicht allein war. Viele Mütter und Väter müssen damit fertig werden, dass ihre Kinder süchtig sind, müssen es akzeptieren und lernen, damit zu leben. Es ist möglich, einen Weg für sich zu finden – wie auch immer dieser aussehen wird.

Ein großes Zwischenziel war erreicht

18.07.2012 – Mittwoch

Sommerliche Temperaturen verwöhnten uns schon den ganzen Tag. Patrics Cousine Peggy hatte für diesen Abend zu ihrem Geburtstag in ein Lokal eingeladen. Es wurde wieder einmal im großen Kreis der Familie gefeiert. Peggy hatte auch Patric informiert. Und auf Nachfrage von ihm, ob er auch Sarah mitbringen könnte, wurde ihm dies nicht verwehrt. Peggy hatte mich im Vorfeld darauf hingewiesen, dass er nicht allein kommen würde. So waren wir darauf vorbereitet. Patric hielt an Sarah fest, wollte sie in unser Familienleben integrieren. Sicherlich dachte er, dass dies auch Sarah helfen würde, eine Drogenfreiheit anzustreben. Als die beiden den Raum betraten, zogen sie natürlich alle Blicke auf sich. Patric, gekleidet in einem hellen Shirt und einer hellblauen Jeans, wirkte überzeugend und war der schützende Begleiter für Sarah. Man spürte regelrecht die Mut machenden Impulse, die von Patric ausgingen. Sarah wirkte unsicher. Sie hatte eine dunkle Hose und einen dunkel gemusterten Pulli an. Ihre Haare waren hübsch frisiert und betonten angenehm ihr rundliches Gesicht. Sie gratulierten Peggy und begrüßten die anderen Gäste. Auch Stefan und ich empfingen die beiden ganz neutral. Wir hatten persönlich nichts dagegen einzuwenden, dass Patric Sarah mitbrachte. Dies stand uns auch nicht zu. Wenn es mehr als Abhängigkeit zu ihr war, was Patric für das Mädchen empfand, dann war es in Ordnung. Das mussten wir akzeptieren. Patric steuerte zielstrebig auf zwei freie Plätze an unserem Tisch zu. Sarah folgte ihm. Es vergingen für alle einige Minuten der Findung, bis sich nach und nach die Atmosphäre lockerte. Sarah war jedoch verständlicherweise weiterhin gehemmt. Bestimmt war es für sie schwer, sich in diesem Kreis wohlzufühlen. Vielleicht dachte sie auch, dass sie auf ihren Drogenkonsum hin gemustert wurde, obwohl nur ein kleiner Teil der Anwesenden von ihrer Abhängigkeit wusste. Patric suchte zuerst das Gespräch mit Rico, der neben uns saß. Das war für ihn am unverfänglichsten. Währenddessen begann die Unruhe des bevorstehenden Abendessens und die Aufmerksamkeit widmete sich diesem. Im Laufe der Unterhaltung zwischen Patric und Rico bekamen wir mit, dass er heute einen Mietvertrag für eine eigene Wohnung unterschrieben hatte. Ab 1. August würde das Mietverhältnis beginnen. Ich dachte, ich hätte mich verhört. Es war wieder einmal die Art und Weise von Patric, bedeutende Dinge so ganz nebenbei auszuplaudern, ohne dass auch nur eine Gefühlsregung bei ihm zu erkennen war. Doch diesmal glaubte ich zu sehen, dass ein zögerliches, triumphierendes Lächeln über sein Gesicht huschte. Nun hatte ich gleich tausend Fragen auf meinen Lippen. Doch ich zögerte, ihn damit sofort zu überfallen. Ich fragte erst einmal nur, wo sich die Wohnung befand. Da Patric in der Vergangenheit auch einige Male von einer anderen Stadt gesprochen hatte, war ich froh zu hören, dass mein Arbeitsort sein zukünftiger Wohnort sei. Ich freute mich für ihn und er musste dies an meinem strahlenden Gesicht erkannt haben. Natürlich wollten Stefan und ich wissen, ob wir die Wohnung in den kommenden Tagen schon einmal anschauen könnten. Das war für Patric kein Problem. Wir unterhielten uns auf der Geburtstagsfeier nicht weiter über dieses Thema, sondern sparten uns das für zuhause auf.

Patric und Sarah gingen nach draußen. Da eine Zeit lang verging und sie nicht zurückkamen, schaute ich nach ihnen. Sie standen zu zweit vor der Tür und redeten. Ich gesellte mich dazu und strich Patric über seinen Arm mit der Bemerkung, dass er die richtige Entscheidung getroffen hatte. Dann wandte ich mich Sarah zu und fragte sie, wie es ihr gehe. Für sie war alles soweit okay, nur wolle sie gerne nach Hause. Ich fragte nicht warum, konnte mir aber denken, dass sie sich in unserer Familie nicht wohlfühlte.

Patric stellte ich nun doch ein paar Fragen zur Wohnung. So interessierte mich, wie groß sie sei, wer der Vermieter sei, ob er Kaution zahlen und was er an Miete aufbringen müsse.

Und natürlich wollte ich unbedingt wissen, ob er mit Sarah einziehen würde. Patric erklärte kurz, dass es eine Ein-Zimmer-Wohnung mit Küche und Bad nur für ihn allein wäre. Sarah, die das Gespräch verfolgte, bemerkte meinen fragenden Blick und bejahte dies mit Kopfnicken. Mir fiel ein Stein vom Herzen. Patric hatte eine Entscheidung getroffen, die richtiger nicht hätte sein können.

Meine Fragerei schien ihn nicht genervt zu haben. Eines vermisste ich jedoch. Es war keine offensichtliche Freude bei ihm zu sehen.

Sarah wurde ungeduldig und unser Sohn brachte sie mit dem Auto nach Hause und verabschiedete sich damit auch von uns.

Noch auf der Heimfahrt von der Feier erzählte ich Stefan von meinem Gespräch mit Patric. Auch er war sehr erleichtert, dass Patric sich eine Wohnung genommen hatte. Wir sahen die Einraumwohnung auch aus Kostengründen als ein überlegt umgesetztes Ziel und waren zuversichtlich, weil sich damit für ihn eine neue schöne Aufgabe gestellt hatte – das Einrichten und Ausgestalten seiner eigenen Wohnung. Patrics Wille und Kampf, aus seinem bisherigen Umfeld herauszukommen und sich zurückziehen zu können, wurde hier deutlich.

Er hatte diese Entscheidung allein getroffen, uns nicht um Rat gebeten. Er wollte uns damit beweisen, dass er sein Leben selbst im Griff hatte und reagierte damit auf den Rat seiner Sozialtherapeutin in der Suchtberatung – den Alltag selbst meistern, Probleme selbst angehen, eigenständig werden. Mit dieser Entscheidung hatte er uns gezeigt, dass er dazu in der Lage war.

23.07.2012 – Montag

Patric hatte von seinem Vermieter die Wohnungsschlüssel schon eher erhalten. Er lud Stefan und mich zu einer Wohnungsbesichtigung ein. Wir waren gespannt. Die Wohnung befand sich im Erdgeschoss eines Mehrfamilienhauses. Von einem kleinen Flur ausgehend kam man in ein 34 Quadratmeter großes Wohnzimmer, das gleichzeitig als Schlafraum dienen musste. Rechter Hand war eine Nische vorhanden, die für einen Kleiderschrank gut genutzt werden konnte. Das Zimmer war schön hell, mit einem großen dreigeteilten Fenster, an dem Innenrollos in einem warmen, angenehmen Farbton angebracht waren. Dazu passend war bereits eine blau-graue Auslegeware verklebt. Wir fanden das Zimmer sofort gemütlich, auch wenn es noch ohne Mobiliar war. Ebenfalls vom Flur aus konnte man in die unmöblierte Küche gehen. Diese war ausreichend groß und mit etwas Überlegung gut einzurichten. Auch hier befand sich ein schönes großes zweigeteiltes Fenster, das für Helligkeit sorgte. Hinter der dritten Tür im Flur verbarg sich das Bad mit Wanne und Waschbecken sowie Toilette. Auch dieser Raum hatte ein Fenster. Vom Vorraum aus konnte man über eine ausklappbare Deckenleiter auf einen kleinen Zwischenboden gelangen. Ideal, um Dinge, die man nicht immer benötigte, zu verstauen. Im Keller gab es einen Gemeinschaftsraum, wo jeder Mieter seine Waschmaschine aufstellen und nutzen konnte, sowie einen Trockenraum und noch einen kleinen Abstellraum. Wir fanden die Wohnung spitze und freuten uns sehr für Patric. Dafür mussten wir ihn noch einmal in die Arme nehmen und ihm gratulieren. Er erzählte uns, dass er plane, die Wohnung zu streichen, etwas Farbe ins Spiel zu bringen. Da der Vorraum schlecht gemalert war, bot ihm sein Vermieter an, für diesen Raum die Farbe zu bezahlen. Das gleiche galt für den Fußbodenbelag in Küche und Flur. Dieser war teilweise stark beschädigt und durfte ausgewechselt werden. Patric hatte sich schon kundig gemacht und ihm gefiel ein Belag mit einer Holzdielenoptik, den er gerne kaufen wollte.

Ich erinnerte mich, dass uns Patric vor ein paar Wochen von einer Wohnungsbesichtigung erzählt hatte. Ich fragte ihn, ob es diese Wohnung gewesen sei und ob sie ihm damals sofort zugesagt hätte. Er bejahte dies. Nicht ohne Grund stellte ich diese Frage. Er hatte ja erst vor wenigen Tagen Sarah sein Bett gegeben. Für uns ein Widerspruch. Wieso hatte er sein Bett nicht für seine Wohnung behalten? War es Mitleid mit Sarah oder war es Unüberlegtheit? Egal. Patric hatte ein sich selbst gestelltes Zwischenziel erreicht. Das war großartig und wir waren stolz auf ihn.

25.07.2012 – Mittwoch

Unsere Recherchen im Internet und auch meine Gespräche in der Suchtberatung konnten nicht alle Fragen beantworten. Nach wie vor interessierte uns, ob es Entzugserscheinungen nach dem Absetzen von Crystal Meth gibt und ob Folgen einer langjährigen Drogeneinnahme reparabel sind.

Ich erfuhr bei Kontakten mit betroffenen Angehörigen, dass viele Abhängige die Hilfe eines Fachklinikums in Südwestsachsen annahmen. Am 10.07.2012 schrieb ich per E-Mail diese Klinik an, schilderte kurz die Situation, formulierte meine Fragen und bat um ein Gespräch. Ich hinterließ in diesem Schreiben auch meine Telefonnummer und so kam es, dass ich wenige Tage später zurückgerufen wurde. Ich sprach mit einer sehr kompetenten Frau, deren Namen und Tätigkeitsfeld ich mir leider nicht notiert habe. Sie erläuterte mir sehr umfassend und verständlich die Tücken des Crystal-Konsums. Zu meiner Frage nach Entzugserscheinungen erklärte sie, dass durch fehlende Eigenbildung des Botenstoffes Dopamin die Stimmungslage umschlagen kann und sich depressive Anzeichen zeigen können. Eine krasse Niedergeschlagenheit wäre nicht selten. Es würde sich ein unheimlicher Suchtdruck bilden, der auch zu unkontrollierten Handlungen führen könne. Auf meine Frage, ob irreparable Begleiterscheinungen blieben, meinte sie, dass es natürlich sehr lange dauern kann, bis sich der Zustand des Abhängigen wieder normalisiere. Zum Beispiel Organisation, Durchhaltevermögen, Aufmerksamkeit, Merkfähigkeit wären alles Eigenschaften, die in Mitleidenschaft gezogen werden. Auch könne man nicht grundlegend davon ausgehen, dass immer bleibende Schäden entstehen, genau wie man nicht davon ausgehen könne, dass jeder Crystal-Abhängige wieder vollständig rehabilitiert wird. Sie argumentierte überzeugend, dass eine Drogentherapie fast immer unumgänglich sei, um aus der Abhängigkeit herauszukommen. Ich sagte ihr, dass wir es gerne sehen würden, wenn Patric zu einer Therapie bereit wäre, er jedoch diese Notwendigkeit nicht einsah. Ihre Worte, dass die Voraussetzung dafür der eigene, uneingeschränkte Wille der Abhängigen ist, waren mir aus den Gesprächen in der Suchtberatung bekannt. Auch wir sahen nur unter diesem Aspekt eine Erfolgschance. Und trotzdem war es schwer für uns, damit umzugehen. Am liebsten hätten wir Patric gepackt und zu einer Langzeittherapie einweisen lassen.

Ich sprach auch in diesem Telefonat an, dass Patric manchmal niedergeschlagen nach Hause käme. Ich machte der Mitarbeiterin verständlich, dass wir in diesen Momenten unsicher waren, weil wir nicht wüssten, wie wir uns verhalten sollten. Auch sie empfahl mir, für Patric da zu sein, Halt zu geben, ihn anzuhören.

Das Gespräch empfand ich als sehr angenehm, vor allem jedoch informativ und ich fühlte mich verstanden. Die Aussage, dass nicht immer bleibende Schäden entstehen, machte mir etwas Mut. Vielleicht normalisierte sich doch alles wieder. Andere Gedanken blockte ich ab. Das war Selbstschutz. Mit dem Thema Entzugserscheinungen konnte ich noch nicht so richtig umgehen, weil wir starke, unkontrollierte Handlungen in auffälligem Maße noch nicht erlebt hatten. Vielleicht waren bisher die Zeiträume ohne Crystal Meth zu kurz. Bei den angesprochenen Depressionen hatten wir allerdings so unsere Bedenken. In diesen Phasen der

Niedergeschlagenheit, wie sie bei Patric vorkamen, dachten wir schon an depressive Anzeichen. Deshalb hatte ich wahrscheinlich auch hin und wieder Angst, dass er sich etwas antun würde. Welche Alternative gab es für uns, außer ihm aufbauend zuzureden? Da diese Stimmungen bei ihm nicht über Tage anhielten, waren unsere Gefühlswelten fast wie bei ihm einem ständigen Wechsel unterzogen. Wenn er an dem darauffolgenden Tag seiner Niedergeschlagenheit wieder aktiv war und mit seiner Tasche zurück zu Sarah ging, schlug natürlich auch bei uns die Grundstimmung um und das Thema Depression rückte in den Hintergrund. Demzufolge drängten wir ihn auch nicht, einen Arzt aufzusuchen.

28.07.2012 – Samstag

Patric befasste sich mit seiner Wohnung. Er fragte uns, ob wir ihm seine Couch und seinen Kleiderschrank aus seinen Zimmern fahren könnten. Das war kein Problem. Schrank und Couch waren schnell auseinandergebaut und auf unserem PKW-Anhänger verstaut. Ich packte auch gleich seine Bettdecke und sein Kopfkissen mit ein, in der Hoffnung, dass er schon an diesem Abend die Möglichkeit nutzen würde, in seiner Wohnung zu übernachten – auch wenn das Mietverhältnis erst ab 01.08.2012 begann. Ich hoffte für Patric sehr, dass er mit seinem neuen Zuhause den nötigen Abstand zu Sarah finden würde.

In seinem Reich angekommen, luden wir die Sachen ab und transportierten diese in die Wohnung. Die Couch montierten wir gleich vor Ort gemeinsam. Den Kleiderschrank wollte er unbedingt selbst aufbauen. Wir akzeptierten es und bedrängten ihn nicht, obwohl es doch zu dritt vielleicht viel besser zu bewältigen gewesen wäre. Werkzeug hatten wir mitgebracht. Damit konnte er sein Werk beginnen. Er wollte sich weiterhin selbst Erfolge schaffen und wir sahen es auch als Ablenkung von seiner Sucht. Die Selbstbeschäftigung war gut.

Patric hatte Vorstellungen zur Ausgestaltung seiner Wohnung. Auch wenn er seine Couch erst einmal mitgenommen hatte, so schwebte ihm doch eine neue vor. Das konnte ich nachvollziehen, denn das Möbelstück war schon einige Jahre alt und zeigte deutliche Gebrauchsspuren. Auch eine neue Wohnwand, alles modern gehalten, wünschte er sich. Ein Couchtisch und ein Schreibtisch für Rechner und gleichzeitig Arbeitsplatz, möglichst aus Glas, sollten es auch sein. Nur bei der Küche war er sich noch nicht so richtig schlüssig. Bei seinen Aufzählungen schaute er mich etwas verschmitzt an und ich konnte diesen Blick sofort deuten. Natürlich hoffte er, dass ich ihn finanziell unterstützen würde. Ich machte ihm den Vorschlag, dass er erst einmal seine derzeitige Wohnwand nutzen und nachrechnen sollte, welche Größenordnung er selbst tragen könnte. Ich bot ihm an, dass wir uns einen Tag nach der Arbeit freihielten, um gemeinsam einmal in Möbelhäusern Ausschau zu halten. Er war damit einverstanden. Für mich stand fest, dass ich meinem Sohn natürlich helfen würde. Dafür freute ich mich zu sehr für ihn. Doch trotz allem wollte ich es ihm auch nicht zu leicht machen.

Patric gab uns zu verstehen, dass er nun endlich damit beginnen wolle, den Kleiderschrank aufzubauen. Wir sollten gehen und ließen ihn mit einem guten Gefühl in seinen eigenen vier Wänden zurück.

31.07.2012 – Dienstag

Wir glaubten, dass Patrics Gedankenwelt sich um seine neue Wohnung drehen und sich allmählich ein zufriedener Zustand einstellen würde. Doch er war mit sich uneins und innerlich zerrissen. Er fühlte sich wie auf einer Welle, auf der er immer nur für kurze Zeit oben mitschwamm. Drei Wochen Konsumfreiheit hatte er geschafft. Dies erzählte er uns bei seinem abendlichen Besuch, während er sich seine Lieblingsnascherei aus unserem Küchenschrank nahm. Diese Geste vermittelte mir ein vertrautes Gefühl des Nachhausekommens.

Patric machte einen nachdenklichen und etwas unter Spannung stehenden Eindruck. Er nahm auf der Eckbank in der Küche seinen gewohnten Platz ein. Ich brachte ihm meine Hochachtung für die bisherige Zeit der Drogenfreiheit entgegen, auf die er sicherlich sehr stolz war. Doch ich spürte, dass irgendetwas nicht stimmte. Dadurch kamen meine Worte wahrscheinlich nicht unbeschwert an. Ich fragte ihn, was los sei. Patric wollte mir seine Situation erklären, doch die Wortfindung und die Satzbildung fielen ihm schwer.

Er sprach verschiedene Dinge an, die ihn belasteten. Eins war die Arbeitssituation bei Rico. Patric konnte das Arbeitstempo noch nicht mithalten und brauchte öfters Pausen. Seine handwerklichen Fertigkeiten litten darunter. Er wollte seinen eigenen Arbeitsrhythmus finden. Doch das war natürlich nicht möglich. Er sagte uns, dass ihn dies sehr belasten würde. Wir konnten ihm nur raten, sich mit Rico darüber zu unterhalten.

Im gleichen Atemzug verdeutlichte er uns auch, dass er oft keine Lust und keinen Antrieb mehr hätte. Er wüsste nicht, wie er sich selbst motivieren solle. Der Drogenverzicht machte sich bemerkbar. Die Leistungsfähigkeit hatte nachgelassen. Und wieder konnten wir ihm nur gut zureden und schlugen noch einmal den Weg einer Therapie vor, sagten ihm, er müsse berücksichtigen, dass er jahrelang seinen Job unter Einnahme von Crystal Meth ausgeführt hätte. Auch wenn er die Dosis erst in den letzten Monaten steigerte, so bestimmte die Droge schon lange sein Tun und Handeln. Wir hatten allen Respekt vor seinem Versuch, allein von Crystal Meth wegzukommen, doch wir machten ihm auch verständlich, dass es keine Minderung des Selbstwertgefühles sei, Hilfe in Anspruch zu nehmen. Wir vermittelten es ihm als Charakterstärke und empfahlen, sich unbedingt Rat bei seiner Betreuerin in der Suchtberatung zu holen.

All seine Erfolgserlebnisse der letzten Tage zogen wir heran, um ihn optimistisch und zuversichtlich zu stimmen. „Du schaffst das schon!", diese Worte mit einem Augenzwinkern und einem Lächeln sollten helfen.

Ein neuer Weg

01.08.2012 – Mittwoch

Im Laufe der nächsten Tage kam es uns so vor, als ob für Patric mit seiner Entscheidung zu einer eigenen Wohnung nun doch allmählich eine Erlösung eintrat, als ob er eine Zwangsjacke abstreifen konnte. Er hatte sein eigenes Reich, welches er sich nach seinen Vorstellungen einrichten konnte, und damit auch wieder eine Verantwortung. Zwar fiel es Patric schwer, alles zu ordnen, zu organisieren, zu planen und es fehlte ihm nach wie vor an Selbstvertrauen, doch er stellte sich der Sache. Er bemühte sich, seinen Alltagsrhythmus zu finden. Bei anstehenden Problemen suchte Patric zuerst selbst nach einer Lösung. Nur wenn er gar nicht mehr weiter wusste, kam unser Sohn zu uns. Wir waren so froh, dass er sein Ziel kontinuierlich verfolgte und waren vielleicht manchmal zu sehr besorgt, dass er auch wirklich alles in die Reihe brachte. Patric schaffte sich in diesen Tagen eine Möglichkeit, sich ungehemmt äußern zu können, seine Gedanken aufzuzeichnen und sein Seelenleben zu verarbeiten. Er begann Tagebuch zu schreiben ...

Liebes Tagebuch!

Meine ersten Zeilen, die ich hier verfasse ... kaum zu glauben. Wo fange ich am besten an ... nun ja, am 6.6.2012 wurde ich nach einem wie ich denke epileptischen Anfall in die Klinik eingeliefert, ausgelöst durch meinen langjährigen Drogenkonsum. Am 15.06. wurde ich schon wieder auf eigenen Wunsch entlassen. Na ja, ich will jetzt nicht ausschweifend werden ...

Bin gespannt, was die nächsten Tage so hoffentlich Gutes bringen.

06.08.2012 – Montag

Patric hatte mir am Wochenende gesagt, dass er gerne eine andere Couch hätte. Ich schlug ihm vor, wie schon einmal angesprochen, nach der Arbeit in ein Möbelhaus zu fahren, um uns umzuschauen. Dieses Vorhaben setzten wir an diesem Tag um. Ich holte ihn von seinem neuen Zuhause ab. Er war wie immer schick-jugendlich gekleidet und machte auf mich einen ausgeglichenen Eindruck. Die Unterhaltung während der Fahrt war karg, doch die Atmosphäre nicht angespannt. Für mich war Patrics Verhalten nicht ungewöhnlich oder besorgniserregend, da wir ihn ja als stille Persönlichkeit kannten. Im Möbelhaus angekommen, begann die Qual der Wahl. Vieles gefiel ihm und die große Auswahl machte es schwer, sich auf eine praktikable und sinnvolle Ausführung zu konzentrieren. Er überstürzte jedoch nichts, hörte sich die Ratschläge und Empfehlungen der Verkäuferin an und bat auch um meine Meinung. Schließlich entschied er sich für eine Couch in einem grauen Farbton, bei der große, feste und wegnehmbare Kissen die Armlehnen bildeten. Das Möbelstück konnte man problemlos zur Schlafcouch umfunktionieren und man saß sehr bequem und gemütlich darauf. Ich empfand Patrics Entscheidung überlegt und kaufte ihm die Couch. Er freute sich sehr und hätte sie am liebsten gleich mitgenommen, doch dafür war unser Auto zu klein. Stefan besorgte in den nächsten Tagen einen Transporter und fuhr zusammen mit Patric in das Auslieferungslager des Möbelhauses.

Die neue Errungenschaft passte optisch gut in Patrics Wohnzimmer. Sie war deutlich größer als seine bisherige und machte es dadurch wohnlicher. Am gleichen Tag entsorgten wir noch das alte Sofa.

07.08. - 13.08.2012 – Dienstag bis Montag

Patric hatte Vorstellungen zu seiner Wohnungsgestaltung und zeigte in den nächsten Tagen weiter Aktivität. Er kümmerte sich um Farbe für die Renovierung. Yvonne und René hatten von ihrer letzten Tapezieraktion noch verschiedene Reste übrig und stellten sie Patric zur Verfügung. Die Wahl des Farbtones fiel ihm schwer. Tipps und Ratschläge von verschiedenen Seiten halfen ihm nicht so richtig weiter. Er konnte diese nicht umsetzen. Seine starke Unentschlossenheit wandelte sich in eine Art Hilflosigkeit um. Schließlich malerte er sein Wohnzimmer in einem angenehmen Champagnerton. Ganz entgegen seiner oftmals ungeduldigen Art bei solchen handwerklichen Tätigkeiten klebte er dazu gewissenhaft die Übergänge zu Decke, Kabelleisten, Türen und zum Fenster ab. Das Ergebnis war gelungen und er war zufrieden.

Inzwischen hatte er sich auch um den Fußbodenbelag für Küche und Diele gekümmert und selbst mit seinem Auto transportiert. Den Fußbodenbelag stellte sein Vermieter und somit entstand für ihn keine finanzielle Belastung. Patric hatte auch hier guten Geschmack bewiesen und der ausgesuchte Belag in Holzdielenoptik passte sehr gut in die Wohnung. Er begann, ihn selbst zuzuschneiden. Für das Verlegen bat er Stefan um Hilfe. Eigentlich wollte er die Verlegung allein schaffen. Doch es lief anscheinend nicht so, wie er es sich vorgestellt hatte. Er war von sich enttäuscht. Während des gemeinsamen Verlegens versuchten wir, unsere Hilfe als Selbstverständlichkeit darzustellen. Das gute Zureden half nicht viel. Er wollte uns, aber vor allem wahrscheinlich sich selbst, beweisen, dass er allein zurechtkommen würde.

Nach drei Stunden Arbeit war der Belag in Küche und Diele in einem einwandfreien Zustand verlegt. Es sah wirklich schön aus. Nun konnte Patric nahtlos sein nächstes Vorhaben angehen. Nicole hatte ihm den Tipp gegeben, dass eine Bekannte ihre Wohnung auflösen und einzelne Küchenmöbel in einem weißen Farbton inklusive Kühlschrank verkaufen würde. Patric maß die Teile aus und entschied sich für einen Unterschrank, eine Spüle, einen Hängeschrank, einen Hochschrank und den Kühlschrank. Auch hier kümmerte sich Stefan wieder um das Fahrzeug für den Transport. Zu dritt holten wir die Möbel ab und stellten sie auch gleich in seiner Wohnung an den festgelegten Platz. Die Hängeschränke brachten Stefan und Patric gemeinsam an. Da die Küche kein Eckteil besaß, entstand eine Lücke. Patric hatte die Idee, eine Küchenarbeitsplatte im Baumarkt zu kaufen und sich damit eine Arbeitsfläche zu schaffen, die genügend Raum für Küchengeräte und Möglichkeiten zum Arbeiten zuließ sowie gleichzeitig die offene Ecke mit abdeckte. Wir freuten uns über seinen Elan.

Als Kochgelegenheit stand ein kleiner Elektroherd mit zwei Kochstellen zur Verfügung.

Patrics Tagesablauf hatte eine geregelte Struktur gefunden. Sein Beruf und seine Wohnung schienen ihn auszufüllen. Eine gewisse Unsicherheit und Zurückhaltung war trotzdem immer zu spüren. Aber wir glaubten fest daran, dass er mit den Aufgaben wachsen würde. Die Drogen gingen uns natürlich nicht aus dem Kopf und wir befanden uns immer ein wenig unter Spannung. Vor allem in Zusammenhang mit seinem Beruf dachten wir oft darüber nach. Wir staunten, dass er bei der Arbeit so durchhielt. Wenn Patric nicht mehr zur Arbeit erschienen wäre, hätte uns das Rico sicherlich erzählt und trotzdem kam es nicht selten vor, dass ich morgens, bevor ich selbst in die Firma fuhr, bei ihm vorbei schaute, nur um zu sehen, ob das Auto weg war.

14.08.2012 – Dienstag

Patric machte sehr viel mit sich selbst aus. Auch über seine Vorladung in das Polizeirevier an diesem Tag gab er uns gegenüber nichts preis. Wir wussten nicht, dass gegen ihn eine Anzeige wegen Verstoßes gegen das Betäubungsmittelgesetz vorlag. Für diesen Termin bekam er von seinem Arbeitgeber frei, ohne dass auch dieser wusste, worum es sich wirklich handelte.

Seit vierzehn Tagen hatte unser Sohn nun offiziell seine eigene Wohnung und es interessierte uns, ob der Schritt zur räumlichen Trennung von Sarah auch den Kontakt zu ihr gelöst hatte. Leider bekamen wir die ernüchternde Antwort noch am gleichen Tag. Auf meinem Weg zu ihm kam mir auf seiner Straße Sarah entgegen. Die Verbindung bestand also nach wie vor. Weil Patric nicht konnte oder wollte, weil Sarah nicht konnte oder wollte, weil es beide nicht konnten oder wollten …?

Patric benötigte dringend einen neuen Freundeskreis. Die Einsicht dafür hatte er. Er überlegte, ob er sich vielleicht in einem Sportverein anmelden sollte. Dort war die Möglichkeit gegeben, Kontakte zu Menschen zu knüpfen, die auch noch die gleichen Freizeitinteressen vertraten. Er war sich zu diesem Zeitpunkt jedoch noch nicht schlüssig, welche Sportart ihn am meisten begeistern würde.

19.08.2012 – Sonntag

Am Rad- und Lauftraining für den Triathlon hielt Patric auch in den vergangenen Wochen fest. Das Schwimmen sah er nicht als den schwierigen Teil an und schenkte diesem somit auch keine Beachtung. Mich machte diese Einstellung ganz verrückt, so dass ich selbst wissen wollte, wie lange man für das 750 Meter Schwimmen braucht. Ich entschloss mich deshalb, dies in unserem Freibad zu testen, um Patric wenigstens die Zeit sagen zu können, die er ungefähr einplanen sollte. Dabei wusste ich natürlich nicht, ob er von der Kondition her besser aufgestellt war als ich. Doch er hatte die Möglichkeit, diese Zeit mit den Wertungszeiten der Teilnehmer der vergangenen Jahre zu vergleichen. Patric musste über meinen Aktionismus lachen und schüttelte nur den Kopf. Ich fühlte mich trotzdem wohler, immer noch in der Hoffnung, dass er sich für eine Nichtteilnahme entschied.

So kam es dann auch. Einen Tag vorher fragten wir ihn, ob er tatsächlich den Wettkampf antreten möchte. Und da verneinte er. Mir fiel ein Stein vom Herzen. Ich hatte von Anfang an große Bedenken, dass er diese Disziplinen nicht durchhalten und ihn das emotional herunterziehen würde. Wenn er auf mich den Eindruck gemacht hätte, dass Mitmachen für ihn alles sei und er einen möglichen Abbruch nicht als Niederlage empfinden würde, so wäre mir bedeutend wohler gewesen. Sehr nüchtern sagte ich ihm, dass seine Entscheidung richtig sei und ging auf die näheren Gründe nicht ein.

Stefan und ich wollten allerdings trotzdem zum Triathlon fahren, da René teilnahm. Wir fragten Patric, ob er mitfahren wolle. Er nahm das Angebot an. Er war wieder einmal sichtlich abwesend und eine Unterhaltung kam während der Autofahrt nicht zustande. Distanz war zu spüren. Vom Parkplatz bis zur Austragungsstelle war zirka ein Kilometer zu laufen. Patric ging einige Meter vor uns her. Als wir ankamen waren schon viele Besucher da. Wir mussten aufpassen, dass wir uns nicht verloren. Mit einem Auge schaute ich immer zu Patric. Irgendwie lief er orientierungslos durch das Gelände. Inzwischen hatten wir René gesichtet und versuchten kurz mit ihm zu reden. Wir wünschten ihm noch einmal viel Glück und Erfolg.

Der Triathlon begann mit dem Schwimmen. Patric hatte sich inzwischen von uns entfernt. Er war weiter in Richtung Ufer gegangen, um wahrscheinlich den Start besser beobachten zu können. Wir hatten Mühe, ihn unter den anderen Besuchern nicht zu verlieren. Doch mit einem Mal war er weg und wir konnten ihn nicht mehr sehen. Es machte mich wütend. Bis zum Ende des Wettkampfes hielten wir uns auf dem Gelände auf. Patric lief uns aber nicht mehr über den Weg. Ich versuchte, ihn auf seinem Handy anzurufen, weil wir wieder nach Hause fahren wollten. Doch er ging nicht ans Telefon. Für sein Verhalten hatten wir kein Verständnis und entschieden uns, allein zum Auto zurückzulaufen. Wir waren uns einig, dass er nun selbst sehen musste, wie er heim käme. Die Möglichkeit, dass er wieder zu Crystal Meth gegriffen hatte, zogen wir mit jedem Schritt in Richtung Parkplatz mehr in Betracht. Als wir dort ankamen, sahen wir von weitem Patric auf einem Bordstein in der Nähe des Autos sitzen. Er hatte sich einen schattigen Platz gesucht. Ich war nicht gerade freundlich zu ihm und fragte, was er sich bei seiner Aktion gedacht habe. Er hob seinen Kopf, sah mich an und sagte: „Nichts." Ich beließ es nicht dabei und bohrte weiter, wollte wissen, warum er sich so verhalten hatte und warum er nicht an das Telefon ging. Leise murmelnd kam die Antwort: „Ich weiß, es war nicht in Ordnung." An das Telefon konnte er nicht gehen, weil er es zuhause vergessen hatte. Er sah müde aus. Nachdem er sich ins Auto gesetzt hatte, fiel er in sich zusammen. Sein Blick war leer. Auch wenn er wieder wie ein Häufchen Unglück wirkte, kam ich mit seinem Verhalten nicht klar. Schweigend fuhren wir zu dritt Richtung Heimat und setzten Patric vor seiner Wohnung ab.

Hatte er nun doch wieder Drogen genommen oder waren das Begleiterscheinungen des Cleanwerdens? Wir wussten es nicht. Auch wir waren müde, müde von der Situation.

21.08.2012 – Dienstag

Patrics Zuhause wurde immer wohnlicher. Inzwischen stand auch seine Wohnwand, welche er aus seinem Jugendzimmer mitgenommen hatte. Ich hatte ihn davon überzeugt, dass er diese doch als eine Übergangslösung sehen sollte. Er akzeptierte meinen Vorschlag, doch begeistert war er nicht. Einen modernen Couchtisch aus Glas hatte er sich inzwischen auch beschafft. Der Tisch bestand aus zwei Glasebenen und war 120 x 60 Zentimeter groß. Das Gestell war verchromt, die untere Glasplatte in schwarz gehalten und Patric legte darauf Fotos ab. Sie zeigten ihn bei verschiedenen Arbeiten am und im Haus von Nicole und Andreas. Er hatte die Bilder immer im Blick. Sicherlich erinnerte er sich gern an diese Zeit, auch wenn sie schon von seiner Sucht geprägt war. Einige Aufnahmen zeigten ihn nicht nur allein bei der Arbeit, sondern auch in Gemeinschaft mit anderen Helfern.

Nach der Arbeit rief ich Patric an und fragte, ob ich kurz vorbeikommen könnte. Er war zuhause und einem Besuch stand nichts entgegen. Unabhängig davon, dass ich der Meinung war, er würde sich einfach darüber freuen, war ich natürlich seit dem letzten Sonntag in Sorge um ihn. Das Verhalten beim Triathlon ging mir nicht aus dem Kopf. Ich wollte nicht gleich mit der Tür ins Haus fallen und fragte erst einmal, ob er allein zurecht käme. „Klar Mami!", war seine Antwort. Er kochte uns einen Kaffee und da er noch keine Kaffeemaschine besaß, wurde das Kaffeepulver einfach mit kochendem Wasser übergossen. Mir war diese Art der Kaffeezubereitung von früher aus meinem Elternhaus bekannt. Er schmeckte mir. Während wir damit beschäftigt waren, den heißen Kaffee mit Pusten abzukühlen, erzählte er mir, dass er sich am Morgen nicht gut gefühlt hatte und zu einem Arzt gegangen sei. Dieser schrieb ihn für zwei Tage krank. Also waren meine Sorgen nicht unbegründet. „Geht es dir schon seit Sonntag nicht gut?", fragte ich ihn. „Nein, mir war es erst seit heute Morgen etwas komisch." „Aber was war denn dann zum Triathlon los mit dir?", bohrte ich weiter. „Ich weiß nicht. Das habe ich dir doch schon gesagt", reagierte er etwas empfindlich.

Nach kurzer Überlegung glaubte ich allerdings, dass er vielleicht einfach eine Pause benötigte. Er arbeitete seit Anfang Juli durch und legte sich damit eine enorme Disziplin auf, für die er konditionell eigentlich noch nicht in der Lage war. Der Job zehrte an Kraft und Durchhaltevermögen. Patric war noch immer sehr schmal. Sein Körper hatte äußerlich noch nicht den Weg in die Regenerierung gefunden. Ich hatte für die gewollte Pause von Patric Verständnis und war nicht beunruhigt.

Am nächsten Tag beschreibt er seinen Arztbesuch im Tagebuch wie folgt:

Gestern wurde ich von Herrn Dr.... krankgeschrieben, mit Verdacht auf eine Cannabinoide Vergiftung ... dass ich nicht lache, wie konnte er mir nur so eine Diagnose stellen und mich somit an eine Psychiaterin überweisen? Mir war lediglich schlecht, da ich am Vortag abends so viel gegessen hatte. Na ja was soll's, ...

Patrics Arzt hatte ihm zu seiner Krankschreibung eine Überweisung zu einem Psychologen gegeben. Er kannte sein Problem und erachtete es zu diesem Zeitpunkt als notwendig, dass er fachspezifische Hilfe, wenn auch vorerst ambulant, benötigte. Patric suchte sich eine psychologische Praxis und vereinbarte einen Termin. Bei dem Gespräch stellte er seine Drogenabhängigkeit dar. Gleichzeitig nannte er seine Probleme, die ihn noch belasteten. Das Arbeitstempo, das er nicht mithalten konnte, seine Müdigkeit, die ihm zu schaffen machte, seine Konzentrationsfähigkeit, die oft zu wünschen übrig ließ und das schnelle Begreifen verschiedener Zusammenhänge, das ihm schwer fiel. Doch er bekam nur die „gute" Empfehlung, erst einmal wirklich von den Drogen wegzukommen und eine Therapie zu machen. Damit kam es zu keiner Behandlung und er stand mit seinen Problemen wieder allein da.

27.08.2012 – Montag

Patric ging weiter geregelt seiner Arbeit nach. Die freie Zeit nutzte er und stockte seinen Haushalt mit diversen Utensilien auf. Er schien Gefallen daran zu finden. Für ihn waren das große Fortschritte auf dem Weg zur Selbstständigkeit. Er kochte für sich und wusch seine Wäsche selbst. Wir hatten ihm hierfür eine Waschmaschine zur Verfügung gestellt. Seine Wohnung hielt er sauber und es sah immer ordentlich aus, wenn wir einmal bei ihm vorbei schauten. Die Küchenmöbel, die durch die weiße Farbe sehr nüchtern wirkten, waren mit Kerzen und kleinen Accessoires aufgepeppt. Auch die Aphorismen, die ich ihm Anfang Juni in Form von Karten geschenkt hatte, hingen an der Wand. Sie sollten Zuversicht vermitteln.

Stufen
Alle Hindernisse und Schwierigkeiten sind Stufen,
auf denen wir in die Höhe steigen.
                    Friedrich Nietzsche

Unser Leben kann nicht immer voller Freude,
aber immer voller Liebe sein.
                    Thomas von Aquin

Glaub an dich!
Wenn du auf keinen grünen Zweig kommst,
besinne dich auf deine Stärken,
dann bist du bald wieder obenauf!
                    Kartini Diapari-Öngider

Es fehlte noch ein Schreibtisch. Und somit begaben wir uns auf Möbelsuche und wurden auch am gleichen Tag fündig. Der Schreibtisch hatte eine milchige Glasplatte und war an der Vorderseite ergonomisch s-förmig ausgespart. Der Unterschrank, ebenfalls in Weiß, enthielt drei Einschübe. Glasplatte und Unterschrank waren mit verchromten, zehn Zentimeter langen Hülsen verbunden, so dass man die Fläche dazwischen als Ablage nutzen konnte. Der Tisch sah wirklich toll aus. Patric bat mich, das Geld für den Kauf vorzuschießen. Ich wusste nicht, was dagegen sprechen sollte. Er suchte sich noch Geschirr aus und dann weckte ein Buchständer seine Aufmerksamkeit, in dem unter anderen kleine Bücher mit Gedichten zum Träumen ausgestellt waren. Jedes Buch nahm er in die Hand, blätterte darin und las. Ich stand ein wenig abseits und beobachtete meinen Sohn. Er hatte ein kurzärmliges, dunkelblaues Shirt zu einer hellen Jeans an. Die Farbkombination stand ihm sehr gut. Sein Gesicht und seine Arme zeigten eine schöne Bräunung. Der kurze Haarschnitt betonte sein hageres Gesicht. Ich war stolz auf ihn, wie er sich so vor mir zeigte. Patric schaute auf und seine Blicke suchten mich. Ich ging zu ihm und er zeigte mir ein Buch, das er gerne mitgenommen hätte. Sein Gesichtsausdruck und sein Lächeln signalisierten mir die Frage, ob ich es ihm auch kaufen würde. Er wusste, dass ich in solchen Momenten nicht nein sagen konnte und außerdem war ich fasziniert, wie ihn diese Gedichte fesselten. Alles, was wir gekauft hatten, nahmen wir auch sofort mit. Patric begann noch am gleichen Abend mit dem Aufbau des Schreibtisches und am nächsten Tag stand das gute Stück an seinem Platz im Wohnzimmer.

Patrics Kontakte beschränkten sich außer dem Arbeits- und Familienumfeld weiterhin auf seine süchtigen Freunde. Deshalb waren wir sehr froh, dass ab und zu der Name Carolin fiel. So merkten wir, dass die Verbindung nicht komplett abgebrochen war. Wir hatten ein gutes Gefühl bei dem Gedanken, dass Patric und Carolin sich hin und wieder sahen. Für uns stand fest, dass es nur einen guten Einfluss haben konnte, wenn die zwei etwas gemeinsame Zeit verbrachten und Patric sah dies auch so, wie er an diesen Tagen in seinem Tagebuch festhielt:

Heute war wirklich ein extrem positiver Tag für mich, vor allen Dingen auf Abend entgegen. Ich habe Carolin geküsst, seit langem mal wieder. Seit unserer Trennung glaube ich das erste Mal wieder. Und sie hat so viel positive Energie in sich, das ist wirklich unglaublich. Ich will sie aber nicht wieder in irgendeiner Form verletzen, deswegen sollte bzw. muss es bei diesem einen Kuss bleiben. Ich will doch nur mit ihr befreundet sein.

An einem anderen Tag schrieb er:

..., na ja auf alle Fälle kam nach dem Mittag Carolin zu mir, so etwas tut mir sehr gut, obwohl ich etwas traurig werde, wenn ich an sie denke. Wir hatten einen wunderschönen Tag zusammen.

29.08.2012 – Mittwoch

Wenn ich an Patric dachte, dann machte mir neben seinem Suchtproblem auch sein Alleinsein zu schaffen. Es fiel mir schwer, mich in seine Situation zu versetzen. Wie schaffte er es, in seiner Einsamkeit der Droge zu widerstehen? Einer Droge, die psychisch unheimlich abhängig macht. Woher nimmt er die Kraft, abstinent zu bleiben und wie bewältigt er diesen ständigen Kampf im Kopf? Ich machte mir Gedanken, wie er seine Abende oder die Wochenenden verbrachte. Deshalb sagte ich ihm immer wieder, dass er gerne bei uns gesehen sei und jederzeit vorbeikommen könne, wenn ihm die Decke auf den Kopf fiel.

Patric blieb zwar dem Laufen und Radfahren treu und sein kleiner Haushalt nahm auch seine Zeit in Anspruch, doch anderweitig hatten wir bis dato keine Ahnung, wie er seine Freizeit gestaltete. Einen Fernseher lehnte Patric ab. Er hatte für sich die Einstellung gewonnen, dass das Fernsehen verdummt. Dafür hatte er begonnen, Sudoku-Rätsel zu lösen und ich hatte die Idee, ihm ein Probeabo der regionalen Tageszeitung zu schenken. Er freute sich sehr darüber, doch das Geld für einen ständigen Bezug wollte er selbst nicht ausgeben.

Er reflektierte, so nannte er es, wenn er über seinen Drogenkonsum, seine Arbeit, sich selbst nachdachte. Dabei spürten wir Stufen der Ehrlichkeit, Selbstüberschätzung und Zweifel, aber auch wohltuenden Optimismus.

Ich muss damit zurechtkommen, dass ich 5 Jahre lang Crystal Meth konsumiert habe und dass manche Dinge einfach nicht so laufen, wie ich es

gerne hätte. Ich muss mir Prioritäten setzen, wie z. B. meine Wohnung,
den Sport, den ich machen will oder mein Auto, was endlich einmal gebaut
werden soll, nur so kann es etwas werden.

Auf Arbeit war es heute gegen Ende auch ganz schön, Erik ist wirklich
ein herzensguter Mensch, nur etwas grün noch hinter den Ohren. Mal se-
hen, ob er durch mich mit ein Stück erwachsener wird.

Mir geht es relativ gut, nur vermisse ich langsam den Kontakt zu meiner
restlichen Familie wie z. B. Nicole, Andreas und Moritz.

Ich habe ab und zu einen Tinnitus im Ohr und allgemein habe ich
manchmal einen kleinen Gehfehler. Folgeschäden? Auf alle Fälle reguliert
sich mein Körper langsam wieder von allein. Na ja mal sehen, was aus mir
noch so wird. Bin echt gespannt.

31.08.2012 – Freitag

Die Verbindung zum Drogenkreis war nach wie vor aktuell. Er wusste,
dass er sich davon fernhalten musste. Zu groß war die Rückfallgefahr.
Doch er fühlte sich wieder einmal stark genug, sich in die Höhle des
Löwen zu begeben. Ihm fehlten einfach die anderen sozialen Kontakte,
mit denen er seine Freizeit ausfüllen konnte. An diesem Tag fuhr er mit
Sarah, Markus und Enrico ins Kino und sie schauten sich gemeinsam
den Film „Prometheus – Dunkle Zeichen" an.

01.09.2012 – Samstag

Momentan spürten wir bei Patric keine depressiven Anzeichen. An
den Wochenenden hatte er seinen eigenen Lebensrhythmus gefunden.
Meistens schlief er sehr lange in den Tag hinein. Und die Samstagabende
waren oft mit Besuchen in Discotheken verplant. Hin und wieder nahm

er unsere Einladung zum Mittag- oder Abendessen an. Dann versuchte ich, ihn zum Reden zu animieren, indem ich von meinen und Stefans Alltagsleben erzählte. Vor allem lustige Situationen wählte ich aus. Gerne hätte ich meinen Sohn wieder einmal herzhaft lachen gehört. Dies gelang mir jedoch nur selten. Er blieb eine ruhige und häufig verschlossene Persönlichkeit. So umhüllte mich immer ein Mantel der Sorge. Es gab Momente, in denen ich ihm am liebsten alle Probleme und Schwierigkeiten abgenommen hätte. Ich wäre wohl jeden Weg mitgegangen, um ihn als lebenslustigen und unbeschwerten jungen Mann zu erleben.

An diesem Tag notierte er in seinem Tagebuch zu seinem Drogenkonsum:

Liebes Tagebuch,
mir ist soeben klar geworden, dass ich schon 6 Wochen ohne illegale Drogen auskomme. Das ist 1,5 Monate ohne fremde Hilfe. Ich mache es mir manchmal einfach zu schwer. Es ist ein kleiner Meilenstein für mich.

Am gleichen Tag schrieb er weiter:
Rauchen ist der reine Wahnsinn, es zwingt mich so was von in die Knie. Ich habe bemerkt, dass ich eigentlich gar nicht mehr so richtig weiß, wer ich bin. Ich brauche mehr Selbstbewusstsein. Den Menschen zuhören und ihr Denken und Handeln in Frage stellen.

04.09.2012 – Dienstag
Tagebucheintrag:
Heute war wirklich bis jetzt ein ausgezeichneter Tag für mich persönlich.

Es gab Tage, da blühte Patric regelrecht auf. Dieser war ein solcher. Patric hatte sich heute einen halben Tag frei genommen, da sich ein Techniker seines Telefonanbieters angekündigt hatte. Sein Festnetzanschluss und Internetzugang funktionierten nicht. Mit nicht allzu großem Zeitaufwand war alles in Ordnung gebracht. Patric bewunderte die Ruhe des Technikers, mit der dieser das Problem löste, ganz ohne Stress und Hektik.

Im Anschluss an den Serviceeinsatz rief er Yvonne an. Shoppen war angesagt. Sie wollten gemeinsam nach Chemnitz fahren. Yvonne holte ihn ab. Sein Ziel war der Kauf von weiteren Dingen für seinen Haushalt und von einem Stuhl für seinen Schreibtisch.

Patrics Einkauf begann euphorisch und voller Energie. Gläser, Küchentimer, eine Halterung für Küchengeräte, Knoblauchpresse, Bettwäsche usw. füllten seinen Einkaufswagen. Oft blieb er stehen und schaute sich die verlockenden Angebote an, die seine Wohnung bereichern könnten. Seine Wahl fiel noch auf eine Stehlampe in Weiß. Immer und immer wieder zählte er den Kaufpreis zusammen. Er hatte Bedenken, sein Konto zu überziehen und der Stuhl fehlte noch. Ungefähr nach einer Stunde wurde Patric merklich unkonzentrierter.

Bei der Auswahl des Stuhles war er sehr unentschlossen, einmal wegen der Farbe und dann wegen dem Preis. Er entschied sich letztendlich für eine Ausführung mit hoher Rückenlehne und beidseitigen Armlehnen. Der Sitz war mit Stoff in einem angenehmen grünen Farbton bespannt und die Lehne bestand aus einem schwarzen Netzgeflecht und einer Lendenwirbelstütze. Durch die Wippfunktion war das Sitzverhalten äußerst angenehm. Patric hatte hier wieder Geschmack gezeigt. Der Drehstuhl war im mittleren Preissegment angesiedelt und sein Geld weit. Nun wollte er endlich wieder nach Hause.

Auf der Rückfahrt gab es sehr tiefgründige Gespräche zwischen ihm und Yvonne. Er sprach sein Leben, seine Zukunft an. Wieder erörterte er diesen Zwang, in ein Leben gepresst zu sein. Er wolle frei sein, Sinn in sein Leben bringen ohne Abhängigkeit von Regularien. Und er griff auch mich an, wie mir Yvonne später erzählte. Er habe nicht verstanden, dass ich mir Sorgen machte, fühlte sich eher bedrängt. Ich würde ihm viel reinreden und alles besser wissen. Er könne mir nichts recht machen und fühle sich dadurch erniedrigt.

Natürlich machte ich mir oft Sorgen und fragte nach seinem Befinden. Und natürlich gab ich ihm Ratschläge – alles sehr bewusst dosiert, denn ich wollte keine harte Konfrontation führen, sondern immer eine Tür offen halten. Doch für ihn waren wahrscheinlich manchmal die kleinsten Hilfeleistungen meinerseits nervend. In seinem Tagebuch schrieb er über seine Shoppingtour mit Yvonne Folgendes:

Ich habe mich auch erstklassig über Gott und die Welt unterhalten und allgemein über das Leben, wie man selbst freier sein kann. Oh man, ich glaube, ich verfalle gerade die ganze Zeit wieder in so einen „Wahnsinn". Was ist das? Noch die Auswirkungen von diesem scheiß Crystal Meth? Es sind nun schon fast 7 Wochen her, als ich das letzte Mal etwas genommen habe. Vielleicht hilft auch schlafen. Ich werde meinen Stuhl noch zusammenbauen und dann schlafen gehen.

Was meinte er mit Wahnsinn? Was spielte sich in seinem Kopf ab? Welche Signale setzte sein Körper? Wurde er durch seine Gedanken an ein freies Leben in eine nicht beherrschbare Euphorie versetzt, vor der sich Angst aufbaute? Wir wissen nicht, was ihn in diesem Moment bewog, seine Verfassung mit Wahnsinn zu beschreiben.

05.09.2012 – Mittwoch
Liebes Tagebuch,
heute um 17:08 habe ich meine letzte Zigarette geraucht. Ab heute heißt es für mich stark bleiben und bei den Rauchern zu mir selbst NEIN sagen.

Und mit der Entscheidung zu einem nikotinfreien Leben hatte sich Patric auch das Ziel gesteckt, keinen Alkohol mehr zu trinken und auch dem Kaffee versuchte er zu widerstehen. Parallel hatte er sich einen neuen sportlichen Höhepunkt gesetzt. Er wollte an dem 1. Reichenbacher Duathlon am 23. September teilnehmen. Hier waren die Disziplinen 5 Kilometer Laufen, 20 Kilometer Radfahren und nochmal 2,5 Kilometer Laufen zu absolvieren. Seine Anmeldung war bereits erfolgt. Patric überraschte uns immer wieder.

Der Duathlon bereitete uns Bauchschmerzen, genau wie bei der Anmeldung zum Pöhler Triathlon. Auf der einen Seite waren wir stolz auf ihn, wie er immer wieder versuchte, aus dem alten Drogenleben auszubrechen. Auf der anderen Seite baute sich bei uns wieder Angst auf. Wusste er, worauf er sich da einließ? Hatte er die Kraft und die Kondition, das durchzustehen? Was würde in ihm vorgehen, wenn er vor dem Ziel aufgeben müsste?

Wir wollten keinen Pessimismus aufkommen lassen. Das wäre bestimmt falsch gewesen, also sprachen wir mit ihm nicht über unsere Bedenken. Patric trainierte mit Biss auf dieses Ereignis und kämpfte gleichzeitig gegen seine Süchte an.

Es war so schwer für uns, daneben zu stehen und nichts weiter tun zu können, als zuzuschauen.

09.09.2012 – Sonntag

Hallo mein liebes Tagebuch,
ich muss sagen, dass es mir von Tag zu Tag immer besser geht. Heute war ich mit Sarah in … . Ich hatte eigentlich vor, mit Markus zu fahren, aber er hatte mal wieder sein Handy nicht an. Sarah hat am WE auch wieder etwas genommen, ich werde mal mit diesem Max ein ernstes Wörtchen reden, obwohl es mich eigentlich gar nichts mehr angeht, da ich mit Sarah nicht mehr zusammen bin. Sie liegt mir nur so sehr am

Herzen. Auf alle Fälle standen wir vor meinem neuen Kampfsportverein.

Immer wieder die alten Freunde. Irgendwie war es sein Halt und sicherlich gab es ihm Auftrieb, dass er inzwischen mehr erreicht hatte. Ein klein wenig konnte er von oben nach unten schauen. Doch die Gefahr lauerte durch seine Kontakte wieder besonders hinterhältig. Was empfand er noch für Sarah? Waren seine Gefühle anders als noch Mitte/ Ende Juli, als er regelmäßig bei ihr übernachtete? Sind diese jetzt oberflächlicher geworden oder waren sie es schon immer und nur geprägt von dem gemeinsamen „Freund" Crystal Meth? Die Gefahr der extremen Rückfälligkeit milderte auch sein Treffen mit Carolin an diesem Tag nicht ab.

Caro war heute auch nochmal bei mir, sie ist so ein positiver Mensch. Sie hat jemand kennengelernt und hat mir ein Foto gezeigt. Er sieht echt gut aus. Ich hoffe für sie, dass es was mit dem Kerl wird und wenn er sie verarscht und sie darunter leidet, reiße ich ihm die Arme raus. Aber das denke ich mal nicht, weil sie echt positiv von ihm redet.

Welche Emotionen verbanden ihn noch mit Carolin? Konnte er wirklich so freundschaftlich über ihre neue Beziehung hinwegsehen wie er hier schrieb? War der Trennungsschmerz ganz überwunden? Hatte die Droge ihm Gefühle geraubt? Wir wünschten Patric sehr, dass er wieder eine neue Liebe finden würde. Auch wenn das von uns sehr naiv gedacht war, denn die neue Partnerin müsste seine Suchtkrankheit mittragen.

10.09.2012 – Montag
Ich besuchte an diesem Montag wieder die Angehörigengruppe. Mit Stolz konnte ich berichten, dass mein Sohn seinen drogenfreien Weg bis

jetzt durchhielt und dass er beim Einrichten seiner Wohnung sehr aktiv war. Ich war die einzige, die so positive Nachrichten überbringen konnte. Die anderen Schicksale stellten sich sehr viel schwieriger dar. Es war alles so traurig und wir Eltern litten unter den Verhaltensänderungen unserer erwachsenen Kinder. Die Gespräche halfen jedoch immer wieder, manche Dinge in einem anderen Licht zu sehen. Man war nicht allein und wir bekamen die Stärke vermittelt, trotz allem auch an uns selbst zu denken. Denn wir als betroffene Angehörige eines Drogenkindes mussten lernen, uns zu schützen, damit wir für die benötigte Hilfe unserer Kinder stark blieben und nicht selbst zerbrachen. An diesem Tag ging ich mit dem Gedanken: „Mir geht es wirklich noch gut!" aus der Angehörigengruppe und ich war dankbar, dass ich Aggressivität und Diebstahl durch meinen Sohn nicht erleben musste.

12.09.2012 – Mittwoch

Patrics inneren Kampf gegen Crystal Meth bekamen wir momentan nicht zu spüren. Bis jetzt schien für uns alles auf dem richtigen Weg zu sein. Wir waren stolz auf ihn, dass er so einen festen Willen besaß und sein Leben selbst in den Griff bekommen wollte. Und wir waren glücklich darüber, dass er den Kontakt zu uns immer aufrecht erhielt. Auch wenn es nur kurze Besuche waren, so vernahmen wir damit seine Sehnsucht nach Vertrautheit. Die Begegnungen schienen für ihn wichtig zu sein, obwohl meistens eine kontrollierte Distanz spürbar war. Seinen gewohnten Platz auf der Eckbank in der Küche, seinen Kaffee, später Tee, den er mit uns zusammen trank, sein Griff zu seinem Lieblingskonfekt, das ich immer auf Vorrat hatte oder auch sein Weg in seinen Schuppen, der Unterstellmöglichkeit für seine diversen handwerklichen Dinge war, bewies uns seine bestehende enge Verbindung zu seinem Zuhause. Das alles beruhigte uns. Schade, dass er nur wenig über sein Inneres preis gab, wo er doch tagtäglich mit sich abrechnete. Er flüchtete nicht vor sich selbst.

Liebes Tagebuch!

Ich muss sagen, ich habe wahrlich schon viel erreicht und habe heute volle Leistung gebracht. Ich war selber über mich erstaunt, wie sehr ich mich schon wieder konzentrieren kann. Das Kurzzeitgedächtnis lässt, denke ich mal, noch etwas zu wünschen übrig. Ich müsste alles eher auf einem Terminplaner bündeln, damit ich mir noch mehr merken kann. Wenn ich mich jetzt so für den heutigen Tag selbst reflektiere, war eigentlich alles ok, bis auf Erik, der wegen irgendwas frustriert war. (...) Ich will auch einmal Bungeespringen. Will auch diesen Adrenalin-Kick. Alles ohne Drogen. (...) Ich weiß nicht, ob das immer und überall so ist, aber kann es sein, dass irgendwo immer wieder Missverständnisse auftauchen? Auf Arbeit ist das manchmal ganz extrem. Erik und ich bekommen manchmal etwas erklärt, dann sind wir am Ausführen der Arbeiten und dann geht trotzdem irgendetwas schief. Mir fällt es immer noch sehr schwer, meine Gedanken wirklich bei der Arbeit zu lassen, aber es wird, denke ich, schon besser, wie das Kopfrechnen auch. Auf alle Fälle keine Macht den Drogen. Ich glaube, dass ich auch auf das Extremste zurzeit rückfallgefährdet bin. Ich habe heute auf Arbeit ernsthaft daran gedacht, mal wieder etwas zu nehmen. Verdammte Scheiße, da könnte ich vollkommen eskalieren, wenn ich so darüber nachdenke. Ich habe noch so viel von dieser dreckigen verf... Scheiße im Hirn, dass ich manchmal gar nicht weiß, wohin mit meiner ganzen Energie. Ausgleich, ich brauche mehr Ausgleich. Ok das wars erstmal.

15.09.2012 – Samstag

Unser Sohn nahm heute am alljährlichen Cleantag der Suchtberatungsstellen im Vogtlandkreis teil. Geocaching, Kräuter sammeln, Stockbrot herstellen und rösten waren Bestandteile des Nachmittags und Abends. Ein Lagerfeuer und das Musizieren mit afrikanischen Trommeln brachte diesen Tag zu einem besonderen Abschluss. Auch Patric durfte sich an den Trommeln ausprobieren. Für ihn war diese Veranstaltung ein wirkliches Highlight und wahrscheinlich der Grundstein dafür, dass er sich ein paar Wochen später eine Djembe kaufte und sich damit ein neues Hobby eröffnete. Ein weiterer positiver Aspekt dieser Veranstaltung zeigte sich in seiner Bereitschaft, einen Erfahrungsbericht für ein Informationsblatt zu verfassen, der auch abgedruckt wurde. Patric empfand an diesem Tag die selten gewordenen Momente von Freude, Glück, Unbeschwertheit und Stolz zugleich. Er fühlte sich in diesem Kreis wohl.

Er schrieb in seinem Tagebuch:

(...) Wir haben auch noch selber Brotteig hergestellt und diesen dann um eine Stockspitze gewickelt und über einem Lagerfeuer dann geröstet. Danach haben wir alle zusammen mit Trommeln um das Lagerfeuer herum getrommelt. Die anderen waren begeistert von mir wie gut ich trommeln konnte. Ich habe anscheinend Gefühl für Rhythmus. Es war wirklich ein ausgezeichneter Tag für mich. Ich möchte mich für diesen Tag bedanken.

16.09.2012 – Sonntag
Für diesen Sonntag steht in seinem Tagebuch:

Gedanken
Mit einem Mal wachst du nach 5 Jahren auf und stehst vor einem Trümmer/Scheiterhaufen. Verursacht durch diese Droge und du versuchst, immer wieder aufzustehen, doch sie reißt unaufhörlich an dir. Ich bin froh, dass mir gerade wirklich bewusst geworden ist, dass ich diese Droge Crystal einfach nicht mehr in mir haben will. Ich will nicht mehr, dass sie mich beherrscht, ich bin viel stärker ohne sie.

Sportlicher Kraftakt

17.09.2012 – Montag

Welche Unzufriedenheit und Ängste trieben Patric?

Nach Feierabend kam er bei uns vorbei. Er wollte reden. Er begann mit den letzten Monaten vor dem Mai 2012. Zu dieser Zeit wäre sein Drogenkonsum extrem angestiegen. Es bewegte sich nur noch etwas mit Crystal Meth, bekamen wir zu hören. Immer wieder habe sein Kopf damals gesagt: Nimm Crystal, dann geht es dir wieder gut! Die Abstände wurden kürzer, die Menge dadurch mehr. Sein Alkoholkonsum stieg. Zwei Kisten Bier zusätzlich pro Woche wären in den Monaten April und Mai üblich gewesen. Gemischt mit der Droge, die die Alkoholwirkung nicht sofort spüren ließ, sei bei ihm ab einem bestimmten Punkt eine Bewusstseinsstörung eingetreten und er geriet in Panik und Todesangst. Der Kreislauf kollabierte. Ihm war schlecht und er habe sich übergeben. Seine Eigendiagnose lautete: Alkoholvergiftung. Er bezeichnete diese Situation als Schockerlebnis und es beschäftigte ihn immer wieder, so wie es ihn heute auch wieder aufwühlte.

Patric machte sich ebenfalls Gedanken darüber, ob man ihm den langjährigen Drogenkonsum ansehen würde. Er brauchte Bestätigung, dass dies nicht so war. Wir beruhigten ihn und sagten, dass er gut aussah und keine Spuren erkennbar wären.

Was uns Patric erzählte, erschreckte uns. In so einer Deutlichkeit hatte er mit uns noch nie gesprochen. Es musste ihn offensichtlich sehr bewegt haben.

***

Patrics Stimmungslage begann in den nächsten Tagen sehr zu schwanken. Uns gegenüber versuchte er, sein Bild, alles im Griff zu haben, zu wahren. Er ging seiner Arbeit nach, trainierte für den anstehenden Duathlon und hielt am weiteren Einrichten seiner Wohnung fest. Trotzdem war er oft unzufrieden. Stefan und ich befanden uns in diesen Zeiten immer im Zwiespalt. Distanz zu halten und trotzdem für ihn Interesse zu zeigen, nicht besserwisserisch zu wirken und trotzdem Ratschläge geben, brachte auch uns in innere Zerwürfnisse. Es fühlte sich nicht gut an, oft einfach nur zusehen zu müssen, wie Patric seinen Kampf mit sich selbst austrug. Unsere Stimmungen, unsere Gedanken und unsere Handlungen waren mit kleinen Springbällen zu vergleichen, die, wenn nicht straff geführt, auch hin und wieder in eine andere Richtung sprangen. In eine Richtung, die vielleicht unserem Verhältnis zu Patric geschadet hätte. So, wie wir uns in einer unruhigen Welt befanden, so empfanden wir auch die Handlungen von Patric.

20.09.2012 – Donnerstag

Das Verhältnis zu seinen Arbeitskollegen begann zu kriseln. Patric wurde immer unzufriedener. Die Zusammenarbeit klappte nicht mehr. Mag es daran gelegen haben, dass Patric das Arbeitstempo noch nicht mithalten konnte oder waren es die aus Unwissenheit geäußerten Worte der Kollegen hinsichtlich Drogen.

Nach der Arbeit vertraute er sich Stefan zu diesem Thema an. Sein erster Weg nach Arbeitsschluss führte ihn deshalb zu uns nach Hause. Patric war wütend, vielleicht auch über sich selbst und beklagte sich, dass er sich ungerecht und abwertend behandelt fühlte. Er spürte, dass sein Selbstwertgefühl unter den immer wiederkehrenden Äußerungen seiner Kollegen litt. Er brauchte Verständnis. Die Bemühungen, wieder in eine Arbeitswelt ohne Drogen zurückzufinden, waren bemerkenswert. Keiner konnte auch nur ansatzweise nachempfinden, welche morgendliche Selbstmotivation und welches tagtägliche Durchhaltevermögen notwendig waren, um seinen selbst gesetzten Erwartungen zu entsprechen. Deshalb machte es ihm arg zu schaffen, wenn Kritik an seiner Arbeit mit seiner Vergangenheit in Verbindung gebracht wurde. Es kreiste in seinem Kopf. Patric brauchte Bestätigung und positives Feedback von Dritten. Deshalb ging er in die Offensive.

Heute war auf Arbeit für mich ein extrem schlechter Tag. Ich komme mit Eriks und Olafs extrem selten dämlicher Art einfach nicht zurecht. Ich oder sie sind nicht teamfähig oder wir zusammen nicht. Ich habe heute einem Kollegen der anderen Baustelle gesagt, dass ich 5 Jahre Drogen genommen habe und seit 7 Wochen clean bin. Und ich habe ihn auch gefragt, ob man mir das anmerkt und er meinte nein überhaupt nicht. Das gleiche habe ich beim Optiker gesagt wie auch heute beim Möbel-SB-Mann. Die Reaktionen waren eigentlich ganz positiv, nicht so abwertend wie bei Olaf und Erik – scheiße wie sie mich daraufhin behandeln.

21.09.2012 – Freitag

Seit Mittwoch befand ich mich dienstlich auf einer Messe in Stuttgart. Mit Patric hatte ich vorher darüber gesprochen, dass ich drei Tage nicht zuhause sei. Auch diesmal war ich nicht mit einem ruhigen Gewissen unterwegs. Die lange Autofahrt ließ meine Gedanken zu meiner letzten Dienstreise im Juni schweifen und damit zu seinem labilen Zustand, der sich damals einstellte.

Das gestrige Telefonat mit Stefan und seine Einschätzung, dass Patric einen extrem unzufriedenen Eindruck machen würde, bewirkte eine Unruhe in mir, deren Berechtigung sich auf der Nachhausefahrt bestätigte. Nicole rief mich gegen 19.30 Uhr an. Sie erzählte mir, dass Patric tags zuvor um ein Gespräch gebeten hatte. Doch sie hatte in diesem Moment keine Zeit. Sie versuchte, Patric heute zu erreichen und sprach mit ihm ungefähr vor einer halben Stunde. Er war gerade auf dem Weg zu uns nach Hause. Seine Worte klangen sehr abgehackt und etwas kleinlaut. Doch Näheres wusste Nicole auch nicht. Es stellte sich bei mir sofort ein mulmiges Gefühl ein. Noch dreißig Minuten, dann war ich zuhause. Was würde mich erwarten? Meine Hände wurden eiskalt. Ich spürte, wie ich langsam verkrampfte. Das gesamte Gedankengut konzentrierte sich nur noch auf die bevorstehende Situation. Würde mein Sohn noch da sein? War er rückfällig geworden? Nur ganz im Innersten war ein kleiner Funken Hoffnung. Stefan hatte mich heute nicht angerufen. Vielleicht war es gar nicht so schlimm. Doch diese Annahme war ein Irrtum.

Beim Einbiegen in unsere Straße stand Patrics Auto an seinem gewohnten Platz. Er war also noch da. Der Abend war kühl und ich fröstelte vom Auto bis zur Haustür. Ich öffnete sie in der Hoffnung, dass Stefan mir entgegen kommen würde, um mit ihm schnell noch ein paar Worte wechseln zu können. Doch es war alles ruhig im Haus. Ich stellte meine Reisetasche ab, zog meine Jacke aus und betrat das Wohnzimmer. Stefan stand etwas hilflos am Fenster. Auch ein Begrüßungskuss hellte sein Gesicht nicht auf. Unrasiert und mit leichten Augenrändern saß Patric auf der Couch und schaute mich an. Ich versuchte innerhalb von Sekunden seinen Blick zu deuten, bevor ich möglichst unbefangen Hallo sagte. Ich wusste erst einmal nicht, wie ich mich weiter verhalten sollte und fragte: „Wie geht es? Alles in Ordnung?" Sicherlich Fragen, die in dieser Situation unbeholfen klangen. Ich setzte mich neben Patric und legte meine Hand mit einer optimistischen Bewegung auf seinen Oberschenkel.

Stefan begann das Gespräch und meinte: „Es ist einiges schief gelaufen." Und dann erzählte Patric mir noch einmal den Verlauf der letzten zwei Tage:

„Ich komme auf Arbeit nicht mehr zurecht. Ich fühle mich dort in die zweite Reihe gestellt und minderwertig. Ich habe einfach die Nase voll, deshalb habe ich heute Urlaub genommen ... Ich wollte zu Stefan und da ist mir eingefallen, dass er ja arbeitet. Dann bin ich zum Schrottarmin und wollte mir einen Außenspiegel für mein Auto holen, weil dieser kaputt ist. Ich weiß nicht, warum ich stattdessen zwei Radkappen genommen habe und einfach damit fort wollte, ohne zu bezahlen. Da kam dann plötzlich jemand und hat mich dabei erwischt. Ich sollte 130 Euro berappen, sonst hätte er die Polizei geholt ... Und dann war ich gestern Abend bei Sarah gewesen und habe mit ihr einen Film angeschaut. ... Ich hab' Kopfkino."

Den eigenwillig selbst festgelegten Strafpreis der Autoverwertungsfirma hatte Patric bezahlt.

Er bereute diese vollkommen sinnlose Handlung und wusste überhaupt nicht, warum er das getan hatte. Er sprach davon, dass er mit seinem Leben nicht zurecht käme, an sich zweifele und daran zerbrechen würde, nichts selbst in die Reihe und zu Ende zu bringen. Seine Wohnung wollte er nicht mehr und auch sein Auto nicht. Wo war unser Patric, der in den letzten Wochen doch immer wieder Energie aufbrachte, sich aufraffte und vieles schon selbst allein geschaffen hatte? Seine Worte waren nicht wütend oder aufgebracht, sondern ruhig und fast schon zu leise. Patrics Verfassung war wieder einmal ganz unten und er wirkte depressiv.

Ich hatte ihm ruhig zugehört. Die Aktion beim Autoverwerter und diese Gedankengänge waren schwer nachvollziehbar. Doch in einem Punkt war ich mir sicher. Die wiederholte Rückkehr zu Sarah tat das Übrige zu seinem Zustand. Er war einfach nicht stark genug, die alte Clique konsequent zu meiden. Ihm fehlten einfach neue Bezugspersonen mit anderen Idealen. Wir drängten ihn, sich von diesem Personenkreis fernzuhalten. Er möge sich an uns oder den Rest der Familie wenden, solange er noch keinen neuen Bekanntenkreis hätte. Meine Worte waren dabei etwas derb. Doch der Wunsch, ihn von seiner Vergangenheit loszureißen, löste bei mir eine gewisse Unnachgiebigkeit aus. Auch mit seiner Unzufriedenheit über Wohnung und Auto konnten wir schwer umgehen. Die Wohnung hatte er sich doch selbst ausgesucht und sie war wirklich schön geworden, vorerst vollkommen ausreichend. Wir versuchten, ihn mit diesen Argumenten zu überzeugen. Dabei stellten wir auch seine gezeigte Initiative in den Vordergrund und seine vielen Erfolgserlebnisse in der letzten Zeit.

Patric war nicht zu motivieren. Wir spürten aber deutlich, dass es ihm gut tat, über all das reden zu können. Am späten Abend verabschiedete er sich von uns. Wir blieben wieder einmal hilflos zurück und waren ratlos, wussten nicht so richtig wie das alles enden sollte.

Den Tag beschrieb Patric wie folgt:

Liebes Tagebuch!

Ich fange einmal so an: Gestern Abend bin ich wieder einmal zu Sarah, um mit ihr einen Film anzuschauen. Er hieß: Ziemlich beste Freunde. (...) Sehr angenehmer Film. Auf alle Fälle sind Sarah und ich dann nochmal kurz zu mir. (...) Wir sind dann an die Tanke gefahren und da habe ich für sie eine Schachtel Kippen gekauft sowie Schokolade für uns beide. Auf alle Fälle fand ich das alles in allem einfach nur wunderbar und habe auch von einer gemeinsamen Zukunft mit ihr geträumt. Heute kam dann nur das böse Erwachen. Der Tag war so ziemlich eine einzige Katastrophe. Ich hatte wahnsinnigen Suchtdruck nach so ziemlich allem, aber vor allem nach Zigaretten. (...) Auf alle Fälle ging es von da an nur noch bergab, ich bin dann zum Schrottarmin gefahren und wollte da dann 2 Radkappen mitgehen lassen. (warum auch immer) Jedenfalls wurde ich dabei erwischt und musste 130 Euro abdocken. Sie hätten sogar fast noch die Bullen gerufen. So ging der Tag nur noch abwärts, ich war sowas von durcheinander

... abnormal. Ich habe dann mit meiner Mum und Stefan darüber erzählt und jedenfalls sind sie der Meinung, dass das mit Sarah überhaupt nicht gut ist und überhaupt meine Mum sagt, sie wäre mein Todesurteil. Ich muss und will einen Weg finden, mit ihr zurechtzukommen. Oh Gott, ich flehe dich an, steh' mir in den nächsten Tagen bei.

22.09.2012 – Samstag

Es war für uns schön, dass Patric sich auch heute wieder zum Frühstück zu uns gesellte. Wir hatten eine absolut unruhige Nacht hinter uns. Patrics Problem hatte sich seit gestern wieder ganz an die Spitze unseres Lebens geschoben. Das Thema war immer Gegenwart. Doch wenn sich eine gewisse Normalität abzeichnete, geprägt dadurch, dass Patric regelmäßig zur Arbeit ging, seinen Alltag ohne große für uns erkennbare Schwierigkeiten meisterte, so beruhigten sich unsere Gedanken und Ängste und das eigene Leben gewann wieder die Oberhand. Doch nun waren alle Signale erneut auf rot gesetzt.

Patric druckste während des Frühstücks etwas herum, bis er mit der Sprache herausrückte. Er bat uns, seine Wohnwand wieder abzuholen, weil ihn diese zu sehr an die alten Zeiten erinnern würde, wenn er abends in seiner Wohnung saß. Lieber würde er erst einmal ohne auskommen wollen. Stefan und ich verständigten uns mit Blicken. Wir wollten seiner Bitte nachkommen. Wir fragten ihn, wann er gedacht hatte, die Wohnwand wieder loszuwerden. „Gleich?", fragte er. Wir vereinbarten, dass wir gegen Mittag bei ihm sein würden. Er fuhr inzwischen nach Hause und räumte die Schrankwand leer. Mit unserem PKW und Anhänger waren wir um die Mittagszeit bei ihm. Das Möbel war zur Demontage bereit. Die ausgeräumten Dinge hatte er in eine Ecke im Wohnzimmer auf den Boden gestellt. Stefan und Patric bauten wortlos die Schrankwand auseinander und verstauten sie auf dem Anhänger. Zum Aufbauen wollte er nicht mit zu uns fahren, sondern er wollte sich hinlegen, weil er müde sei. Er sah wirklich erschöpft aus und es hatte den Anschein, als ob sein Gedankenfluss hängen blieb und er komplett abschaltete. Was hatte dieses Crystal Meth nur mit ihm gemacht? Wie intensiv hatte es Patrics Welt zerstört? Wir gönnten ihm die Ruhe und ich fragte ihn noch, ob er zum Abendessen wieder zu uns kommen wolle. Er nahm die Einladung an.

Wir fuhren nach Hause, trugen zu zweit die Schrankwand in Patrics ehemaliges Zimmer und bauten sie wieder auf. Dabei unterhielten wir uns über die Wirkung des Möbelstücks auf Patrics Psyche. Seine Begründung, dass sie ihn an alte Zeiten erinnerte, war nachvollziehbar. Ich ärgerte mich über mich selbst, dass ich dies nicht erkannt hatte, als Patric von einer neuen Schrankwand sprach und seine alte schon beim Einzug in seine Wohnung nicht haben wollte. Er hatte sicherlich an den seltenen Tagen, an denen er doch noch bei uns zuhause übernachtete, die Wirkung der gewohnten Räumlichkeit auf sich gespürt. Die vielen Abende und Nächte, die er früher unter Drogeneinfluss dort verbrachte, gelangten durch ein einziges Möbelstück zurück in sein Bewusstsein. Diese Erinnerungen taten ihm nicht gut.

Wie abgesprochen, kam er gegen 18 Uhr zu uns. Er sah frischer aus. Der Schlaf schien ihm gut getan zu haben und er erzählte uns, dass er vorher ein Entspannungsbad genommen habe. Jetzt fühle er sich super. Ich legte meine Hand auf seinen Oberarm und streichelte ihn zärtlich.

Wir hatten noch ein Anliegen, über das wir mit ihm reden wollten. Er hatte sich ja zum Reichenbacher Duathlon angemeldet. Dieser sollte am nächsten Tag stattfinden. Wir konnten uns zum aktuellen Zeitpunkt nicht vorstellen, dass er an diesem Wettkampf teilnehmen könnte. Zum Abendessen fragten wir ihn, ob er noch an der Teilnahme festhielt. Er sagte: „Ja, warum nicht?" Diese Selbstverständlichkeit bekräftigte er mit einem Kopfnicken. Mir gab es bei seiner optimistischen Antwort einen Stich. Ich hatte Bedenken ohne Ende und musste sehr diszipliniert sein, um ihn meine Sorgen nicht anmerken zu lassen. Ich wollte nicht, dass er vielleicht annahm, ich würde nicht an ihn glauben und es ihm nicht zutrauen. Die letzten drei Tage hatten seinen Kampfgeist sicherlich nicht gestärkt, doch seinem Training in den letzten Wochen kam er nach. Also sagten wir ihm, dass wir am nächsten Morgen schon zur Ausgabe der Startunterlagen mit vor Ort sein und den gesamten Wettkampf verfolgen würden. Sein Gesicht hellte sich auf und er freute sich darüber.

***

Äußerlich schien sich Patric über den nächsten Tag keine Gedanken zu machen. Mich zerriss es innerlich fast. Ich war mir sicher, dass er sich der Schwere nicht bewusst war. Es wühlte mich auf, ich war unruhig und hatte Mühe, mich zu einer gewissen Gleichgültigkeit zu zwingen. Der Tag vergeht, sagte ich mir, egal wie und dann müssen wir entscheiden, wie wir Patric helfen, mit dem vielleicht für ihn nicht erfolgreichen Ergebnis umzugehen. Allerdings konnte ja noch ein Meinungswechsel bis morgen bei ihm eintreten. Insgeheim hoffte ich es.

***

Patric hatte eine DVD mitgebracht. Er wollte mit uns den Film „Ziemlich beste Freunde" anschauen. So etwas hatten wir schon ewig nicht mehr gemacht. Wir freuten uns. Patric hatte mir einmal erzählt, dass er in irgendeiner Zeitschrift einen Artikel über den Film gelesen hatte. Er war damals sehr begeistert davon. Daraufhin bestellte ich ihm die DVD über einen Internetanbieter und ließ sie direkt an seine Adresse liefern. Er war richtig happy gewesen, als er das Päckchen öffnete und ich freute mich darüber, dass er sich freute. Und nun wollte er den Streifen mit uns zusammen anschauen. Das war für uns natürlich sehr schön. Also machten wir es uns im Wohnzimmer gemütlich. Patric verlangte nach einem Glas Wasser, Stefan und ich tranken ein Glas Wein und in gemütlicher Runde flimmerte der Film über den Bildschirm. Nach etwa zwei Dritteln des Filmes merkten wir, dass Patric in der Couchecke eingeschlafen war. Wir weckten ihn nicht, gönnten ihm diese Ruhe und Geborgenheit. Eine seltene Situation und ein seltener Anblick für uns. Nun hätte man die Zeit einfach anhalten und einen Neustart beginnen wollen – frei von Drogen.

Der Film war zu Ende und Patric wachte auf. Nach einer kurzen Orientierung entschuldigte er sein Einschlafen lächelnd mit den Worten: „Ich hatte mir den Film schon mit Sarah angeschaut."

Unerbittlich holten uns diese Worte in die Realität zurück.

23.09.2012 – Sonntag

Ein kühler Morgen. Nach dem Frühstück fuhren Stefan und ich zur Austragungsstätte des Duathlons. Noch waren wenige Leute vor Ort. Patric sahen wir nicht. Hatte er es sich vielleicht doch anderes überlegt und uns nur nicht informiert? Wir schauten uns auf dem Gelände etwas um, mit dem Ziel, einen Überblick zum Ablauf zu bekommen. Plötzlich stoppte Patric mit dem Fahrrad neben uns. Er hielt also an seinem Vorhaben fest. Bekleidet war er mit einem kurzärmligen blau-weißen Dress und kurzen schwarzen Radhosen. Er sah sehr schmal aus. Auf dem Rücken trug er einen Rucksack. Für diesen sehr frischen Morgen war er viel zu luftig angezogen. Bis zum Start wäre er total ausgekühlt. Den Muskeln tat dies vor der anstehenden Beanspruchung sicherlich auch nicht gut. Die Begrüßung fiel locker aus. Wir zeigten Patric, wo er sich für den Wettkampf anmelden musste und fragten ihn, ob er auch seine

Nennbestätigung mitgebracht hatte. Er kam ins Stocken. Diese hatte er zuhause vergessen. Also musste er noch einmal zurückfahren. Wir sagten ihm, dass er sich doch eine lange Sporthose und eine Jacke anziehen sollte, denn er musste bis 11.30 Uhr aushalten. Erst dann startete seine Klasse. Patric schwang sich auf sein Rad und fuhr davon. Für uns war diese Vergesslichkeit wieder einmal nicht nachvollziehbar. Denn wir konnten uns nur schwer vorstellen, warum man bei so einem wichtigen Vorhaben nicht dreimal überprüft und kontrolliert, ob man wirklich alles eingepackt hat.

Patric kam noch rechtzeitig zurück. Die Unterlagen hatte er dabei und eine Jogginghose und ein langärmliges Shirt hatte er sich auch angezogen. Er ging ins Organisationsbüro, um sich anzumelden und anschließend erfolgte die Überprüfung der Fahrräder auf Sicherheit. Konnte hier noch ein Ausschluss erfolgen? Gespannt warteten wir auf das Ergebnis. Doch es war alles in Ordnung. Mit den Startunterlagen erhielt er seine Startnummer 73 und einen Streckenplan. Wir studierten ihn gemeinsam und Stefan und mir wurde es immer mulmiger, je mehr wir uns in die Schwierigkeiten der Strecken vertieften. Vor allem die Radstrecke hatte es in sich. Zweimal musste eine Serpentinenstraße bergauf gefahren werden. Ich wagte gar nicht daran zu denken, welche Anstrengung dies erforderte. Doch nun hieß es Mut machen und zuversichtlich sein. Patric stellte sich inzwischen auf seinen zugewiesenen Platz im Wechselgarten, welcher mit seiner Startnummer gekennzeichnet war. Er hängte sein Rad in das vorgesehene Gestell ein. Langsam füllte sich die Fläche. Immer mehr junge, durchtrainierte Sportlerinnen und Sportler wollten sich an diesem Tag beweisen. Vielen merkte man an, dass Wettkämpfe für sie Normalität waren. Sie bewegten sich auf dem Terrain sicher, checkten sofort die Anmeldung, brachten ihre Räder mit einer Selbstverständlichkeit zum Test und liefen das Gelände ab, um sich mit den Örtlichkeiten vertraut zu machen. Vielleicht war es ja auch für Patric nicht der erste und letzte Wettkampf, dem er sich stellte. Wir konnten uns gut vorstellen, dass er Gefallen daran fand, obwohl er ja einmal behauptete, dass der Sport bei weitem nicht den Kick wie Crystal Meth bringen würde. Das Glücksgefühl und die Freude, die er bisher beim Sport empfand, kamen noch lange nicht an das Rauschgefühl der Droge heran. Doch daran dachte er jetzt hoffentlich nicht.

In Patric kroch trotz wärmerer Kleidung die Kälte hoch. Die Sonne hatte sich noch nicht durch die Wolkendecke gekämpft. Stefan gab ihm noch eine Jacke, die er im Auto hatte. Denn es hieß, noch eine Weile auszuharren. Durch die Kälte sah unser Sohn etwas verkrampft aus. Seine Wangenknochen hoben sich besonders ab und es bildeten sich Falten auf seiner Stirn. Seine gebräunte Gesichtsfarbe ließ seine hellen Augenbrauen hervorstechen. Manchmal kam ein gequältes Lächeln herüber, wenn ich von ihm ein Foto machen wollte. Dieses Ereignis musste man doch festhalten.

Die restliche Wartezeit verbrachten wir hauptsächlich mit dem Zuschauen bei Wettkämpfen der Kinder. Patric blieb meistens bei seinem Fahrrad. Dann war es endlich soweit. Die Wettkampfeinweisung fand statt. Danach zog Patric Jacke, Shirt und Jogginghose aus und ging wie alle anderen Duathleten zum Start. Wir versuchten, einen guten Platz zu bekommen, um Patric sehen zu können. Doch das war nicht möglich. Viele Begleiter der Teilnehmer und andere Besucher hatten natürlich die gleiche Idee und der Startbereich war aus Sicherheitsgründen mit Schutzzäunen abgesperrt, um das Betreten durch Personen zu verhindern. So war die Möglichkeit, nahe an die Sportler heranzukommen, nicht gegeben. Patric sahen wir deshalb nur ganz kurz.

Nach dem Startsignal setzte sich das Sportlerfeld in Bewegung. Wir hatten uns vorher überlegt, an welchem Teil der Strecke wir uns platzieren, um ihn abpassen und anfeuern zu können. Schnellen Schrittes begaben wir uns zu der ausgesuchten Stelle und hofften, dass Patric noch nicht vorbeigelaufen war. An diesem Punkt wurden den Läufern bei Bedarf Becher mit Wasser ausgegeben. Es war inzwischen ein größerer Abstand zwischen den einzelnen Duathleten entstanden. Selten sah man Laufgruppen von drei bis vier Sportlern. Manche machten noch den Eindruck, voller Energie zu sein, anderen sah man schon die ersten Kilometer an. Insgesamt waren im ersten Teil fünf davon zu laufen. Wir waren etwas nervös und fieberten dem Kommen von Patric entgegen. Plötzlich sahen wir ihn. Er hatte noch ein gutes Tempo drauf. Sein Gesicht war gerötet und man sah ihm die Anstrengung an, aber er lachte. Er nahm sich einen Becher Wasser und trank die wenigen Schlucke, die durch den Laufrhythmus noch im Becher verblieben. Der Rest schwappte auf die Straße. Dann warf er ihn weg. Die Aufregung bei uns hatte sich inzwischen in Euphorie verwandelt. Wir riefen ihm entgegen: „Klasse, Patric! Super! Weiter so! Du schaffst das!", und schon war er auch an uns vorbei. Die Straße verlief über eine 180 Grad Kurve leicht bergauf und bald sahen wir ihn nicht mehr. Ich schaffte es sogar, trotz lauter Begeisterung das Fotografieren nicht zu vergessen. Wir waren stolz auf ihn. Schnell liefen wir zu unserem zweiten ausgesuchten Stellplatz. An diesem Punkt, einer Straßenkreuzung, waren wir ganz allein. Wir mussten nicht sehr lange warten und schon kam Patric angelaufen. Auch hier feuerten wir ihn wieder an und ich klatschte in die Hände. Patric lächelte und ich dachte für mich: „Der erste Teil ist bald geschafft. Vielleicht noch einen Kilometer."

Nun stand der schwerste Abschnitt des Wettkampfes an. Die Radstrecke. Wir konnten nicht auf direktem Weg zum Start zurück, weil eine Absperrung dies verhinderte. Dadurch bekamen wir den Wechsel auf das Fahrrad nicht mit. Als wir ankamen, war er schon auf seiner Radtour. Welche Energie hatte dieser schmächtige Körper, welch starker Wille motivierte ihn zu dieser Höchstleistung und welcher Ehrgeiz führte ihn zu diesem Durchhaltevermögen? War es ein Teil der Kampfansage gegen Crystal Meth und seinen Folgen? Wir wünschten ihm so sehr, dass er alle drei Etappen schaffen würde.

Auch während seiner Radrunde wollten wir ihn anfeuern. Das bedeutete, dass wir ungefähr einen Kilometer bergauf laufen mussten. Und das nicht in einem Tempo wie beim Spazierengehen, sondern schnellen Schrittes, damit wir ihn nicht verpassten. Wir suchten uns einen guten Platz am Ende der 1,6 Kilometer langen Serpentine, mit der ein Höhenunterschied von 110 Metern zu bewältigen war. Das war der Abschnitt, den er auf der 20 Kilometer langen Radstrecke zweimal überwinden musste. Inzwischen blinzelte hin und wieder die Sonne durch die Wolken. Ungeduldig warteten wir. Alle Teilnehmer, die an uns vorbeifuhren, sahen abgekämpft aus. Die Serpentinenstraße hatte es in sich. Und endlich kam auch Patric gefahren. Das Gesicht gezeichnet und schweißnass. Doch als er uns stehen sah, hellte sich seine Mimik auf. Diesmal wurde er nicht nur von uns lautstark und aufmunternd angefeuert. Sondern auch andere Besucher, die an der Wegstrecke standen, jubelten ihm entgegen. Vielleicht brauchte er das, um nicht aufzugeben. Denn nach der ersten Runde, wollte er eigentlich den Wettkampf beenden, erzählte er uns später. Er fühlte sich erschöpft. Doch er hielt auch ein zweites Mal der Anforderung stand und wurde klatschend und zurufend begrüßt. Gleich hatte er die Disziplin Radfahren geschafft. Nach unserem Standort war die verbleibende Strecke bis zum Ziel etwas leichter. Für uns hieß es nun zurück zum Start. Auch diesmal beeilten wir uns. Leider schafften wir es wieder nicht, den Wechsel vom Rad zum Laufen zu verfolgen. Patric war schon dabei, die 2,5 Kilometer zu absolvieren. Für uns stand inzwischen fest, dass er den gesamten Duathlon schaffen würde. Wir waren sowas von begeistert und glücklich! Das konnte uns niemand nachempfinden.

Wir hatten uns wenige Meter vor dem Zieleinlauf positioniert. Da kam Patric. Voll konzentriert nahm er uns gar nicht wahr. Sein Laufstil war locker, doch sein Gesicht sah erschöpft aus. Endlich, er hatte die Ziellinie erreicht und der Transponder registrierte die Zeit. Wir wollten ihm unbedingt sofort zu seiner großartigen Leistung gratulieren, kamen jedoch aufgrund der Absperrungen nicht gleich an ihn heran. Wir sahen, wie er sein Duathlon-Shirt entgegen nahm, sich etwas zu trinken besorgte und dann auf einer Bank niederließ. Ich rief seinen Namen, doch er war noch zu sehr mit sich selbst beschäftigt, musste wahrscheinlich erst einmal verarbeiten, welche Leistung er in den letzten knapp anderthalb Stunden vollbracht hatte. Wir ließen ihm Zeit, bis er uns selbst erblickte. Das neue Trikot hatte er inzwischen übergezogen. Er kam auf uns zu und wir konnten ihn endlich in unsere Arme nehmen. Auf diesen Moment hatten wir sehnlichst gewartet. Inzwischen hatte er sich etwas akklimatisiert. Unsere Glückwünsche für ihn und unsere Hochachtung waren nicht richtig in Worte zu fassen. Wir konnten nur immer wiederholen, dass es eine super Leistung war und er wahnsinnig stolz auf sich sein konnte. Am liebsten hätte ich ihn nicht mehr von meiner Seite gelassen. Ich war ganz aus dem Häuschen.

Patric empfand seinen Erfolg bei weitem nicht so euphorisch. Wir spürten nicht die erwartete Freude. War ihm doch ein Kraftakt gelungen, der keinesfalls nach dem jahrelangen Crystal Meth Konsum und den wenigen Wochen Abstinenz zu erwarten war. Aber wie in manch anderen erfolgreichen Situationen in der Vergangenheit zeigten sich auch hier bei ihm kaum Glücksgefühle.

Wir hielten uns noch eine Weile auf dem Gelände und in der Nähe von Patric auf, seine Stimmung änderte sich jedoch nicht. Er sprach kaum, Gratulationen von anderen nahm er wie unsere distanziert entgegen.

In der Einzelwertung Herren belegte Patric mit einer Gesamtzeit von 1:26:41 Stunden den 58. Rang von 76 Startern!

***

Stefan und ich unterhielten uns noch sehr intensiv über diesen Tag. Vier Monate waren seit der Offenbarung zu Crystal Meth vergangen. Vier Monate mit anfänglichen Rückfällen, mit widersprüchlichen Verhaltensmustern, Recherchen zu dieser Droge, Verständnis und Nichtverstehen. Heute war in unseren Augen ein Tag, bei dem in Patrics Kampf gegen seine Abhängigkeit ein wichtiger Meilenstein gesetzt worden war. Er hatte bewiesen, auch ohne Crystal Meth in der Lage zu sein, Selbstmotivation und Durchhaltevermögen aufzubringen. An diesem Tag hatte er, losgelöst von seinem bisherigen Freundeskreis, mit einer Gemeinschaft von Sportlerinnen und Sportlern an einem Strang gezogen. Er konnte sich zugehörig fühlen. Wir gingen davon aus, dass ihn dieses Ereignis im Kampf gegen die Droge stärker machen würde. Wir klammerten uns ein wenig daran.

In Patrics Tagebuch stand allerdings am nächsten Tag über seinen Wettkampf nur geschrieben:

Liebes Tagebuch, erstmal etwas vorneweg. In 3 Monaten ist Weihnachten ☺. Na ja, auf alle Fälle fühle ich mich fix und fertig. Ich bin, denke ich, noch etwas ausgepowert vom Sonntag, da habe ich doch beim Duathlon teilgenommen.

27.09.2012 – Donnerstag

Für seine Leistung zum Duathlon wollte ich ihm ein Geschenk machen. Ich entschied mich für einen Massagegutschein. In einer Praxis für Physiotherapie vereinbarte ich beim Kauf auch gleich einen Termin.

Ich war mir nicht ganz sicher, ob ihm dies zusagen würde, doch dass es auf absolute Ablehnung stößt, konnte ich mir auch nicht vorstellen. Abgesehen davon, dass ich es als sehr angebracht nach seiner sportlichen Leistung sah, sollte es auch den Effekt der Selbstfindung erzeugen. Ich wollte damit erreichen, dass er herausfindet, was ihm wirklich gut tat oder auch nicht. Er sollte lernen, die angenehmen Dinge zu filtern, die seinem Körper zum Wohlfühlen verhalfen. Er musste spüren, dass es auch andere Möglichkeiten gibt, sich Wohlbefinden zu schaffen. Mit dem Massagegutschein hatte ich einen Volltreffer gelandet, denn er beschrieb dieses Erlebnis wie folgt:

(...) Im Übrigen war ich heute zur Massage, das war wahrlich eine Wohltat für mich ... danke nochmal Mutti. (...)

... ich versuche mal wieder, mein Leben zu ändern

01.10.2012 – Montag

Patrics Leben gestaltete sich weiterhin nicht einfach. Er wurde mit Dingen konfrontiert, die nicht unerhebliche Auswirkungen auf seinen weiteren Weg hatten. Er musste Entscheidungen treffen, um das bisher Erreichte zu erhalten.

Patric hatte mit seiner Wohnung monatliche Ausgaben, die zu begleichen waren. In der Firma zeichneten sich finanzielle Unregelmäßigkeiten ab, mit denen er nicht umgehen konnte und die ihn belasteten. Deshalb übergab er seinem Arbeitgeber die Kündigung. Sein Polster war nicht so groß, dass er ausstehende Lohnzahlungen zwei bis drei Monate abfedern konnte.

Ohne seinen Arbeitgeber zu informieren, verließ er vormittags einfach die Baustelle. Im Laufe des Tages meldete Patric sich telefonisch bei ihm und teilte ihm die Gründe mit. Anschließend suchte er die Agentur für Arbeit auf. Dort sagte man ihm, dass er in eine Sperrfrist fallen würde. Nun schienen sich seine Gedanken doch etwas zu überschlagen. Daran hatte er nicht gedacht. Die Sperrfrist schien ihm nicht logisch. Wieso sollte er mit einer Arbeitslosengeldsperre bestraft werden? Nach dieser Information führte ihn sein Weg sofort in die Suchtberatung. Obwohl er abends sowieso einen vereinbarten Termin gehabt hätte, suchte er diese unangemeldet auf und platzte in eine Gruppenstunde. Patric wurde zur Seite genommen und erst einmal beruhigt. Alles Weitere wollte man mit ihm zum eigentlichen Termin besprechen. Er fühlte sich vorerst aufgefangen und zeigte noch am gleichen Tag Aktivität, sich um Anschlussarbeit zu kümmern. Erneut fragte er in der Firma an, bei der er gemeinsam mit Andreas gearbeitet hatte und wo ich ihn im Juni von der Nürnberger Baustelle holen musste. Patric bekam eine Zusage, konnte sein Arbeitsleben am 04.10.2012 fortsetzen und war froh darüber, dass er durch die Arbeit weiterhin einen festen Tagesablauf und ein geregeltes Einkommen hatte.

Das alles erfuhren wir erst zwei Tage später und das war sicherlich auch gut so. Wir hätten ihm bestimmt nicht sofort zur Kündigung geraten, hätten uns vielleicht selbst dazu bewogen gefühlt, mit seinem Arbeitgeber zu reden und hätten ihm vorausgesagt, dass er in eine Sperrfrist fällt. Auch mit der Tatsache, dass er einfach die Baustelle verließ, wären wir nicht einverstanden gewesen. Nun hatte er die Entscheidung selbst getroffen und die Folgen selbst geregelt. Das war gut so.

Mit seinem Verhalten zeigte uns Patric aber auch, dass er zu einem geordneten Vorgehen noch lange nicht in der Lage war. Er agierte nach seinem momentanen Zustand, blendete die Außenwelt aus und verfolgte wie mit Scheuklappen sein Ziel. Ob Patric mit dem gesamten Tagesablauf hundertprozentig zufrieden war, lassen seine Zeilen offen.

Liebes Tagebuch, heute am 01.10.2012 versuche ich mal wieder mein Leben zu ändern. Ich habe bzw. bin heute um 9 Uhr von der Baustelle los, (...). Ohne Geld kann ich hier in meiner Wohnung einfach nicht leben und auf Arbeit muss ich auch noch irgendwie kommen. So, ich habe nun mittlerweile mit Andreas telefoniert. Als ich zu ihm sagte, dass ich einfach von der Baustelle los bin, hat er gemeint bzw. gesagt/gefragt, ob ich nicht wenigstens Bescheid geben wolle. Das habe ich dann auch getan (...). Abends war ich bei Rico und habe ihm meine Kündigung gegeben. Wir haben noch miteinander geredet und er hat gemeint, dass ich wohl selbstbewusster werden muss. Keine Ahnung, ob das wirklich so ist, bis jetzt fahre ich eigentlich so ganz gut wie ich bin.

Ein paar Sätze weiter schreibt er:

Ich muss sagen, die Droge hat mich charakterlich extrem schwach gemacht, daran will ich auf alle Fälle arbeiten.

02.10.2012 – Dienstag

Patric beschäftigte das Thema Auto. Der TÜV stand an und es waren vorher noch Reparaturen fällig. Er hatte die zu erwartenden Kosten in einer Werkstatt ermitteln lassen. Für die Aufwendungen hätte er zirka 1.500 Euro bezahlen müssen. Das war ihm zu viel. Stefan empfahl, sich noch andere Kostenvoranschläge einzuholen. Doch darauf ging er nicht ein. Ihm schwebte vor, sich ein anderes Auto mit jüngerem Baujahr und mehr PS zu kaufen. Das Thema zog sich über drei bis vier Wochen hin. Patrics Vorstellungen und sein Budget kamen nicht in Einklang. Das sah er mit der Zeit selbst ein. Doch das Geld für die Reparatur wollte er absolut nicht investieren. Er ging auf Gebrauchtwagensuche und blieb beim „ersten Besten" auch gleich hängen. Wir wussten nicht, wie das Gespräch zwischen dem Autohändler und Patric verlaufen war und waren uns nicht sicher, ob Patric mit ganz klaren Vorstellungen seine Wünsche geäußert und ob er das Auto auf Mängel untersucht hatte. Er kaufte noch am gleichen Tag einen blauen 3er Golf, Baujahr 1994 mit noch zwei Jahren TÜV und einem Satz Winterreifen. Sein altes Auto nahm der Händler in Zahlung. Natürlich hatte er unter dem Strich momentan Geld gespart, doch das „Gekauft wie gesehen" rächte sich ein paar Tage später.

Patric selbst machte bei diesem Geschäft zu schaffen, dass er den Ablauf des Ab- und Anmeldens der Kraftfahrzeuge nicht begriff. Er konnte es einfach nicht erfassen und das nervte ihn so sehr, dass er es zu seinem Termin in der Suchtberatung ansprach. Er war wütend und traurig zugleich, nicht alles sofort zu verstehen und kritisierte wiederholt seine Unselbständigkeit. Und … er hatte Angst, dumm geworden zu sein.

All diese Dinge waren Auswirkungen des Crystal Meth Konsums. Die großflächige Erfassung von Zusammenhängen fiel ihm schwer. Dies hatte sich trotz einiger Wochen Abstinenz noch nicht im gewünschten Maße erholt.

Von dieser seelischen Belastung bekamen wir nichts mit, weil Patric sich uns dazu nicht anvertraute. In seinem Tagebuch steht unter anderen darüber geschrieben:

Wir (Autohändler und Patric) *haben dann gemeinsam überlegt, wie wir das mit den beiden Autos machen, wir sind dann so verblieben, dass ich den Golf am Donnerstag abholen kann und mein altes Auto dafür bei ihm stehen lasse. Jedoch habe ich das mit dem Abmelden usw. nicht verstanden. Er hat mir das zwar erklärt, aber das ging einfach nicht in meinen Kopf, bis er zu mir gesagt hat, dass ich gar nix machen brauche, nur am Donnerstag auf Arbeit gehen, ihn anrufen, wann ich das Auto abhole und dann noch das Geld mitbringen und gut.*

Patric hatte die zweite eigene Entscheidung innerhalb kurzer Zeit getroffen. Er hatte damit die Empfehlungen der Suchtberatung befolgt, wieder selbstständig zu werden. Und er lernte seine Grenzen kennen.

03.10.2012 – Mittwoch
Liebes Tagebuch – heute ist der Tag der deutschen Einheit. Ein Tag wie ich finde zum Feiern und Gedenken ... auch für mich, da ich diesen Tag seit 5 Jahren (kann ich nicht genau sagen, da ich am Anfang nicht so viel bzw. eher unregelmäßig konsumiert habe) erstmals wieder ohne Einfluss von Drogen erlebe. Ich habe mir an der Tanke vorhin einen Kaffee und eine Quarktasche gekauft, als ich mir den Kaffee gerade eingeflößt habe, kamen mir sofort diese Gedanken, wie ich, als ich wieder kurz zuhause gewohnt habe (nach der Trennung von Caro), wie ich da manchmal von

meinem Jugendzimmerfenster geschaut habe und vom Nachbar das bzw. die Fenster beobachtet habe und mir eingebildet habe, dass sich die Gardinen bewegen. Da fällt mir gerade auch ein, wie ich damals die Caro gestalkt habe. Ich kann das eigentlich alles noch gar nicht in Worte fassen, was ich zu dieser Zeit getan habe. Diese eine Nacht (vielleicht waren es auch 2 oder 3) war in meinem damaligen Wahn besonders schlimm. Ich habe irgendwo mein Auto abgestellt und bin durch den Ort geschlichen. Ich habe mich da dann u.a. beim Friedhof auf die Mauer gestellt und von weitem ihr Fenster beobachtet in der Hoffnung, dass ich da irgendwas erkenne. Irgendwann habe ich dann mal in den Himmel geschaut und habe mir eingebildet, dass ich von so was wie einer fliegenden Sonde von der Polizei beobachtet werde. Vielleicht sind die auf mich aufmerksam geworden ... zu der damaligen Zeit habe ich sehr viel übers Handy gemacht, wenn ich an Stoff kommen wollte. Ich kann nur vermuten, dass damals auch mein Handy abgehört wurde bzw. SMS aufgezeichnet wurden. Ich denke, das mit den (...) war damals sehr heiß und gefährlich, bei denen zu holen. Ich bin froh, dass diese Zeiten vorbei sind. (...) Ach du Sau, habe ich gerade wieder einen abartigen Hass auf mich selber, ... Ich selten dummes Rindvieh, was ich mir alles durch diese scheiß Drogen versaut habe. Ich habe sogar unseren gemeinsamen Verlobungsring (Verlobung Carolin und Patric) die Toilette runter gespült. Nur um dieser Sarah zu beweisen, wie sehr ich in sie verliebt bin/war. Den Ring hätte ich gerne wieder, doch das ist leider nicht mehr möglich, genauso wie das mit Caro nicht mehr möglich ist. Zumindestens ist keine Liebesbeziehung mehr drinnen. Ich kann dem Crystal einfach nichts Gutes abgewinnen. Ein was Positives hat es NACH meiner Drogenzeit ... Ich lerne endlich, auf eigenen Beinen zu stehen und selber zu fach zu kommen. Das finde ich wirklich sehr positiv, auch unabhängig von anderen meine Entscheidungen zu treffen. Die Menschen um einen herum formen einen/bringen einen weiter, jeder auf seine eigene Art und Weise. (...) Auf alle Fälle muss ich mich meinen

Problemen stellen und werde nicht mehr davonlaufen. Das habe ich mir geschworen. So, es ist jetzt 19 Uhr und ich werde merklich müde, sogar mit Gähnen. ☺ *Ich lasse mir jetzt noch ein Bad ein und werde anschließend ins Bett gehen.*

04.10.2012 – Donnerstag

Heute war Patrics erster Arbeitstag bei seinem neuen/alten Arbeitgeber. Abends kam er bei uns vorbei und wollte etwas quatschen. Patric strahlte und äußerte sich über die Arbeit sehr positiv. Er sagte, dass es ein beflügelnder Tag, auch hinsichtlich der Arbeitskollegen, gewesen wäre. Wir fragten, ob er das geforderte Pensum mithalten könnte. Er lächelte verschmitzt und sagte ganz locker: „Klaro." Patric blieb zum Abendessen. Sein Appetit war überdurchschnittlich gut, natürlich zu meiner Freude. Wir unterhielten uns noch etwas über den gestrigen Tag und wollten wissen, wie er ihn so verbracht hatte. „Nichts besonderes, bin etwas Rad gefahren", antwortete er. Wir bohrten nicht weiter.

Patric war mit seinem neuen Auto da. Wir hatten es noch nicht gesehen und schauten es uns natürlich neugierig an. Wir fragten, ob er denn auch vor dem Kauf eine Probefahrt gemacht hätte. Er verneinte und sagte im gleichen Atemzug, dass dies ein Fehler war. Wir wollten die Gründe wissen, denn auf den ersten Blick sah das neu erstandene Gefährt ganz gut aus. Patric wurde nun etwas ungehalten und wütend, was aber nicht uns galt. Er ärgerte sich wieder einmal über sich selbst. Er fühlte sich in dem Fahrzeug nicht wohl und das Fahrverhalten bezeichnete er als kantig und unsicher. Wir sprachen ihm gut zu und versuchten ihn mit dem Argument, dass doch zwei Jahre TÜV auf dem Auto wären, friedlich zu stimmen. Danach könnte er sich ein besseres Auto kaufen. Vorerst würde dieses ausreichen, um von A nach B zu kommen. Ich glaubte allerdings nicht, dass ihm das alles wirklich half. Zum Schluss bemerkte er nur resigniert: „Na ja, es ist ja nur ein Auto."

Wir empfahlen Patric den Verkauf beziehungsweise Neukauf seinem Opa zeitnah zu erzählen, ehe dieser es von Dritten zugetragen bekäme. Denn ich konnte mir vorstellen, dass es seinen Opa sehr berührte, wenn er erfuhr, dass das von ihm geschenkte Auto verkauft wurde. Er versprach uns, es bald zu tun.

Mein Sohn wurde unruhiger. Müdigkeit zeichnete sein Gesicht. Er gähnte viel. Es war kurz nach 19 Uhr. Patric sagte, dass er sich plötzlich sehr kaputt fühle und müde sei. Er wollte nach Hause und schlafen gehen. Wir hielten ihn nicht auf.

Stefan und ich spulten die letzten anderthalb Stunden noch einmal ab. Dass Patric über seinen ersten Arbeitstag glücklich war, freute uns. Wir spürten aber auch den Ernst seiner eigenen Enttäuschung über das Auto. Für Stefan war es ein totaler Fehlkauf. Der Autohändler hatte hier die Situation ausgenutzt und leichtes Geld verdient. Dies konnten wir Patric natürlich nicht sagen. Wir sahen das Positive an der Sache – er hatte eine eigene Entscheidung getroffen und alles Notwendige selbst geregelt, wenn auch etwas holprig. Wahrscheinlich würde es noch einige Situationen geben, die Patric im Nachhinein als Fehlentscheidung empfindet. Wir hofften, dass er in solchen Momenten nicht scheiterte und es ihn so tief riss, dass die Drogen der Trost sein würden.

05.10.2012 – Freitag

Liebes Tagebuch! Heute war ein guter Tag. Ich habe festgestellt, dass ich so eine kleine Stimme in meinem Kopf habe. Sie nennt sich manchmal Unwissenheit oder Unvernunft. Dann gibt es noch die Unsicherheit (manchmal extrem), die ich auf alle Fälle noch versuchen muss, auszuschalten. Jedenfalls habe ich mir vorhin beim Duschen überlegt, dass ich mir nächstes Jahr auf alle Fälle ein Motorrad kaufe oder lease. Eins von beiden. Wenn ich weiterhin aufhöre mit Rauchen, sollte dies eigentlich kein Problem darstellen. Von meiner Mutti werde ich die Kombi dazu geschenkt bekommen, wenn ich bis nächstes Jahr weiterhin keine Drogen nehme. Was ich mal ganz stark annehme. ☺

Patric konnte mich in manchen Dingen durchschauen. Wahrscheinlich würde ich bei jeder Motorradtour von Patric Ängste ausstehen. Doch natürlich hätte ich ihm die Kombi gekauft, schon in Hinsicht auf den Schutz bei einem eventuellen Sturz. Ob ich eine Abhängigkeit zur Zeitdauer der Drogenabstinenz hergestellt hätte, bezweifle ich. Es gab nie das Gespräch mit ihm zu diesem Thema. Doch wir wussten, dass ein Motorrad eines seiner größten Wünsche war und wir waren uns sicher, dass er dieses Vorhaben früher oder später verwirklichen würde.

Auch an diesem Tag reflektierte er sich, um mit seinen Worten zu sprechen. Er analysierte seine Schwächen, wollte dagegen ankämpfen, war oft optimistisch, es zu schaffen, ärgerte sich aber auch über manches Tun und Handeln, das er seinem früheren Drogenkonsum zuschob.

07.10.2012 – Sonntag
Vormittags klingelte das Telefon. Patric war am anderen Ende und offerierte uns, dass sein Auto nicht mehr richtig funktionieren würde. Es fuhr zwar noch, jedoch konnte er die einzelnen Gänge nicht mehr reibungslos einlegen. Er vermutete, dass es die Kupplung erwischt hatte. Wir überlegten. Morgen musste er ja wieder auf Arbeit kommen. Wir fragten, ob er eine Telefonnummer von dem Autohändler habe. Seine Mobilnummer war ihm bekannt. Obwohl Sonntag war, empfahlen wir ihm, sich mit dem Autohändler in Verbindung zu setzen und sich auf die Gewährleistung zu berufen. Patric befolgte unseren Ratschlag. Das Ergebnis: Er sollte das Auto noch am gleichen Tag bei ihm abstellen, so dass gleich Montagfrüh mit der Reparatur begonnen werden konnte. Wir waren erst einmal froh, dass dieser Schritt unproblematisch war.

Zum Schluss des Telefonates bot ich unserem Sohn an, dass er zum Abendessen kommen könnte. Patric ging auf den Vorschlag ein und ich überlegte mir bis dahin, dass ich ihn am nächsten Tag früh zur Arbeit fahren würde. Er hatte sich jedoch inzwischen schon nach einer Zugverbindung erkundigt. Doch ich überzeugte ihn, dass es für mich kein Aufwand sei, ihn morgens zu chauffieren. So setzten wir es auch um. Abends nach der Arbeit ließ er sich von Andreas zur Werkstatt fahren und konnte sein Auto wieder mitnehmen. Die Reparatur wurde kostenneutral durchgeführt. Alles war wieder gut.

Alte Freunde

10.10.2012 – Mittwoch

Stefan und mich beschäftigte immer wieder, welche Kontakte Patric pflegte. Wie verbrachte er die Abende? Sicherlich saß er nicht zuhause die Zeit ab, zumal er auch noch keinen Fernseher besaß oder richtig ausgedrückt, keinen wollte. Hin und wieder bekamen wir mit, dass er sich manchmal mit Mädchen traf, die er wahrscheinlich in Discotheken kennenlernte. Wenn wir nachfragten, welchen Eindruck die Treffen hinterlassen hatten, dann war er immer ganz optimistisch. Doch selten hörten wir von einer zweiten Verabredung. Patric war ein gutaussehender, junger Mann. Warum brachen die angebahnten Verbindungen immer wieder ab? Wir wussten natürlich nicht, wie er sich gegenüber den Mädchen verhielt. Redegewandt war er nicht und sein Ego war nicht sehr ausgeprägt. Welche Anforderungen stellten die Mädchen? Welche Anforderungen stellte er? Vielleicht fiel er gleich mit der Tür ins Haus und erzählte, dass er ein Drogenproblem hat. Jedenfalls suchte Patric eine neue Partnerin, hatte Vorstellungen von einem gemeinsamen Leben.

Da kommt mir gleich mein bisher größtes Ziel in den Sinn ... meine eigene (am liebsten zu zweit ☺) Eigentumswohnung ... irgendwo auf dem schönen Planeten.

Der Wunsch nach einer Partnerschaft forderte Patric viel Geduld ab. Genauso wie der, einen neuen Freundeskreis aufzubauen. Wir versetzten uns in seine Lage und ließen das Problem Drogen außen vor. Angenommen, wir würden in eine andere Stadt ziehen ohne jegliche soziale Kontakte. Welche Möglichkeiten würden sich bieten, Leute zu treffen und kennenzulernen? Discotheken – der Altersdurchschnitt der Besucher in unserer Region liegt bei Anfang/Mitte zwanzig. Patric steuerte langsam über diese Grenze hinaus. Fitnessstudio – eher unwahrscheinlich. Sich einem Verein anschließen – aber welchem? Dazu benötigt man auch das entsprechende Interessengebiet. Arbeitsumfeld – auch eine Möglichkeit, doch in seinem Beruf? Internet – hierdurch sind schon dauerhafte Beziehungen entstanden. Doch dann hört es auch schon auf. Alle anderen Möglichkeiten, z. B. beim Spazierengehen, im Kino oder im Café sind eher zufällig und selten. Patric blieb noch eine Alternative. Alte Kontakte außerhalb des Drogenmilieus wieder aufzunehmen und zu pflegen. Allerdings war auch das nicht so einfach. Viele hatten ihren Mittelpunkt im Leben gefunden, hatten Familie, Beruf und den eigenen Freundeskreis. Es war also etwas kompliziert, aber sehr, sehr wichtig für seinen weiteren Weg. Die Familie nahm einen hohen Stellenwert für ihn ein, aber sie konnte nicht alles ersetzen. Verständlich! Wir wünschten Patric so sehr neue Freunde und hofften ganz stark, dass er lernte, sein in den letzten Jahren prägendes Umfeld zu meiden. Wir waren schon beruhigt, wenn eine Reihe von Tagen ohne Zwischenfälle darauf hinwies. Doch die Wirklichkeit sah anders aus.

Liebes Tagebuch, ich habe ja jetzt schon wieder 4 Tage nicht mehr geschrieben. Das lag wohl daran, dass ich in diesen Tagen mal wieder alte „Freunde" aufgesucht habe. Ich hatte in dieser Zeit, so wie ich glaube, viele kleinere und größere Psychosen. Na ja und gestern und heute war es auch auf Arbeit besonders schlimm. Am Montag, denke ich, habe ich mich kurz mit Enrico getroffen wegen meiner PS2, die ich auch wieder habe. Jedenfalls sah er wirklich schlecht aus ... wie ein Zombie. Ich habe am nächsten Tag mit Sarah kurz über ihn gequatscht und sie meinte, sie hätte ihn letztens auch irgendwann einmal kurz gesehen und da sah er richtig böse aus, hat sie gemeint und dass er richtige Filme schieben muss. Das ist krass, denn ich weiß, was sie meint. (...) Soweit geht es mir aber wieder gerade ganz gut ☺.
Reflektion

Dadurch, dass ich in letzter Zeit wieder so viel bei den alten Leuten war und so viel mit Sarah zu tun hatte, bin ich in ein ganz schön tiefes Loch gefallen. Der Umgang auf Arbeit hat es mir heute auch nicht gerade einfacher gemacht. Am besten, ich nehme dich morgen einmal mit auf Arbeit. Ich bin gerade einfach zu müde und werde gleich schlafen gehen. Wo ist der unbeschwerte, freie Patric, den ich kennen und lieben gelernt habe? Wird Zeit, dass du wieder da bist. Eine Mütze voll Schlaf reicht hoffentlich aus.

13.10.2012 – Samstag

Patric erledigte hin und wieder Freundschaftsdienste bei Dachreparaturen. So auch in den letzten Monaten. Wie er an diese Aufträge kam, wussten wir nicht und bekamen auch nur ab und zu etwas von diesen Arbeiten mit. Er war nicht der Typ, der seine freie Zeit unbedingt auch noch mit seiner beruflichen Tätigkeit ausfüllen wollte. Doch manchmal konnte er nicht nein sagen, obwohl er sich selbst zu diesen Arbeiten arg motivieren musste. Das Helfen am Haus von Nicole und Andreas fiel nicht unter diesen „Zwang". Patric hatte auch schon an unserem Haus und bei unseren Freunden seine dachdeckerischen Fähigkeiten bewiesen. Sie konnten sich sehen lassen.

Auch an diesem Tag hatte er bei einem Bekannten eine Reparatur auszuführen. Der Termin war gesetzt. Welch große Energie Patric für diesen Tag aufbringen musste, merkte niemand. Wie so oft ließ er keinen Einblick in seine Verfassung zu.

Liebes Tagebuch, heute war mein bisheriger Tag sehr gut. Ich bin heute zum Samstag um 6:30 Uhr aufgestanden, bin nach (...) gefahren und habe mein Hobby, wie es mein Chef genannt hat, über die Bühne gebracht. Ich muss schon sagen, dass mich das sehr belastet hat, aber ich denke auch nur, weil ich letzte Woche so viel mit Tom, Enrico, Markus und Sarah zu

*tun hatte. Ich hatte wieder Psychosen bzw. Einbildungen vom „feinsten".
Ich hatte Glück, dass ich am Freitag überhaupt auf Arbeit gegangen bin und
dann, dank Andreas, durchgehalten habe. Na ja auf alle Fälle bin ich jetzt
wieder halbwegs frei. ☺ (...) So, es ist 2:35 Uhr. Ich war noch in der Disco
für 7 Geld 50. Die Garderobe hat auch nochmal einen Euro gekostet ... aber
na ja, das ist ja vollkommen egal. Durchweg ein positiver Abend, bis darauf,
dass ich bei einem süßen Mädel abgeblitzt bin. Na ja, ich muss bzw. will
mehr zum Kerl werden. Brauche echt noch ein Hobby ... Funsportart steht
immer noch ganz oben auf meiner Liste und Sachen einfach mal so nehmen,
wie sie kommen und selbstsicherer werden.*

16.10.2012 – Dienstag

*Liebes Tagebuch, ich hatte heute das zweite Mal Gruppentherapie. (...)
Wir haben am Anfang so ein kleines Vorstellungsspiel gespielt mit so einem
Garn. Ich habe gemerkt, dass ich ganz schön sehr angespannt bin. Ich müss-
te mal wieder etwas herunterfahren ... ich meine, ich komme zwar eh nicht
an Drogen heran, aber ich merke die Belastung. Am 18.11. ist auch so ein
Ausflug mit dem DRK nach (...). Da werde ich mit hinfahren, wenn es ar-
beitstechnisch möglich ist. Morgen muss ich nach der Arbeit zu Yvonne und
René und gehe mit ihnen zu einem Selbstverteidigungstraining. Am Donnerstag ist dann der Versicherungsvertreter dran. Ich treffe mich mit meiner
Mum 17:30 Uhr vor seinem Büro. Puuuh, ich brauche echt Platz für Frei-
raum. Ich merke im Übrigen immer, wenn zu viel Druck auf mir lastet, wie
ich auf meine Zähne beiße. Ich weiß auch nicht, aber irgendwie will ich an
das Thema Sarah gar nicht richtig ran. Ich liebe mich selber schon wieder gar
nicht so richtig. Ich weiß zwar, dass es wieder kommt, nur in solchen Momenten wie diesen merke ich zum Beispiel, wie schlapp meine Beine sind. Das
merke ich nur, wenn ich mal zur Ruhe komme und für mich bin. Da bin ich
noch weit davon entfernt zu wissen, was ich wirklich will.*

Ich muss mal wieder etwas für mich tun. Ich überschlage mal kurz, was morgen alles werden müsste auf Arbeit ... Morgen werde ich für Donnerstag nochmal einen Termin in der Suchtberatung fest machen. Ich denke, das ist wichtig.

Da fällt mir gerade ein, als ich vorhin mit Marie telefoniert habe, hat sie mich gefragt, wie es mir geht. Ich habe dann gesagt gut und dass ich neue Deckenlampen gekauft habe. Ich weiß auch nicht, aber irgendwie kommt es mir so vor, als ob (egal ob ich oder andere) sich dann nach der Zeit hinter irgendwelchen Fassaden verstecken. Sie hat über mich gelacht bzw. sich über mich lustig gemacht. Das kann ich ja gar nicht leiden. Ich versuche mit aller Macht aufzuholen, aber so einfach ist das gar nicht.

Nebenbei suchte Patric immer wieder nach einem Sportverein. Seine Vorstellungen gingen in Richtung Kampfsport. Yvonne unterstützte Patric bei der Suche und wurde auf die Kampfkunst WingTsun aufmerksam. Der Schwerpunkt liegt hier auf der Selbstverteidigung und es sagte Patric zu. Sie organisierte einen Termin für ein Probetraining und zu dritt, Yvonne, René und Patric, wollten sie diesen wahrnehmen. Doch mein Sohn musste absagen, da er durch die Arbeit zeitlich verhindert war. Einen erneuten Termin sprach er nicht an. Für ihn hatte sich das Thema Kampfsport damit erledigt.

Er hatte so viel nachzuholen und so viele Wünsche. Doch alles in Einklang zu bringen fiel schwer. Die Gedanken sprangen immer noch oft hin und her, überschlugen sich. Patric gab sich Mühe, die Grundstrukturen zu wahren. Er kämpfte auf Arbeit, er managte seinen Haushalt und seine Wohnung, er suchte sinnvolle Abwechslung – doch die Crystalzeiten waren immer präsent. Diese „unbeschwerte" Zeit hatte sich fest eingebrannt. Die unterdrückte Erinnerung lauerte, war auf einen Sprung immer bereit. Drängte sich bei positiven Ablenkungen auf und war stark in schwachen Momenten. Patric spürte dies tagtäglich.

18.10.2012 – Donnerstag

Seine finanziellen Angelegenheiten hatte Patric gut im Griff. Deshalb überlegte er, ob er noch einen Bausparer abschließen oder noch etwas in die Altersvorsorge investieren sollte. Für ein Beratungsgespräch hinsichtlich Altersvorsorge hatte ich für ihn einen Termin in einer Versicherungsagentur vereinbart und ihm angeboten, ihn zu begleiten. Wir trafen uns an diesem Tag vor dem Versicherungsbüro. Patric kam direkt von der Arbeit gefahren und hatte noch seine Arbeitsbekleidung an. Er sah geschafft und abgespannt aus. Ich drückte ihn und fragte, ob alles in Ordnung sei. Patric nickte. Gemeinsam betraten wir die Büroräume. Das Gespräch begann mit der allgemeinen Thematik zur Vorsorge und wurde natürlich immer detaillierter. Mein Sohn versuchte dem Gespräch, das hauptsächlich zwischen dem Versicherungsvertreter und mir ablief, zu folgen. Selbst konnte er nicht viel beitragen. Das Thema war Neuland für ihn. Nur bei Laufzeit und monatlicher Aufwendung hatte er klare Vorstellungen. Ich führte den Wortwechsel, jedoch immer mit Konzentration auf Patric. Ich sah an seiner Haltung und seinem Blick, dass es für ihn anstrengend war. Nach zirka einer Stunde drängte ich zum Ende. Wir nahmen eine Beispielberechnung mit und verabschiedeten uns von dem Kundenberater. Wieder an der frischen Luft angekommen, fragte ich Patric, ob ich noch kurz mit zu ihm fahren könnte. Er hatte nichts dagegen. Er weckte Mitleid in mir, wie er da so in dem Büro saß und Wortfetzen um seine Ohren flogen, mit denen er vielleicht nichts anzufangen wusste. Ich wollte ihn jetzt nicht allein lassen. Also trafen wir uns an seiner Wohnung wieder.

Ich war schon längere Zeit nicht bei ihm. Es sah top aus, kein Vergleich zu seinen beiden Zimmern, als er noch bei uns wohnte. Doch dafür waren damals auch andere Umstände verantwortlich. Mir fiel sofort auf, dass eine neue Deckenleuchte angebracht war und eine zweite noch am Boden lag. Ich sagte hierzu erst einmal nichts. Das Gespräch lenkte ich noch einmal auf den Versicherungsbesuch und sagte ihm, dass er sich parallel ein Angebot für einen Bausparvertrag einholen sollte. Hinsichtlich Altersvorsorge hatte er bereits einen Vertrag und den Grundstein schon mal gelegt. Deshalb war ein Neuabschluss nicht dringend erforderlich. Patric sagte nicht viel dazu und nickte.

Nun bewunderte ich die Deckenleuchten. Sie sahen nobel aus. Im modernen Design passten sie gut in die Wohnung. Sie harmonierten mit der neuen grauen Couch und dem Glastisch. Man konnte mit einer Fernbedienung unterschiedliche Farbtöne und Helligkeiten regeln. Ich erkundigte mich, wo er diese gekauft und wie viel er bezahlt hatte. Ups, dachte ich, als ich den Preis hörte. Da hatte mein Sohnemann ja wieder voll zugeschlagen und keine Kosten gescheut, um etwas Extravagantes zu haben. Ich fragte ihn, ob ich ihm helfen solle, die zweite Leuchte anzubringen. Er war sofort bei der Sache und seine Niedergeschlagenheit war wie weggeblasen. Es war allerdings ein etwas schwieriges Unterfangen. Die Lampe war schwer und mit einer Hand nicht zu halten. Die Montage war allein nicht möglich. Die Leuchte sollte in der Nähe der kleinen Nische der Einraumwohnung, in der sein Kleiderschrank stand, angebracht werden. Der Schrank war nicht sehr hoch und bis zur Decke war genügend Platz. Also schlug ich Patric vor, dass ich mich auf den Kleiderschrank setze und aus dieser Position versuchen wollte, die Lampe zu halten. Wir lachten erst einmal und gingen die Sache an. Ich hievte mich mit Patrics Unterstützung auf den Schrank und versuchte eine einigermaßen erträgliche und doch sichere Position einzunehmen. Denn ich musste mich, um die Lampe zu halten, ziemlich weit nach vorne beugen. Immer wieder sagte ich Stopp, um meine Sitzposition zu korrigieren. Wir hatten viel Spaß dabei und mussten auch manchmal innehalten, weil uns das Lachen die Kraft nahm. Patric stand auf der Leiter, klemmte die Lampe an, um sie anschließend an der Decke zu befestigen. Die ganze Prozedur dauerte ungefähr zwanzig Minuten und war sehr lustig. Ein Druck auf den Lichtschalter und wir konnten mit der Fernbedienung die neue Lampe testen. Aus Patrics Gesicht war die Müdigkeit verschwunden und er strahlte über das gelungene Ergebnis. Ich freute mich mit ihm. Mein Gewissen war damit beruhigt, dass der Versicherungsbesuch keinen negativen Ausklang des Tages bei ihm hinterließ, sondern dass er mit einem kleinen Erfolg endete.

Während ich meine Jacke und die Schuhe anzog, fragte ich ihn, wer ihm denn bei der Befestigung der ersten Lampe geholfen hatte. Die eben noch lockere Atmosphäre schlug sofort um. „Sarah", sagte er etwas zurückhaltend. Für mich war das wie ein Bumerang. Ich konnte es nicht fassen. Ich zeigte ihm gegenüber keinerlei Regung und erwiderte nur: „Aha", verabschiedete mich mit einem Kuss auf seine Wange und zog die Tür hinter mir zu. Auf dem Weg zu meinem Auto kam mir ein Spruch von Horst Knapp in den Sinn: „Die Illusionen von heute sind die Enttäuschungen von morgen". Ja, ich war enttäuscht. Wie regelmäßig hielt Patric noch den Kontakt zur Drogenszene? Warum begriff er nicht, dass diese Verbindungen ihn immer wieder zurückwarfen? In diesem Moment dachte auch ich nur ganz stur und geradeaus sowie mit Wut im Bauch: „Wenn man es will, dann schafft man es auch!". So warf ich dies in Gedanken Patric vor. Ich schaltete ab. Ich wollte einfach nur meine Ruhe.

Hallo liebes Tagebuch, ich freue mich, dass ich noch Kraft finde, heute zu schreiben ... keine Angst, mir geht es relativ gut, nur war es bis heute eine extrem anstrengende Woche, sowohl körperlich als auch psychisch. Aber zum „Glück" steht das WE vor der Tür.

Auf alle Fälle haben wir heute ganz schön viel geschafft und ich war dann zum Feierabend schon ganz schön sehr stolz auf mich, das geschafft zu haben. Nach der Arbeit war ich mit Mutti noch beim Versicherungsvertreter. War auch etwas aufregend beim Versuch, denen zu folgen. Naja, bei Versicherungen bin ich noch ganz schön grün hinter den Ohren. Mami ist dann nochmal kurz zu mir gekommen und hat meine letzte Lampe noch mit aufgehängt *freu*.

19.10. - 28.10.2012 – Freitag bis Sonntag der folgenden Woche

Patrics Leben befand sich in einem unruhigen Fahrwasser. Sehr viel bekamen wir nicht mit, fragten nicht immer nach. Wir folgten der Empfehlung der Suchtberatung – er muss lernen, auf eigenen Beinen zu stehen. Er gab sich Mühe. Er wühlte sich durch die vielen Facetten, die der Alltag zu bieten hatte. Er beschäftigte sich mit seiner Gefühlswelt, trotzte inneren Zwiespälten, interessierte sich für neue Betätigungsfelder und suchte neue Kontakte, auch wenn das Verbindungsband zur alten Clique nicht ganz abriss. Und gerade, weil es nicht abriss, fiel er immer wieder in ein Loch mit mittlerweile deutlichen depressiven Anzeichen. Er war sich über diese Gefahr im Klaren und konnte es trotzdem nicht steuern. Vielleicht wirkte das Leben in diesem Kreis leichter, bunter, unbeschwerter. Er wünschte sich so ein Leben – allerdings ohne Drogen.

Diese Woche war sehr intensiv ausgefüllt mit den unterschiedlichsten Wahrnehmungen.

Seine Arbeit nahm einen großen Stellenwert in seiner Selbstbeurteilung ein. Ob ihm seine Betrachtungsweisen, die sich oft sehr unterschieden, auffielen? Den einen Tag schrieb Patric von einem sehr guten Zusammenhalt: *„Wir waren stellenweise wie eine Einheit."* Ein anderes Mal lese ich in seinen Aufzeichnungen: *„Ich kann von der Arbeit schon nicht mehr abschalten. Es war für mich schon teilweise ganz schön anstren-*

gend. Ich bin über meine eigene Grenze hinausgegangen. Ich habe wirklich Probleme auf Arbeit. Ich merke, wie ich langsam dadurch kaputt gespielt werde." Und wieder an einem anderen Tag: *„Ich weiß auch nicht, aber irgendwie habe ich heute übelst viel Lust auf Arbeit zu gehen. Ist eigentlich komisch. Bin wohl im Arbeitsrhythmus drinnen."*

Hinzu kam in diesen Tagen der wiederholte Ärger mit seinem neu erstandenen Auto, das am Morgen nicht ansprang. Patric organisierte, dass es in die Werkstatt kam und er auf Arbeit. Zum Wochenende erhielt er es repariert zurück. Aus dieser Aktion hielt er uns diesmal raus. Er half sich selbst.

Er besuchte mit Carolin, deren Freund und einer weiteren Freundin die Mario Barth Show und kommentierte dies folgendermaßen: *„War ganz schön dort und es war auf alle Fälle von Vorteil, mal was mit Leuten zu machen, die auch was in der Birne haben und sich nicht den ganzen Tag mit Drogen beschäftigen."*

Und er versuchte wiederholt, Verbindungen zu anderen Mädchen zu knüpfen. Discobesuche und nachgeahmte „Oktoberfeste" gaben ihm Möglichkeiten. Doch es klappte nicht. Keine konnte er für ein zweites Treffen überzeugen.

Patric ging auch wieder regelmäßig joggen. Nach dem Duathlon hatte er eine kleine Pause eingelegt. Es war sein Ventil bei Unausgeglichenheit. Inzwischen war es so, dass er manchmal einen Laufzwang bekam. Er lief und lief und es bildete sich eine angenehme Leere im Kopf. Er dachte einfach nichts mehr, spürte nur seine Energie, die beim Laufen zunahm. Er konnte nicht mehr aufhören. Seine Beine trugen ihn Runde für Runde, sein Puls war regelmäßig, obwohl sein Gesicht oft stark gerötet war. Und dann plötzlich ... ein Gedankenblitz zu irgendeiner vergangenen Situation der letzten Drogenjahre drängte ihn zum Aufhören. Diese Rückblenden während des Laufens nahmen ihm die Energie. Dann schlug die Müdigkeit zu und er wollte nur noch schlafen.

In dieser Woche hatte Patric auch einen „kleinen Kaufrausch". Anzunehmen, dass es für ihn auch Befriedigung war, sich etwas leisten zu können und dass sich vielleicht Glücksgefühle einstellten. Er kaufte sich Sport- und Winterschuhe, Jeans, Pullover, neue Hardware für das Innenleben seines Computers, ein Digitalradio und eine neue hochwertige Daunendecke. Alles Markenware, was sich im Preis und damit auf seinem Konto bemerkbar machte. Zuhause nahm er das Auspacken der gekauften Artikel aus den Einkaufstüten ganz bewusst vor. Er bezeichnete die Dinge als Geschenke, die er sich selbst gemacht hatte. Er schaute sich das Gekaufte erst am nächsten Tag richtig an und nahm sich extra viel Zeit dafür.

Ein Musikladen hatte es ihm auch angetan. Sein Fokus lag auf einem Schlagzeug oder einer Djembe. Das Trommeln beim Ausflug mit der Clean-Gruppe im Sommer hatte Spuren hinterlassen. Möglich, dass er beim Trommeln seine angestaute Anspannung entladen konnte. Vielleicht traten auch noch Aggressionen auf, die dadurch abgebaut wurden. Das Ziel, eines dieser Instrumente zu erlernen, war erreichbar. Ein Weg zu Ablenkung und Entspannung und vielleicht zu neuen Freunden. Patric ließ sich mit der Entscheidung für einen Kauf noch ein paar Tage Zeit.

Sein Seelenleben war ruhelos. Lag die Ursache in seinem Suchtdruck, der ihn tagtäglich begleitete? Sein Tagebuch war sein Partner, dem er sich anvertraute, dem er sich öffnete.

Die nachfolgenden Auszüge zeigen, wie er sich ständig mit dem Thema Crystal Meth beschäftigte, wie es ihn auf Schritt und Tritt verfolgte:

Drogen zu nehmen hat bei mir etwas mit sehr großer Charakterschwäche zu tun. Das ist ganz einfach so egal, ob es Crystal, Cannabis oder Zigaretten sind. ...

Ich will die Welt mit Kinderaugen sehen. Nur, wie behalte ich so eine Ansicht auf Dauer? Ich würde so gerne so viel Spaß und Action in meinem Leben haben. ...

11. Woche clean fängt an und glaube die 3. Woche ohne Kippen. ...

Ich sollte mir mal wieder Gedanken über mich selber machen, was ich will und wer ich bin. ...

Habe mich gerade dabei ertappt, wie ich als ich meine Arbeitshose zusammengerichtet habe, ich geschaut habe, ob in der Nageltasche etwas drinnen ist. Wie, wenn ich mal nach Drogen gesucht habe und das ist dann irgendwie wie ein kleines kurzes Hängenbleiben. ...

Habe heute auf Arbeit erstaunlicherweise das Wort „ziehen" benutzt. Ist sonst eigentlich tabu gewesen, doch heute hab' ich es gerne gesagt. ...

Am Rande eines Strudels

Fünf Monate waren seit jenem alles verändernden Tag im Mai vergangen. Fünf Monate lebten wir seitdem täglich mal mehr und mal weniger in Sorge um Patric. Fünf Monate war die Droge Crystal Meth Bestandteil auch unseres Lebens geworden. Das Recherchieren über Crystal Meth im Internet war an der Tagesordnung. Wir gestalteten unser Leben, gingen der Arbeit nach, füllten unsere Freizeit. Niemand spürte die Belastung, die auf uns lag, auch nicht die, die inzwischen von dem Drogenproblem unseres Sohnes wussten. Wir verhielten uns unauffällig und Patric ebenso. Noch bemerkten wir den Strudel der Crystalfolgen nicht, dem er sich gefährlich näherte. Wenn wir uns sahen und uns nach seinem Befinden erkundigten, war immer alles in Ordnung.

Einmal erzählte er uns, dass er sich beim Anbringen seines neu erstandenen Spiegels für die Garderobe verbohrt hätte. Er sah dies als Niederlage in seinem Tun und wertete sich als Versager. Wir versuchten, ihn von dieser negativen Selbsteinschätzung herunterzuholen. Für uns war dies nun wirklich kein Grund, sich so abzuwerten. Doch es saß tief bei Patric. Setzte er sich so unter Druck, dass absolut alles gelingen musste?

Auch seine Arbeit schien für uns momentan relativ problemlos zu laufen. Meine Gedanken glitten jedoch immer noch tagtäglich zu ihm, weil mir die Schwere der Arbeit und die damit verbundene Durchhaltedisziplin bewusst waren. Ich war immer froh, wenn für ihn Wochenende vor der Tür stand. Doch in Wirklichkeit hatte er oft Schwierigkeiten, sich jeden Tag dieser Aufgabe zu stellen. Vielleicht merkten es seine Arbeitskollegen und vielleicht merkte es auch sein Chef. Ob man Patrics Verhalten richtig einordnen konnte? Mit Sicherheit nicht. Im Arbeitsalltag muss Leistung gebracht werden, da zählt jede Stunde. Zeit ist Geld. Da nimmt man keine Rücksicht auf das Befinden und die Sorgen anderer.

Im Sport hatte er sich ein neues Ziel gesetzt. Am ersten Dezember wollte er am Nikolauslauf teilnehmen. Bei diesem Wettkampf waren 10 Kilometer Laufstrecke angesagt. Dafür trainierte er.

In letzter Zeit registrierten wir, dass Patric etwas zugenommen hatte. Ein Hoffnungsschimmer für uns, das sprach gegen Drogenkonsum. Überhaupt, war Patrics Drogenzeit nicht anders verlaufen, als bei so vielen seiner Freunde? Hatte er nicht immer versucht, den totalen Absturz zu vermeiden? Er war einsichtig geworden und von Anfang an bereit, sich der Sache zu stellen. Warum sollte sich nicht auch jetzt der Weg zur Drogenfreiheit bei ihm anders gestalten? Vielleicht schaffte er es ja doch allein. Wenn er nur noch von der Drogenszene los käme. Wir hofften, dass sein Weg erfolgreich ausgehen würde. Eine Langzeittherapie wäre uns aber trotzdem tausend Mal lieber gewesen.

***

Patrics Tagebücher zeigen uns, dass das Band zu seiner alten Welt nicht abriss. Immer wieder nahm er dieses Risiko in Kauf. Oft ganz bewusst. Häufig waren es aber auch nur Zufälle, denen er vielleicht etwas nachhalf. Waren es diese immer wiederkehrenden Berührungen mit seiner Vergangenheit, die seinen Kopf in Unruhe hielten? Die vertrauten Personen, Gerüche, Gesten, Wortfetzen – die ebenso schöne Erinnerungen zutage brachten?

Auch wie intensiv die Namen Carolin und Sarah in seine Gedankenwelt eingebrannt waren, zeigen seine Aufzeichnungen. Immer wieder kommen die Mädchen in seinen Zeilen vor. In Carolin sah er die Person, die er durch seinen Konsum von Crystal Meth verloren hatte. Er mahnte sich hier zur Akzeptanz. In der Verbindung zu Sarah zeigt sich eine überaus große Widersprüchlichkeit – von totaler Ablehnung bis großer Sehnsucht.

Das Thema neue Partnerin nahm einen immer höheren Stellenwert in seinem Leben ein. Eine längere Beziehung kam leider nie zustande. So schnell, wie die Schmetterlinge im Bauch angeflogen kamen, waren sie auch wieder weg. Nichts war von Bestand. Er versuchte nicht nur in Discotheken Kontakte zu knüpfen, sondern auch im tagtäglichen Tun, indem er Mädchen bei passenden Gelegenheiten einfach ansprach und auch Komplimente machte. Er gab sich Mühe, sein Singleleben zu beenden. Noch sah er es ziemlich optimistisch und war sich sicher, irgendwann eine passende Partnerin zu finden.

Patrics Empfindungen bewegten sich zwischen Leere und Überfüllung. Obwohl er Fortschritte und Erfolge für sich verbuchen konnte, quälte ihn weiterhin an manchen Tagen die fehlende Selbstmotivation. Er zweifelte seine Handlungen an und analysierte sie nachträglich. Er tat viel, um den Anschluss an die Zeit vor den Drogen zu finden. In seinem Kopf ging es drunter und drüber. Er kam nicht zur Ruhe. Widersprüche, Überzeugung, Freude, Selbstzweifel, Wut, Verachtung – und wieder sollte er in den nächsten Tagen die Folgen von Crystal Meth spüren. Am 29.10.2012 schrieb Patric in sein Tagebuch:

Übrigens ist es ab und zu so, dass ich immer noch Psychosen habe bzw. mir etwas kurz einbilde zu sehen, wie, wo ich gestern aus dem Haus raus bin und dachte, ich sehe eine tote Katze. Dabei war es nur Schnee.

Wir lesen auch Zeilen, wo er sich verfolgt fühlte und glaubte, dass er im Augenwinkel immer jemand sieht, der nicht von seiner Seite weicht – Folgen des Drogenkonsums.

Sein Freund Markus hatte es ihm neben Sarah besonders angetan. Zu Markus bestand eine jahrelange Freundschaft. Sie waren zeitweise ein unzertrennliches Team. Beide waren zur gleichen Zeit in der gleichen Clique in die „Drogenkarriere" eingestiegen. Das wussten wir inzwischen. Doch vor dieser Zeit gab es Abschnitte der unbeschwerten Kindheit und Jugend. Sie spielten, träumten, lernten, rebellierten miteinander. Markus war für Patric ein Freund, auf den er nicht verzichten wollte. Doch sein Weg zur Drogenfreiheit forderte nun von ihm eine andere Einstellung dazu.

Am 31.10.2012 schrieb Patric:

Gestern war Markus bei mir, das war keine so gute Idee von mir, denn heute Früh ging es mir gar nicht so gut. Hab' mich jetzt schon langsam wieder gefangen. (...) Ich werde mit ihm am Samstag ins (...) gehen. Na ja, ist ja jetzt auch egal ... wieder in diese alte Drogenwelt zurück ... da mach' ich mir wieder einen Kopf um die Leute ...

01.11.2012 – Donnerstag

Patric traf durch Zufall einen alten Schulfreund wieder und erfuhr durch ihn, dass dieser am Abend noch mit weiteren Freunden zum Indoor-Klettern geht. Diese Sportart kannte er noch nicht und es interessierte ihn. Patric schloss sich der Gruppe an und war von dieser sportlichen Aktivität begeistert. Es blieb nicht bei diesem einen Mal. Er kaufte sich hierfür sogar die notwendigen Kletterschuhe. Es machte ihm Spaß.

... und es war wirklich der Hammer für mich, die Leute und die Atmosphäre ... einfach nur oberaffengeil ☺.

03.11.2012 – Samstag

Das Malern seines Flures war angesagt. Patric hatte hierfür schon lange die Farbe besorgt, eigentlich gleich nach seinem Einzug. Doch er machte das Streichen von einer neuen Garderobe abhängig, die schon seit Wochen in einem Möbelmarkt bestellt war und einfach nicht geliefert wurde. Immer wieder fragte Patric nach und immer wieder wurde er vertröstet. Nun hatte er aber endlich den Anruf bekommen, dass die Garderobe abholbereit sei. Dies bewegte ihn dazu, nun auch den Flur zu malern. Eine Arbeit, bei der er ins Nachdenken und Grübeln geriet und bei der die Gedanken wieder hin und her sprangen:

Ich sollte öfters etwas nur für mich machen. Ich streiche gerade meinen Flur und ich finde das wirklich entspannend. Da kommt man auch mal zum Nachdenken. (...) Über mich: ... ich bin tierliebend, offen für Neues, oft unentschlossen was richtig und was falsch ist, flirte sehr gerne. Ein was Wichtiges muss ich noch los werden ... es steht im Raum, ob ich eine Art von Schizophrenie besitze. (...) In der Suchtberatung diese Woche hat man mir gesagt, dass ich nicht immer wieder die Peitsche herausholen soll. Dies tut mir nicht gut. (...) Will mir vom nächsten Lohn ein Snowboard kaufen. (...) Spruch des Tages ... eigentlich für mich des Jahres: Lass nur gute Gedanken in dir sein. Der Spruch: Ich habe den Kanal voll, tritt bei mir häufiger auf. Ich habe ihn öfters mal voll und dann brauche ich so eine kleine Pause, wie gerade eben zum Setzen. (...) Mir kam gerade eine Erinnerung ... ich fand das damals so cool, wenn jemand seine eigene Wohnung hatte und wir da Drogen konsumiert haben. (...) Beim Klettern war ich echt sehr erfolgreich, bin sogar vorgeklettert. (...) Ich will in eine andere Wohnung, das ist ganz klar. Ich habe mit dieser Wohnung einen Fehler begangen.

04.11.2012 – Sonntag

Stefan und ich saßen beim Frühstück, noch ziellos, wie wir den weiteren Tag verbringen. Das Klingeln des Telefones unterbrach unsere Gedanken. Ich sah an der Nummernanzeige, dass es Patric war. Mit einem fröhlichen: „Guten Morgen!", begrüßte ich ihn. „Guten Morgen", kam es weniger begeistert zurück. „Ich muss mit euch mal reden. Könnt ihr dann mal vorbeikommen?", sprach er weiter. „Ja, kein Problem", sagte ich. „Wir frühstücken noch. Wenn wir fertig sind, kommen wir. Okay?" Für Patric war dies in Ordnung. Wir legten auf. Mir war es gleich ganz mulmig. Mit Absicht hatte ich nicht gefragt, worum es geht. Ich wollte ihn dabei sehen, wenn er uns sein Anliegen mitteilte. Stefan und ich überlegten, was so dringend sein konnte, dass er uns zu sich bat. Das entsprach absolut nicht seinem Verhalten in den letzten Wochen. Er versuchte eigentlich, uns aus seinem Leben herauszuhalten. War etwas mit seiner Arbeit passiert? Oder war er wieder rückfällig geworden? Hatte er vielleicht mit seinem Auto einen Unfall verursacht? Wir waren auf alles gefasst. Auf der Fahrt zu Patric schwiegen wir.

Wir klingelten an der Haustür. Der Türöffner summte und wir traten ins Haus. Patric schaute schon aus seiner Wohnung heraus und hielt uns die Tür auf. Es gab eine Umarmung. Er hatte seine blaue Freizeithose an und ein helles Shirt. Seine Haare waren kurz geschnitten. Er schien beim Frisör gewesen zu sein. Er sah gut aus. Sein Blick war etwas verschämt-unsicher. Beim Betreten der Wohnung nahmen wir sofort den frischen Farbgeruch wahr. Wir schauten uns um. Wo kam dieser her? Patric, der unsere suchenden Blicke registrierte, klärte auf: „Ich habe gestern den Flur gestrichen." „Toll, schön gemacht", entgegnete ich nach kurzer Musterung, ohne näher darauf einzugehen. Ich freute mich darüber mehr, als es vielleicht für ihn erkennbar war. Doch ich wollte jetzt erst einmal wissen, was ihn beschäftigte. Ohne seine Aufforderung abzuwarten, nahmen wir auf der Couch Platz. Patric setzte sich vor uns auf den Fußboden. Ich fragte nun endlich, was er auf dem Herzen hätte. Daraufhin erklärte er uns geradewegs, dass er sich in seiner Wohnung nicht wohl fühle und eine andere, größere haben möchte. Er hatte vor, schon zum 30. November auszuziehen. Patric sagte uns das alles sehr entschlossen. Für einen Moment waren wir etwas überfordert. Damit hatten wir nicht gerechnet. Wir wussten zwar, dass diese Einraumwohnung für ihn nicht die Endlösung war, doch er hatte sie sich ja selbst ausgesucht und auch mit Energie und Enthusiasmus eingerichtet beziehungsweise war noch dabei. Wir versuchten nun, mit dem frischen Farbgeruch in der Nase, etwas Linie in die Umsetzung seines Anliegens zu bringen. Grundsätzlich hatten wir Verständnis für seinen Wunsch. Doch wir machten ihn darauf aufmerksam, dass er drei Monate Kündigungsfrist hätte und sich natürlich auch erst um eine neue Wohnung kümmern müsse. Patric sprach davon, sich auch eventuell örtlich verändern zu wollen. Den dadurch möglicherweise weiteren Arbeitsweg hatte er dabei nicht berücksichtigt. Auch über die maximale Höhe seiner zukünftigen Miete hatte er sich noch keine Gedanken gemacht. Wir gaben uns Mühe, seinen Wunsch nicht negativ zu werten, doch bei der Realität mussten wir schon bleiben. Patric stimmte uns zu und sah von einer spontanen Wohnungskündigung ab.

Ich überlegte, ob es wirklich nur an der Größe der Wohnung lag, weshalb sie ihm nicht mehr gefiel. Vielleicht lag es auch an den vielen Abenden, an denen er allein war und sich deshalb nicht wohl fühlte. Ich fragte ihn, ob er nicht doch einen Fernseher haben möchte. Damit wären die langen, dunklen Novemberabende etwas unterbrochen. Ich bot ihm auch an, noch einmal ein Probeabo der Tageszeitung zu vermitteln. Beiden stimmte er ohne zu überlegen zu. Hatte ich mit meiner Vermutung vielleicht recht? So wurde in den nächsten Tagen ein Fernseher angeliefert, angeschlossen und eine Tageszeitung füllte für einen bestimmten Zeitabschnitt seinen Briefkasten. Patric schien mit der Situation erst einmal zufrieden zu sein.

06.11.2012 – Dienstag
Hallo liebes Tagebuch!
Allgemein verarbeite ich, dass ich Drogen genommen habe, sehr gut.

(...) bewundert mich zum Beispiel, was ich für einen großen Cut gemacht habe. Ich meine, ich habe knallhart, man kann sagen von einem Tag auf den anderen mit komplett allem aufgehört. Mit dem Rauchen hat es zwar noch etwas länger gedauert, aber trotzdem habe ich mit drei Süchten auf einen Hieb aufgehört. Das soll mir erst mal einer nachmachen. Im Prinzip ein kompletter Lebenswandel um 180 Grad, wenn man so sagen will. Ich war oft soweit und habe darüber nachgedacht, wieder Drogen zu nehmen, aber habe ich es gemacht ... bisher? Nein !!!

08.11.2012 – Donnerstag
Liebes Tagebuch!
Der heutige Tag war zu dem gestrigen das komplette Gegenteil, ich hatte gestern wieder so was von sehr mit mir selber zu kämpfen. Ich war wieder vollkommen unsicher und unmotiviert. Dann kam noch dazu, dass ich immer nur diese scheiß verflixten Ziegelpakete heben musste, die einfach nur ins Kreuz gehen und ich dann keine richtige Pause finde, um die Gedanken wieder zu ordnen. (...) Gestern habe ich mir auch meine Djembe geholt. Werde in den nächsten Tagen öfters mal üben. Nun zu heute, ich muss sagen, ich habe mir ein beachtliches Vokabular zugelegt durch mein vieles Schreiben. Das Wort Wortschatz ... Wörter sind wirklich wie Schätze. (...) Heute früh habe ich übrigens an einer Tankstelle eine Tüte Lachgummi gekauft ... daraufhin die Verkäuferin ... was denn, so traurig heute?! Musste erst mal kurz überlegen, was sie meint, aber dann habe ich es geschnaggelt und sie hat mich zum Lächeln gebracht.

10.11.2012 – Samstag
Patric kam heute Nachmittag zu Kaffee und Kuchen zu uns. Er hatte seine Djembe bei sich. Ein Musikinstrument, das wir aus der Nähe noch nie gesehen hatten. Sie sah interessant aus und wir begutachteten sie von allen Seiten. Bevor uns Patric etwas vorspielte, tranken wir erst

einmal gemeinsam unseren Kaffee. Wir unterhielten uns etwas über die geschichtliche Herkunft der Djembe und ähnlicher Instrumente. Plötzlich wurde es Patric unwohl. In seinem Kopf begann es zu hämmern und eine starke innere Unruhe stieg in ihm hoch. Stefan holte das Blutdruckmessgerät. Die Messung bei Patric ergab einen Wert von 168/110 und der Puls lag bei 95. Patric schob seinen Zustand auf den Kaffee. Das Kaffeetrinken hatte er eigentlich fast eingestellt, weil er in der Vergangenheit beobachtet hatte, dass ihm das Getränk nicht mehr bekam. Er gab dem Kräuter- oder Früchtetee den Vorzug. Doch heute wollte er das Koffein wieder einmal probieren. Patric sah diese Unverträglichkeit im Zusammenhang mit seinem Drogenkonsum. Der Kaffee legte sich in der Vergangenheit auch immer öfter auf seinen Magen. Nach zirka zehn Minuten setzte bei ihm eine Besserung ein und wir legten noch einmal das Blutdruckmessgerät an. Die Werte hatten sich wieder normalisiert.

Wir baten ihn, uns etwas vorzuspielen. Er nahm im Sessel Platz und klemmte sich die Djembe zwischen seine Beine. Das Trommeln begann. Seine Handflächen schlugen mit einer geübten Leichtigkeit mal mehr und mal weniger auf das Musikinstrument. Man hatte nicht den Eindruck, als ob Patric die Djembe erst drei Tage besäße. Es entstand eine gleichmäßige Taktfolge unterschiedlicher Lautstärke. Er bewegte sich in einem musikalischen Rhythmus und strahlte dabei. Es machte ihm Spaß und wir freuten uns mit ihm. Momentan übte er in seiner Wohnung. Doch aufgrund der hin und wieder enormen Lautstärke war das keine Lösung auf Dauer. Er war auf der Suche nach einer anderen Möglichkeit zu üben. Uns fiel da vorerst auch keine geeignete Alternative ein.

An diesem Nachmittag hatte Patric einen zufriedenen Eindruck hinterlassen und wir fühlten uns ebenfalls wohl. Noch vor dem Abendessen nahm er seine Djembe unter den Arm und verabschiedete sich. Beim Hinausgehen drehte er sich noch einmal um und sagte mir mit einem verschmitzten Lächeln: „Würde gerne zu Weihnachten eine Tragetasche für die Djembe haben wollen." „Das sollte machbar sein. Ich rede mit dem Weihnachtsmann", antwortete ich ebenfalls verschmitzt zurück. Er schloss die Tür hinter sich. Ich schaute aus dem Fenster, beobachtete wie er ins Auto einstieg und ohne noch einmal hochzuschauen davon fuhr. Es tat immer ein klein wenig weh, ihn so gehen zu lassen.

Patric wollte am Abend noch eine Discothek besuchen. Auch heute hatte er niemanden, der ihn begleitete und die Lust hielt sich in Grenzen, allein auf Tour zu gehen. Er raffte sich trotzdem auf – immer noch besser, als zu Hause zu sitzen. Vorher holte er sich einen Döner. Dort begegnete ihm ein Mädchen, das er total hübsch fand. Vielleicht auch, weil sie ihn ein klein wenig an Carolin erinnerte. Er überlegte, wie er sie ansprechen sollte. Obwohl er sich sicher war, dass sie aufgrund ihres Aussehens schon einen Freund hatte, riskierte er es. Den Gesprächseinstieg fand er über den Motorradzündschlüssel, den sie in der Hand trug: „Fährst du Motorrad?" Sie lächelte und antwortete: „Nein, das Motorrad gehört meinem Freund." „Ich heiße Patric", stellte er sich vor. Auch sie gab ihren Namen und Wohnort preis und dann trennten sich ihre Wege wieder. Patric hatte diese kurze Begegnung als ein sehr schönes Erlebnis empfunden. Vielleicht auch deswegen, weil es nicht den Rahmen des Discothekenmilieus hatte und auf anderem Niveau stattfand. Er nahm sich vor, seine Suche nach einer Partnerin überlegter anzugehen und die Situationen vorher besser zu bewerten. Natürlich hoffte er trotzdem auch für diesen Tag, dass es einen Kontakt in der Disco geben würde.

11.11.2012 – Sonntag

Ich kann aus dem Stand in meine Boxershort reinspringen. ☺ *Ich habe gerade mit Nicole telefoniert, da ich sie sehr vermisst habe. Habe mit ihr kurz über Sarah geredet und ihr gesagt, dass es für mich sehr gut ist, dass ich sie nicht mehr sehe. Es ging auch darum, neue Freunde zu finden. Jetzt leuchtet es mir ein, z. B. die Kletterfreunde öffnen mir die Türen. Ich spüre da wieder mal so richtig Freude. Ich muss mich auf ein paar wenige Leute konzentrieren. Sie wollen sich auf alle Fälle bei mir melden.*

15.11.2012 – Donnerstag

Patric war die letzten Tage auf Montage gewesen. Abends kam er bei uns vorbei, einfach mal so oder doch nicht? Sein dunkelblauer Pullover mit Ton in Ton gemustertem Aufdruck stand ihm sehr gut. Die silberne Kette um seinen Hals hob sich ab. Wir unterhielten uns etwas über seinen Montageeinsatz, wobei Patric anfangs nicht sehr gesprächig war. Er hatte sich wieder an seinen gewohnten Platz in der Küche gesetzt. Unsere obligatorische Frage: „Ist alles in Ordnung?" Er blickte mich mit seinen blauen Augen an und meinte etwas leise: „Ich weiß nicht." Wir ermunterten ihn, einfach zu berichten, was ihn bewegte und zeigten ihm, indem wir uns ebenfalls setzten, dass wir uns dafür Zeit nehmen wollten. „Ich habe wieder Bier zur Montage getrunken. Ich wollte dies eigentlich gar nicht. Ich bin sowas von schwach. Ich könnte da ausrasten." In dieser Art und Weise sprach er das wahrscheinlich auch bei seinen Arbeitskollegen an. Denn sie stuften seinen Griff zum Alkohol als Gesellschaftszwang ein und bewerteten es nicht über. Auch für uns war diese Tatsache jetzt nicht so schlimm. Was ist dabei, ein, zwei Flaschen Bier zu trinken, so dachten wir. Ein Crystalrückfall hätte uns mehr getroffen. Doch Patric beurteilte es anders. Wir konnten natürlich nicht einschätzen, was der Alkoholkonsum in seinem Kopf auslöste, welche Erinnerungen er mit dieser legalen Droge in Verbindung brachte. Nahtlos kam er von diesem Punkt auf das Raum-/Zeitgefühl zu sprechen, das ihm oft verloren ging. Am schlimmsten wäre es immer, wenn er sich zu viel vornehmen würde – wenn Termine noch nach der Arbeit anstanden oder er Bekannten versprochen hatte, behilflich zu sein. Und wenn noch gleichzeitig Dinge zuhause anstanden, dann fühle er sich wie in einem Karussell, das nicht mehr aufhören würde zu drehen. „Es fährt immer schneller und schneller und ich werde immer weiter hinaus geschleudert. Ich zwinge mich dann einfach zur Ruhe und mache Atemübungen. Manchmal wirkt es. Aber ich sehe da auch oft ein großes schwarzes Loch", beschrieb er den Zustand. Und er sprach von seinen Psychosen. Er nannte sie Weltuntergangspsychosen, die ihn in der schlimmsten Zeit des Drogenkonsums oft begleiteten und ihn immer noch nicht losgelassen haben. Dabei waren die Verfolgungspsychosen noch harmlos. Es gab in seinen Vorstellungen physische und psychische Gewalt an Menschen. Leute, die nach Hilfe riefen, die ihre Arme ausstreckten und immer nur in ein leeres, nebliges Nichts griffen. Es war oft eine undefinierbar große Menschenmenge, manchmal auch nur wenige, dafür bekannte Leute aus dem Drogenkreis. Wenn diese Psychosen vorbei waren, dann fühlte er sich dazu bewogen, diesen Leuten zu helfen. Diese Hilfsbereitschaft würde auch jetzt noch oft extrem in den Vordergrund rücken und er habe Mühe, Abstand zu diesen Personen zu halten. Er erzählte, dass er sich dann total in diese Leute einfühlen konnte. Und manchmal suchte er den Kontakt, um dann spüren zu müssen, dass es ihm nicht gut tat. Er umschrieb seine Position mit den Worten: „... am Rande eines Strudels".

Stefan und ich hörten ihm aufmerksam zu und unterbrachen ihn nicht. Patric saß bewegungslos an seinem Platz, während er erzählte. Nur der Tonfall zeigte uns, ob ihn Wut über sich selbst oder Verzweiflung bewegten. Wie konnten wir ihm helfen? Mit solchen krassen Psychosen hatten wir nicht gerechnet. Wir empfahlen ihm, zum Arzt zu gehen und gleichzeitig appellierten wir wieder an seine Geduld und daran, seine bisherigen Erfolge nicht außer Acht zu lassen. Er reagierte nicht auf unsere Bemerkungen. Er trank das Glas Wasser, das ich ihm hingestellt hatte, aus und sagte, dass es Zeit wäre, um zum Indoorklettern zu fahren. Dieser plötzliche Wechsel der Gedankenwelt überraschte uns immer wieder. Gerne wären wir mit ihm noch etwas in die Tiefe seiner Probleme gegangen. Wir drückten ihn zum Abschied – diesmal ein wenig länger. Vielleicht als ein Zeichen, dass alles gut werden wird. Und von mir gab es ein Extraküsschen auf die Wange. Meine Augen füllten sich dabei mit Tränen und Patric sah es. Sein Kommentar: „Mutti, du hilfst mir nicht, wenn du weinst!" Ich zuckte mit den Schultern. „Die Tränen kommen einfach. Ich möchte das doch auch nicht." Ich wandte mein Gesicht ab.

Was Patric da erzählte, beschäftigte uns sehr und wir machten uns große Sorgen. Diese Gedanken und Gefühlsregungen merkte man ihm durch seine scheinbare Normalität rein äußerlich nicht an. Sie waren für uns in keinster Weise erkennbar. Wenn wir Patric in den zurückliegenden Wochen fragten, wie es ihm ging, so wurden wir immer beruhigt. Heute war nun ein Tag, an dem er nicht mehr weiter wusste und zu uns kam. Wir hofften, dass er den Weg zum Arzt suchen und noch mehr hofften wir, dass der Gedanke an eine Langzeittherapie siegen würde.

16.11.2012 – Freitag
Patric begann heute sein zweites Tagebuch. Die erste Seite steht unter dem Motto eines Mehrzeilers, der allerdings nicht von ihm stammt. Es steht geschrieben: *„Was wäre, wenn du ein anderes Leben gelebt, andere Ziele verfolgt und andere Entscheidungen gefällt hättest? Auf diese Frage gibt es keine Antwort, denn die Vergangenheit lässt sich nicht ändern. Nutze deine Erfahrungen, schau in die Zukunft und steuere dein Glück im Hier und Jetzt!"*

Am Rande des Strudels, bewusst oder unbewusst begibt er sich in diese Nähe. Er kennt den Tagesablauf seiner ehemaligen Freunde, er kennt die Anlaufpunkte und fühlt sich getrieben.

Patric musste seinen Kühlschrank etwas auffüllen. Dazu ging er nicht in den nächstgelegenen Kaufmarkt. Nein, er peilte einen ganz speziellen an. Da, wo die Chance bestand, Bekannte zu treffen – alte Bekannte. Sein Vorhaben ging auf. Er traf die Clique, darunter auch Sarah.

Ich habe Sarah vor dem (...) getroffen. Ich bin nicht erschrocken, als ich sie gesehen habe, sondern mir fährt es da immer richtig in den Bauch. Ich muss das nächste Mal anders reagieren und sie am besten nicht beachten oder noch besser, zu anderen Zeiten in den (...) gehen.

17.11.2012 – Samstag
Nasenhaare ... ich hasse Nasenhaare ☺. Wow, ich kann wieder lachen, nicht nur grinsen ... das ist wirklich mal wieder ein riesiger Meilenstein. Fröhlich sein ist was sehr schönes. Hat auch was damit (sehr viel) zu tun, dass ich mit den alten Leuten nix mehr zu tun habe.

Patric hatte sich über das Internet Stellenausschreibungen, speziell im sozialen Bereich, gesucht. Er spielte immer wieder mit dem Gedanken, den Job zu wechseln. Artfremd – aber vielleicht gehörte auch eine berufliche Veränderung zu seinem Weg. Gemeinsam formulierten wir das Anschreiben und den Lebenslauf. Am Montag wollte er sich noch Passbilder machen lassen und dann alle notwendigen Unterlagen, in einer Bewerbungsmappe zusammengefasst, versenden.

Noch am gleichen Abend bekam Patric Besuch von Markus. Sie verstanden sich immer noch gut, wärmten alte Kamellen auf. Sie lachten und blödelten herum. Patric fühlte sich in diesem Moment in Markus Nähe wohl, fühlte sich mit ihm verbunden und begab sich wieder an den Rand des Strudels.

18.11.2012 – Sonntag

Liebes Tagebuch!

Gestern Abend war wirklich verrückt. Es war stellenweise so wie früher, nur anders. Ich fange mal so an, der Markus war gestern bei mir. (...) Ich habe dann, als ich ihn nach Hause gefahren habe, noch den Denny getroffen. Wir haben uns dann in ...dorf nochmal gesehen, wo dann auch der Muck war, schön betrunken und er stopfte Geld in so einen Spielautomaten. Denny hat mich gefragt, ob ich mit ihm nach ...grün fahre, habe aber abgesagt. War ganz schön, weiß gar nicht, wie ich schreiben soll ... hmm schon frech und dreist von ihm. Er sah auch ganz schön scheiße aus, er lebt mittlerweile auch von Hartz IV. Na ja, ich bin dann zum Tom ins ... und kostenlos reingekommen. Die Musik war ganz gut, hat mir sogar etwas mehr gefallen als im .... Nur der Mädelsanteil war mir eindeutig zu gering.

Nur eine kleine Randnotiz: Mir hat gerade der kleine Junge von meinem Nachbarn gewunken. Er saß im Auto und ich war in der Küche am Fenster. Kleine Dinge, die das Leben erfreuen.

Patric reflektierte auch dieses Wochenende. Er stürzte sich wieder in das gefährliche Abenteuer, schwach zu werden. Es wäre in dieser alten Umgebung mit einem Hauch der Vertrautheit ein Leichtes gewesen, Dennys Bitten nachzugeben, ihn in den wenige Kilometer entfernten Ort zu fahren, Crystal Meth zu kaufen und selbst wieder dieser verführerischen Droge zu verfallen. Doch er widerstand dieser Versuchung – diesmal. Würde er diese Kraft auch bei der nächsten Gelegenheit haben?

23.11.2012 – Freitag

Da ich mir oft über das Alleinsein von Patric Gedanken machte, war ich immer auf der Suche, etwas gemeinsam zu unternehmen, was ihn begeistern könnte. So stieß ich auf eine Vortragsreihe „Blickwinkel, die

Welt im Focus". Ich zeigte Patric schon einige Wochen vorher den Flyer, damit er sich bei Interesse einen Vortrag aussuchen konnte. Er entschied sich für den Beitrag „Ausstieg in die Wildnis – 17 Monate im hohen Norden von Alaska". An diesem Freitag war es nun soweit. Wir fuhren zu dritt zu der Veranstaltung. Der Raum war bis auf den letzten Platz ausgefüllt und wir saßen ziemlich weit hinten, konnten aber dem kommentierten Film sehr gut folgen. Patric war begeistert über das dargestellte Leben mit und in der Natur, weg von jeglicher Zivilisation. Ihn inspirierte das Miteinander mit der Tier- und Pflanzenwelt. Die einmaligen Landschaftsbilder taten ihr übriges. Er bewunderte Hubert und Doris Neubauer, die sich dieser Herausforderung gestellt hatten und ihre Erlebnisse im Rahmen dieser Veranstaltungsreihe wiedergaben. Wir merkten, wie Patric aufblühte, wie er selbst Visionen entwickelte und wie sein Interesse zunahm. In der Pause wurden verschiedene Gegenstände, die Bezug zum Vortrag hatten, verkauft, so auch Shirts mit unterschiedlichen Aufdrucken. Patric fragte mich, ob ich ihm so ein Shirt kaufen würde. Natürlich, warum nicht? Er suchte sich ein dunkelrotes T-Shirt mit der Aufschrift „Lebe deine Träume" aus.

Auf dem Nachhauseweg sprach er noch einmal das Durchhaltevermögen und die notwendigen Entbehrungen bei dieser Unternehmung an. Er war aufgekratzt. „Ich würde auch gerne einmal so etwas Außergewöhnliches machen. Einfach weg von hier und etwas Verrücktes tun." Ich konnte mich gut in Patric hineinversetzen, doch in diesem Moment auch nur altkluge Ratschläge geben, wie: „Die Welt steht dir noch für alles offen und wenn du es unbedingt möchtest, dann schaffst du es auch." Wir setzten Patric glücklich und zufrieden zuhause ab. Das war uns wichtig. Ich verabredete mit ihm noch die Uhrzeit für den nächsten Morgen. Wir wollten den schon lange angesetzten Termin zum gemeinsamen Joggen angehen.

24.11.2012 – Samstag

Es war ein kalter, trockener Morgen. Mein Wunsch war es schon seit längerer Zeit gewesen, einmal mit Patric gemeinsam zu joggen. Für heute hatten wir endlich einen Termin gefunden. Um 9 Uhr trafen wir uns am Eingang des Parks, in dem Patric häufig trainierte. Er hatte seine neu gekauften Laufschuhe an, eine schwarze Sporthose und ein blaues Dress. Während ich mit dem Aufwärmen begann, schaute mir Patric amüsiert zu. Nachdem auch er seine Lockerungsübungen angefangen hatte, sagte er zu mir: „Wir können uns ja während des Laufens etwas unterhalten." Ich stutzte. „Unterhalten? Patric, ich glaube, das wird nichts. Ich bin lange nicht gelaufen und habe bestimmt mit mir zu tun. Das Erzählen war selbst in der Zeit nicht möglich, als ich noch regelmäßig trainierte. Schauen wir mal, wie fit ich noch bin." Patric antwortete lachend: „Na gut." Wir einigten uns, einen Rundkurs mehrmals zu laufen. Los ging es! Mein Sohn startete mit leichten, großen Schritten und ich versuchte mitzuhalten. Nach wenigen Metern war es jedoch nicht mehr möglich, Patric zu folgen. Ich gab ihm zu verstehen, dass er ruhig seinen gewohnten Laufstil fortsetzen solle. Und schon war er weg. Er hatte sich vorgenommen, zehn Runden zu absolvieren. Mein Ziel waren fünf Runden. Auf dieser Strecke überholte er mich dreimal und ich musste jedes Mal, wenn er an mir vorbei zog, lachen. Ich lachte voller Stolz über ihn und dachte in diesem Moment einmal nicht an seine Sucht, seine Krankheit, sondern bewunderte meinen sportlichen Sohn. Ich war einfach nur glücklich, mit ihm gemeinsam diese Momente erleben zu dürfen.

Nach dem Joggen war ich ziemlich fertig. Wir schlossen das Training mit einem leichten Spaziergang ab. Vor unseren Autos angekommen, sagte Patric noch zu mir, dass er sich am gleichen oder am nächsten Tag noch einmal bei uns sehen lassen würde. Mit diesen Worten verabschiedeten wir uns.

25.11.2012 – Sonntag

Wie angekündigt, suchte uns Patric auf. Er kam mit dem Fahrrad. Wenige Meter vor unserem Zuhause fuhr er sich ein Loch in den Vorderreifen. Stefan hatte zum Glück noch einen neuen Schlauch in seiner Werkstatt und so reparierten beide das Rad. Anschließend formulierte ich für Patric, auf seinen Wunsch hin, zwei geschriebene Bewerbungen um. Während der gemeinsamen Zeit erzählte er uns, dass er am Vorabend wieder in einer Discothek gewesen sei und verschiedene Mädchen kontaktiert hätte. „Kein Mädchen, das ich angesprochen habe, war Single. Alle Hübschen schon vergeben", schilderte er die Situation. Er machte ein genervtes Gesicht, weil es ihm einfach nicht gelang, eine Freundin zu finden. Ich wusste nicht, wie ich ihn trösten sollte. Patric blieb zirka drei Stunden bei uns. Es war eine Zeit der Vertrautheit, die gut tat. Er nahm dies ähnlich wahr, denn er schrieb in sein Tagebuch:

Ich habe beide wirklich sehr gerne, mit meiner Mum bin ich auch ganz schön zusammengewachsen. Wir stehen uns wirklich sehr nahe.

Patrics Vorhaben, in eine andere Stadt zu ziehen, war noch nicht abgehakt. Er erzählte uns nichts davon, dass er sich heute von außen drei Wohnungen im Zentrum einer größeren Industriestadt angeschaut hatte. Über das Internet war die Auswahl entsprechend seinem Geldbeutel ausgefallen. In eine engere Wahl kam aus Gründen der Lage keine. Wir dachten nicht, dass es ihn immer noch sehr beschäftigte. Er wollte einfach weg. Sicherlich nicht nur aus Gründen der Wohnungsgröße. Er fühlte sich getrieben, der gewohnten Umgebung zu entkommen. Doch diese Stadt seiner Wahl wäre nicht der Schnitt zu Crystal Meth gewesen. Den Markt für diese Droge hatten die Dealer auch dort schon längst aufgebaut.

In den nächsten Tagen dokumentierte Patric, wie fast an allen Tagen seit Beginn seiner Aufzeichnungen, sehr ausführlich bestimmte Ereignisse. Er beschrieb immer wieder die vielen Versuche, ein Mädchen kennenzulernen, beschrieb seine Probleme auf Arbeit, die Treffen mit alten Freunden, analysierte auch immer wieder seine gescheiterte Beziehung zu seiner langjährigen Freundin Carolin und zog Schlüsse auf seine eigene Verfassung. Diese Themen waren immer präsent. Er versuchte, daraus neue Wege für sich zu finden. Oft liest man aber auch nur die Verzweiflung heraus.

Crystal Meth wirkte nach wie vor unaufhörlich auf seine Psyche. Immer wieder wichen Gedanken und Tun zu sehr voneinander ab. Die Droge ließ nicht locker und legte immer wieder kleine Stolpersteine in seinen Gedankenfluss, um ja nicht vergessen zu werden.

28.11.2012 – Mittwoch

Über die Suchtberatung fuhr Patric mit zu einem Beratungsstellentreffen einer Suchtfachklinik. Das Treffen stand unter dem Thema „Crystal – Herausforderung unserer Region". Patrics Selbstbewusstsein wurde durch diese Teilnahme gestärkt und das bewirkte, dass er sich unbedingt im offenen Teil der Diskussion stellen wollte und das auch tat.

Als der Referendar fragte, ob noch irgendwelche Fragen sind, hat zuerst jemand eine Frage gestellt, ich habe mich dann gemeldet ... wie in der Schule ... und habe gesagt, dass ich fünf Jahre lang Crystal Meth genommen habe und ob jemand Fragen an mich hat. Mir kam es so vor, als ob die mich bzw. alle, die Drogen genommen haben, für dumm hinstellen wollten. Natürlich ist das nicht so gemeint von ihnen, aber man muss die Theoretiker auch mal von der Praxis überzeugen. (...) Sie haben ein unglaubliches Wissen, aber können sich überhaupt nicht in unsere Lage hineinversetzen. Auf alle Fälle habe ich mich dort vor den ganzen Leuten geoutet und es hat mal gut getan, was dazu zu sagen.

Der Klinikaufenthalt

01.12.2012 – Samstag

Der Samstag vor dem 1. Advent. Für Patric stand eine sportliche Veranstaltung an, zu der er sich angemeldet hatte. Einen Zehnkilometerlauf – genannt Nikolauslauf. Wir versprachen ihm, mit am Start zu sein. Es war ein sonniger Tag mit Temperaturen um die minus ein bis zwei Grad. Die zu laufende Strecke war zum Teil mit Schnee bedeckt und vereist. 14 Uhr sollte es losgehen. Stefan und ich hatten uns für diesen Vormittag vorgenommen, einige Wege zu erledigen und kamen dadurch etwas in Zeitdruck. Aufgrund von Parkplatzproblemen am Veranstaltungsort schafften wir es gerade noch so, vor dem Startschuss anwesend zu sein. Alle Läufer standen motiviert an der Ziellinie und wir hatten Mühe, Patric ausfindig zu machen. Dann plötzlich entdeckten wir ihn doch noch. Er hatte uns schon längst erspäht und es war unschwer zu erkennen, dass er sich unheimlich freute. Und schon erfolgte das Startzeichen und das Läuferfeld setzte sich in Bewegung. Wir konnten mit Patric keine Worte mehr wechseln, zeigten ihm jedoch mit gedrücktem Daumen, dass wir ihm Erfolg wünschten. Nun hieß es warten. Wir hatten keinen Zweifel, dass er es schaffen würde. Nach 34 Minuten kam der erste Teilnehmer wieder ins Ziel. Nun folgte einer nach dem anderen und auch Patric passierte im Mittelfeld die Ziellinie. Man sah unserem Sohn an, dass die Strecke nicht ohne war. Schnee und Eis hatten stellenweise hohe Ansprüche an den Laufstil gefordert.

Er hatte sein sportliches Vorhaben wieder geschafft und konnte mit Recht stolz darauf sein. Wir gaben ihm etwas Zeit, sich zu sammeln. Dann hielt uns aber nichts mehr ab, ihm voller Respekt zu gratulieren. Auch diesmal, wie zum Duathlon im September, zeigte Patric keine sonderlich freudige Erregung. Es hatte den Anschein, als ob der Lauf eine Nebensache für ihn wäre.

Unsere Meinung wurde später darin bestärkt, dass in seinem Tagebuch kein Wort über die Veranstaltung stand. Sein Kopf war immer noch nicht richtig frei gewesen für solche Emotionen.

Den Teilnehmern und auch den Gästen stand eine Turnhalle zur Verfügung, wo sie sich bis zur Mitteilung der Ergebnisse aufhalten und wärmen konnten. Stefan und ich trafen dort einen Bekannten, der im Veranstaltungsteam mitarbeitete und im Leichtathletikverband aktiv ist. Wir wechselten ein paar Worte und fragten ihn nach Trainingsmöglichkeiten. Er zeigte uns ein paar Varianten auf und wir stellten die Verbindung zu unserem Sohn her. Sie unterhielten sich noch eine kurze Zeit.

Endlich wurden die Ergebnisse ausgehängt. Patric erreichte in dem Hauptlauf Platz 45 unter 101 Teilnehmern. In seiner Altersklasse lag er auf Rang 4. Das war ein super Ergebnis. Doch unser Sohn nahm es lediglich zur Kenntnis.

Wir deuteten ihm an, dass wir gehen wollten. Auch er schnappte sich seinen Rucksack und ging zu seinem Auto. Dort verabschiedeten wir uns. Ich fragte ihn noch, ob er am nächsten Tag, dem ersten Advent, zu uns zum Mittagessen kommen wolle. Doch er lehnte ab.

Bevor er losfuhr, schenkte ich Patric einen Adventskalender, so wie jedes Jahr. Er strahlte, als ich ihm diesen überreichte und schrieb dazu später:

Liebes Tagebuch – heute nur mal kurz … habe von meiner Mum einen Adventskalender bekommen. Habe daraus eine richtige Zeremonie gemacht, als ich das erste Türchen aufgemacht habe und wie ich den Kalender in meiner Wohnung aufhängte. Wird mich in den nächsten 24 Tagen begleiten, mein Kalender. Habe fest damit gerechnet, dass meine Mum mir einen kauft, wollte ihr schon immer etwas sagen, doch habe es sein lassen und mich überraschen lassen und es war wirklich wunderschön, von ihr einen zu bekommen.

Patric erzählte uns später einmal, dass er sich an diesem Abend noch den Film: „Das Meer in mir" angeschaut habe. Ein Film, in dem ein junger Mann durch einen Badeunfall querschnittsgelähmt und an den Rollstuhl gefesselt wird. Siebenundzwanzig Jahre lebt er sein Dasein, immer auf fremde Hilfe angewiesen. Eigentlich möchte er nur sterben. Doch auch dazu benötigt er die Hilfe Dritter. Der Ausgang des Filmes – der Mann erhält die Möglichkeit, seinem Leben das langersehnte Ende zu setzen. Patric war von der authentischen Geschichte sehr angetan. Ihn begeisterte die Intelligenz und die Menschenkenntnis des Mannes, vielleicht auch die Stärke, sein Leben anzunehmen und nicht zuletzt der starke Wille, seinen Körper sterben zu lassen.

Was ich in diesem Film sehr interessant fand, dass er durch die Macht der Vorstellung zu jedem Ort reisen konnte, den er vermochte. Alles in allem fand ich, dass es ein sehr emotionaler Film war. Ein wunderschöner Film ... kann ich nur empfehlen.

06.12.2012 – Donnerstag

Ich befand mich wieder auf Dienstreise. Gegenüber Patric hatte ich dies nur flüchtig erwähnt. Irgendwie hatte ich immer ein ungutes Gefühl, wenn ich nicht in greifbarer Nähe war. Jedes Mal fuhr ich mit traurigen Gedanken, nicht da zu sein, wenn ein Problem auftreten sollte. Ja, es waren traurige Gedanken. Und so geschah es auch diesmal wieder.

Am Nachmittag, noch während eines Meetings, versuchte Patric mich telefonisch zu erreichen. Mir fuhr es in den Bauch. Ich konnte natürlich nicht sofort abnehmen. Nach einer Weile versuchte er es noch einmal. Wieder konnte ich das Gespräch nicht annehmen. Meine Konzentration ließ merklich nach und ich musste unbedingt versuchen, mich für einen kurzen Moment aus der Beratung auszuklinken. Ich

entschuldigte mich in der Runde, stand auf und verließ den Beratungs-
raum. Mein Versuch, Patric zurückzurufen, klappte nicht. Er ging nicht
an das Telefon. Ich probierte es zwei-, dreimal. Dann rief ich Stefan an.
Er hatte inzwischen mit Patric gesprochen und wusste Bescheid. Patric
war heute zu seinem Hausarzt gegangen, weil es ihm psychisch nicht
gut ging. Dieser hatte ihn mit seinem Einverständnis in ein Krankenhaus für Psychiatrie und Neurologie einweisen lassen. Patric selbst äußerte gegenüber Stefan, dass er Depressionen hätte. Mehr konnte mir
Stefan vorerst auch nicht sagen.

Nun war ich natürlich total durch den Wind. Obwohl es am Geschehen nichts geändert hätte, wäre ich selbstverständlich sofort nach
Hause gefahren. Doch die Rückfahrt stand erst für den nächsten Tag
an. Und ich musste wieder in die Besprechung, war schon viel zu lange
weggeblieben. Ich setzte mich auf meinen Platz und meine Gedanken
waren eigentlich nur noch bei meinem Sohn.

***

Für Patric hatte der Kampf an zwei Fronten begonnen – zum einen
gegen den Suchtdruck: Vierundzwanzig Stunden am Tag, unerbittlich,
der Versuchung ausgesetzt, rückfällig zu werden. Zum anderen gegen
die Folgen des jahrelangen Crystal-Konsums – gegen die Depressionen.

07.12.2012 – Freitag
Gegen 17 Uhr kam ich mit dem Zug von der Dienstreise zurück.
Stefan holte mich vom Bahnhof ab und wir fuhren auf direktem Wege
zu Patric in die Klinik. Er war auf die Station „Allgemeine Psychiatrie"
eingewiesen worden. Stefan war schon nachmittags dort gewesen und
hatte ihn gefragt, ob er mit einem Arzt sprechen könnte. Doch das
wollte Patric nicht.

Um auf die Station zu kommen, mussten wir klingeln. Ein komisches Gefühl. Danach wurden wir in einen Besucherraum gebeten und setzten uns. Wenig später kam Patric dazu. Er hatte seine blaue Hose und sein graues Kapuzenshirt an. Ich wollte ihn fragen, was denn vorgefallen sei. Doch er kam mit einer Bitte zuvor. Er fragte Stefan, ob er mit mir allein sein könne. Wir waren verwundert. Doch Stefan akzeptierte diesen Wunsch und verließ das Zimmer. Patric saß links neben mir. Ich legte meine Hand auf seine Schulter. Plötzlich umarmte er mich und Tränen liefen über sein Gesicht. Ich fragte ihn, wie er sich fühle und weshalb es zur Klinikeinweisung kam. Er sagte mir, dass er seine Stimmungsschwankungen, so nannte er es, der letzten Tage nicht in Worte fassen könne. Das Auf und Ab, das Hin und Her seiner Verfassung machte ihm Angst. Er hatte oft den Eindruck, aus seiner Negativstimmung nicht mehr herauszukommen – er wäre depressiv. Er würde zu viel Kraft benötigen, um sich zu motivieren. Auch die Themen Arbeit und Wohnung kamen wieder zur Sprache. Patric erzählte schließlich, dass ihn sein Hausarzt aufgrund seiner Verfassung als Notfall eingewiesen hätte. Stefan hatten wir während der Unterhaltung wieder zu uns geholt. Ich konnte nicht einordnen, warum er den Raum verlassen sollte. Nichts kam zur Sprache, was Patric hätte unbedingt nur mit mir allein bereden müssen. Es hat mich noch lange beschäftigt. Vielleicht spürte er in dieser Situation eine große Gefühlsregung, die sich in der Umarmung unter Tränen zeigte und für die er sich vor Stefan schämte.

Auf alle Fälle hatte Patric schon die Information, dass er eine psychologische Behandlung bekommen würde. Wir redeten ihm gut zu und versicherten ihm, dass es die richtige Entscheidung war. Wir drückten Patric zum Abschied noch einmal und versprachen, am Sonntag wiederzukommen. Er schrieb in sein Tagebuch:

Wenn ich hier raus bin und meine Psychotherapie durch ist, wird es mir sehr viel besser gehen. Wie schon gesagt, immer positiv denken. ☺ (...) Meine Mum war heute auch zu Besuch mit Stefan da. Es war ein rührender/ bewegender Moment für sie und mich. Habe sie weinend umarmt und als wir dabei aufgestanden sind, sagte ich nur: „Das war jetzt doch schon etwas viel mit dem Aufstehen." War ja auch so.

11.12.2012 – Dienstag

Heute besuchten wir Patric wieder in der Klinik. Sein Gesichtsausdruck ließ keinen Zweifel daran, dass er sich freute, uns zu sehen. Er erzählte uns jedoch, dass ihn die vielen kranken Menschen herunterziehen, ihm diese Lustlosigkeit nicht gut täte und er sich deplatziert fühle. Weiter ging es mit dem Bezweifeln der Entscheidung seines Hausarztes, ihn als Notfall eingeliefert zu haben. Wir ließen ihn sein Herz ausschütten und er erwähnte wieder die für ihn negativen Themen Auto und Wohnung. Und er verurteilte seine Unselbstständigkeit. Patric meinte, dass er unsere Hilfe viel zu sehr in Anspruch nehmen würde. Dies konnten wir für uns so nicht bestätigen. Wir hätten uns viel öfter gewünscht, dass er bestimmte Themen mit uns absprach oder sich unseren Rat einholte. Er betonte, dass er nichts allein in die Reihe bringen würde. Seine Worte klangen fest und bestimmend. Sein Tonfall zeugte von Ungeduld und Gereiztheit.

Allgemein integrierte er sich aber in die Gemeinschaft, ging zum Tischtennis, Kegeln und Boxen. Inzwischen waren ihm schon Medikamente zugeteilt worden und er besuchte die Ergotherapie. Auch ein psychologisches Gespräch wurde mit ihm schon geführt.

Ich hatte heute das Gespräch mit der Psychologin. Ich habe ihr von meiner fast kompletten Psychose erzählt und davon dass ich ein Problem damit hatte, dass sich mein Vater nicht um mich gekümmert hat.

Patric erzählte uns, dass er für Yvonne zu Weihnachten einen Lichterbogen in der Ergotherapie basteln möchte. Wir fanden sein Ziel toll und hofften mit ihm, dass er es schaffen würde. Zu diesem Besuch gab er uns auch preis, dass er von seinem Vater Besuch erwartete. Wahrscheinlich hatte er ihn angerufen und mitgeteilt, dass er sich in der Klinik befand. Es zeigte uns, wie sehr Patric doch immer wieder hoffte, ein Signal der Hilfe von ihm zu erhalten. Wir verstanden seine Initiative und wünschten ihm, dass der erwartete Besuch in Erfüllung gehen würde.

Seit er sich seiner Suchtkrankheit gestellt hatte, merkten wir, dass Patric in dieser Phase sehr unter der Distanz zu seinem Vater litt.

Ich schlug Patric vor, seinen Briefkasten zu leeren und in seiner Wohnung nach dem Rechten zu schauen. Er hatte nichts dagegen. Einen Zweitschlüssel hatten wir bereits von ihm bekommen. Sein Auto nahmen wir heute auch wieder mit zurück. Das Autofahren war ihm aufgrund der Einnahme von Tabletten untersagt. Stefan fuhr es und stellte es an der Straße vor seiner Wohnung ab.

19.12.2012 – Mittwoch

Kommenden Montag stand der Heiligabend an und ich hoffte ganz stark, dass Patric über Weihnachten nach Hause durfte. In seiner Wohnung deutete nichts auf das bevorstehende Fest hin. Da er sich jedoch darauf freute, kaufte ich für ihn einige weihnachtliche Accessoires und stellte diese auf die innere Fensterbank seines Wohnzimmers. Normalerweise mussten sie sofort beim Betreten des Zimmers auffallen. Ich war gespannt, ob von ihm ein Signal der Freude zurück kam.

Auch heute besuchten wir unseren Sohn in der Klinik. Er schlug vor, in das Stadtcafé zu gehen. Wir wollten erst abgeklärt bekommen, ob er das Klinikgelände auch verlassen dürfe. Patric versicherte uns, dass dies in Ordnung gehen würde und zu dritt machten wir uns auf den Weg.

Im Café angekommen, begann Patric zu erzählen. Er schilderte uns sein Klinikleben und seine Behandlungen. Die Gespräche mit Psychologen oder anderen Fachärzten taten ihm besonders gut. Seine Persönlichkeit wurde analysiert und sein Drogenverhalten aus der Vergangenheit thematisiert. Fachpersonal nahm sich Zeit für ihn und beschäftigte sich mit ihm. Er wurde endlich auch außerhalb seiner Familie ernst genommen. Auch mit den Tabletten war er noch einmal umgestellt worden, weil er sich morgens immer etwas „leimig" fühlte. Allerdings sagte er uns auch, dass er seine Depressionen und Angststörungen noch einmal angesprochen hatte. Patric fühlte sich zu diesem Zeitpunkt wohl und das war wichtig.

Er dachte auch wieder über eine Langzeittherapie nach, die wir nach wie vor befürworteten. Und er machte sich schon sein eigenes Weihnachtsgeschenk. Es waren große weiße hochwertige Kopfhörer, die er sich in einem Telekom-Shop kaufte und die ab sofort bei jeder möglichen Gelegenheit seine Begleiter waren. Von weitem sah es aus, als ob er Ohrenschützer auf hätte, was ich ihm auch sagte. Er fasste es als Scherz auf und wir lachten.

In der Zeit außerhalb seiner Behandlung war er meist sportlich aktiv. An dem Lichterbogen für Yvonne arbeitete er ebenfalls weiter, wobei er schon Zweifel an der termingerechten Fertigstellung hatte. Außerdem stellte Patric einige Arbeiten aus Speckstein her. Dazu zählte auch eine kleine Djembe, die er originalgetreu nachempfunden hatte. Sie stand später in seiner Wohnung immer in Sichtweite neben seinem Rechner. Patric war darauf sehr stolz.

Während der Beschäftigung in der Ergotherapie hatte er Peter kennengelernt. Peter hätte vom Alter her sein Vater sein können und kam aus dem gleichen Wohnort wie Patric. Die beiden kamen super miteinander zurecht und Sympathie war von Anfang an vorhanden. Es entstand ein vertrauensvolles, freundschaftliches Verhältnis. Die Ergotherapie besuchten Peter und er meistens zusammen. Neben Gesprächen über dies und das, verstanden sie sich auch schweigend, mussten keine Worte wechseln, um die Verfassung des anderen zu spüren und zu respektieren.

Peter spielte in einer Blaskapelle mit. Und da Patric durch sein Spielen auf der Djembe Interesse für die Musik zeigte, bot ihm Peter an, im Probenraum der Musikkapelle üben zu können, wenn der Klinikaufenthalt beendet ist. Dort musste er sich um Nachbarn und Mitbewohner nicht kümmern. Niemanden störte die Lautstärke des Trommelns.

Auch in der Klinik hielt Patric Ausschau nach einer Freundin und hatte keine Hemmungen, Mädchen anzusprechen. Schnell kam er mit ihnen in Kontakt und ein freundschaftliches Verhältnis baute sich auf. Das tat ihm gut. Er fühlte sich hier auch auf dieser Ebene anerkannt und beachtet.

Wir merkten an diesem Besuchstag einen positiven Wandel. In unseren Augen hatte er hinsichtlich Selbstsicherheit einen Fortschritt gemacht. Er war offen und kommunikativ. Er selbst schätzte sein Befinden als gut ein und wir waren froh, dass er diesen Klinikaufenthalt angenommen hatte.

21.12.2012 – Freitag
Patric begann seine Tagebuchaufzeichnungen für diesen Tag mit:

Hallo liebes Tagebuch. Heute war ein großartiger Tag.

Lächelnd, amüsiert, verwundert, kopfschüttelnd und nachdenklich liest es sich weiter:

Früh war wieder Ergo angesagt. Ich habe wieder am Geschenk für Yvonne weitergebastelt. Ich kam einigermaßen gut voran. Mit (...) verstehe ich mich inzwischen echt gut. Wir waren vorhin auch nochmal etwas draußen und haben wieder etwas gequatscht. Ich war endlich mal so wie ich bin. Er hat mir davon erzählt, wie er früher als Kind immer während der Fahrt zum Mond geschaut hat und nicht verstanden hat, warum der Mond immer an derselben Stelle bleibt. Hab dann heute auch noch Tischtennis gespielt, mit, wie ich finde, einer ganz interessanten Frau. Sie war so um die 60 ... Ich war dann heute auch noch etwas allein spazieren und musste da auf meinem Weg ein Dixi umschmeißen. Wollte ich immer schon mal machen. (...) Morgen will ich mal wieder etwas joggen gehen. Ach ja und wenn irgendetwas Persönliches ist, sollte ich sagen, dass ich darüber nicht sprechen will anstatt jemand anzulügen !!!

24.12.2012 – Montag – Heiligabend

Patric hatte über Weihnachten Urlaub bekommen und natürlich wollte er den Heiligabend mit uns zusammen bei Yvonne, René und Jonas verbringen. Wir mussten ihn von der Klinik nicht abholen. Er organisierte die Fahrt selbst. Ebenfalls am 24.12. war in den letzten Jahren unter Patrics Schulfreunden und Bekannten ein Traditionstreffen entstanden. Um die Mittagszeit traf man sich an einer Tankstelle für zwei, drei Stunden zum geselligen Quatschen. Patric wollte auch dieses Jahr nicht darauf verzichten und telefonierte schon am Vortag einige Leute ab. Das Treffen fand statt und er wurde von einem Schulfreund mit dem Auto von zuhause abgeholt. Seine gesamten Weihnachtsgeschenke für uns, die er am Vormittag noch verpackt hatte, nahm er gleich mit, da wir ihn um 16 Uhr von der Tankstelle abholen wollten. Die Fertigstellung des Lichterbogens für Yvonne war ihm leider nicht gelungen.

Der Heiligabend war sehr schön. Für Jonas kam extra ein Weihnachtsmann und alle mussten entweder ein Gedicht aufsagen oder ein Lied singen, um ein Geschenk zu erhalten. Anschließend übergab Patric jedem von uns seine kleine Überraschung. Stefan und ich hatten unserem Sohn die gewünschte Djembetasche gekauft. Nach der Bescherung aßen wir alle gemeinsam zu Abend. Patric nutzte die Gelegenheit, um nach dem Essen wieder etwas mit Yvonne zu philosophieren.

Auch in diesem Jahr wurde ein Familienweihnachtsfoto gemacht. Patric, natürlich mit seinen neu erstandenen Kopfhörern, in einem hellgrauen Shirt mit weißem Fahrradaufdruck und hellen Jeans, sieht auf diesem Foto glücklich und integriert aus – nicht abseits in einem anderen Leben, so wie er es für Weihnachten 2011 beschrieb.

Er wollte nicht mit uns gemeinsam nach Hause fahren, sondern mit dem Zug und bat Stefan, ihn zum Bahnhof zu bringen. Er ließ sich von seinem Vorhaben nicht abhalten, erzählte allerdings auch nicht, was er noch vor hatte. Mit Sicherheit würde er nicht allein zuhause sitzen. Es machte mir schon etwas Kopfzerbrechen und ich dachte sofort an den Kontakt zu seinen alten Freunden. Doch ich musste es akzeptieren und vertrauen.

Patric fühlte sich an diesem Abend sehr wohl. Sein ganzes Verhalten zeugte davon. Und ich war besonders froh, ihn an solchen Tagen bei uns zu wissen.

Hallo liebes Tagebuch!

Heute war ein Tag mit ganz schön viel Input. (...) Habe heute auch endlich mal wieder etwas Djembe gespielt und das zum 24.12. ☺ *Ich war dann mit an der Tankstelle. War nicht ganz so wie ich mir das vorgestellt habe, aber trotzdem schön. (...) Habe Yvonne gebeten, dass ich das nächste Mal den Weihnachtsmann spielen kann. Mal sehen, was das wird und ob sie mich ihn auch spielen lässt. (...)* (Das Kostüm hatte sich Patric schon Anfang Dezember selbst gekauft.) *Habe mit Yvonne auch mal schön angenehm reden können. Sie hat mir erzählt, dass es in der Schweiz so einen*

Tag gibt, wo die Menschen alles viel langsamer machen, also das Laufen und Sprechen usw. Glaube, das nennt sich Entschleunigungstag. Sie hat mir auch gesagt, dass es nicht verkehrt ist, die linke Hand zu trainieren. Dachte, das Gehirn kommt da durcheinander, doch anstatt dem bilden sich neue Verbindungen. Und es kommt immer darauf an, wie man eingestellt ist. Ist man eher negativ eingestellt, dann zieht man auch eher negativ eingestellte Menschen an und umgedreht.

30.12.2012 – Sonntag

Die Weihnachtsfeiertage hatte Patric teils zuhause und teils in der Klinik verbracht. Die letzten vier Tage verliefen für ihn „abwechslungsreich". Er beschrieb seinen Verfassung als positiv, am nächsten Tag als negativ und manchmal wechselte die Meinung innerhalb eines Tages. Er beschäftigte sich mit Wissenstests und stellte dabei für sich fest, dass das Lernen bei einer Tasse Kaffee für ihn positiver verlief. Auch mit dem Rauchen hatte er wieder begonnen.

Patric sprach seinen Arzt auf die Einnahmedauer seiner verordneten Tabletten an. Sechs Monate bis anderthalb Jahre nach dem Klinikaufenthalt müsste er diese einnehmen, hatte er als Auskunft erhalten. Vorerst wurde ein Medikament höher dosiert, weil er immer wieder sehr instabile Anzeichen aufwies. Und er erfuhr von diesem Arzt auch, dass er bald in eine Tagesklinik kommen sollte. Das gefiel ihm. Er wertete diese Entscheidung als Fortschritt in seiner Behandlung und sah einen großen Vorteil in der Versetzung in die Tagesklinik. Er konnte wieder jeden Tag nach Hause.

Patric nahm die Behandlungsstrategie der Klinik an und versuchte außerdem, seine verfügbare Freizeit mit Joggen, Tischtennis, Djembe spielen und weiteren Aktivitäten auszufüllen und vernachlässigte nie die Kontakte zu Mädchen.

01.01.2013 – Dienstag – Neujahr

„Jocheee, gestern war Jahreswechsel!", so beginnt Patric das neue Jahr 2013.

Er hatte für den Jahreswechsel Urlaub bekommen und beging ihn in Partystimmung in irgendeiner Discothek. Nachmittags besuchte er uns. Wir erzählten von unserer Silvesterfeier unter Freunden mit Kinobesuch. Patric gab seinerseits keine Details preis. Im Tagebuch schrieb er jedoch:

Bei Mutti und Stefan war ich heute auch mal kurz. Wir haben etwas miteinander gequatscht. Ich sollte wirklich etwas offener zu ihnen sein. Ihnen auch mal erzählen, was ich so erlebe, wenn ich fort gehe.

06.01.2013 – Sonntag

Nachmittags besuchten wir Patric. Er schlug uns vor, in die Cafeteria der Klinik zu gehen. Wir fanden die Idee gut. Die Cafeteria war großräumig und wenig besucht. So konnten wir uns einen Platz aussuchen, wo uns die Möglichkeit gegeben wurde, ungestört zu erzählen. Jeder von uns nahm Kaffee und ein Stück Kuchen zu sich. Wir fragten ihn, wie die Behandlung voran kam. „Ist schon alles in Ordnung. Mir geht es gut", antwortete er. Näheres erfuhren wir nicht. Deshalb fragte ich ihn, ob wir nicht einmal einen gemeinsamen Termin bei der Ärztin vereinbaren könnten. Was wir dann zu hören bekamen, verschlug uns etwas die Sprache. „Ich möchte das nicht. Ich fühle mich neben euch immer so klein."

Dieser letzte Satz machte mich sehr nachdenklich. Wieso fühlte sich Patric neben uns klein? Lag es an seinem schwachen Selbstbewusstsein? Verkraftete er es für sich nur schwer, dass wir meistens einen möglichen Lösungsweg für Probleme parat hatten, die Dinge zielgerichtet angingen und bei Diskussionen wortgewandter waren? Das lag nahe. Patric waren all diese Eigenschaften verloren gegangen, obwohl er in den letzten Monaten doch schon viel aufgeholt hatte. Er setzte ja die Empfehlungen der Suchtberatung in dieser Hinsicht strikt um, viel allein in Angriff zu nehmen und zu klären. Natürlich war manches für ihn sehr mühevoll und zäh und auch mit Rückschlägen verbunden. Doch sich deshalb vor uns klein zu fühlen? Vielleicht war es ihm auch einfach nur peinlich, als fast fünfundzwanzigjähriger junger Mann mit der Mutter vor dem Arzt zu erscheinen. Wir bekamen an diesem Nachmittag keine Erklärung zu seiner Aussage.

Patric äußerte an diesem Tag auch, dass er immer noch große Schwierigkeiten hätte, sich in der Klinik einzugliedern. Er wüsste nicht so richtig, wo sein Platz dort sei und dass dies mit seiner großen Entscheidungsschwäche zusammenhängen würde, die ihm auch bei der Visite bestätigt wurde. Und er hatte das Gefühl, dass man ihm gegenüber voreingenommen sei, weil man wahrscheinlich allgemein schlechte Erfahrungen mit Drogenpatienten gemacht hätte. Dies würde auf seine Behandlung abfärben, mit der er nicht zufrieden wäre.

Eigentlich hatten wir in den letzten Wochen den Eindruck gewonnen, dass er sich in das Klinikleben integriert und keine neuen Probleme hatte. Wir fanden, dass ihm der geregelte Tagesablauf gut tat. In all der Zeit hatte er auch nie so von einer Unzufriedenheit gesprochen. Wir verstanden diese Wandlung nicht.

Nach wie vor freute er sich auf die Versetzung in die Tagesklinik. Er war ungeduldig und konnte es gar nicht erwarten. Bis jetzt stand das Datum noch nicht fest. Er schrieb:

Ich war heute auch mal bei der Station Tagesklinik. Ich muss sagen, da hat es mir sehr gefallen. Ich freue mich schon darauf, wenn ich endlich meinen Termin dafür bekomme. Ich bin hier voll aus dem Tagesrhythmus

rausgekommen. Früh fühle ich mich immer wie erschlagen. Das liegt wohl
an den Tabletten.

07.01.2013 – Montag

Zwischen Patric und einem jungen Mädchen, das ebenfalls in der
Klinik behandelt wurde, hatte sich in den letzten Wochen eine inten-
sivere Beziehung entwickelt. Patric befand sich in einem Wirrwarr der
Gefühle. Wahrscheinlich wussten beide nicht richtig, was sie wollten.
Die gegenseitige Zuneigung war geprägt von gewollter Distanz bis tiefs-
ter Zärtlichkeit. Patrics Gedanken lagen dabei auch bei einer eventuell
gemeinsamen Zukunft. Er erlebte ihre Nähe nicht oberflächlich. Ein
unsichtbares Band war zwischen den beiden entstanden. Seine Gedanken verfingen sich öfters bei ihr. Und doch konnte Patric die Beziehung
nicht dem Begriff Liebe zuordnen. Zu groß waren hin und wieder die
Zweifel, ob die Verbindung Bestand hätte.

In dieser Zeit schrieb er in sein Tagebuch einen fiktiven Brief an seine
ehemalige Freundin Carolin.

Brief an Carolin
Keinen Plan ... ich habe dir gegenüber kein schlechtes Gewissen mehr. Es
ist wie eine Blockade in meinem Kopf, wenn es um dich geht. Ich versuche,
ohne dich glücklich zu werden und weiß, dass ich es schaffen werde. Ich
will dir keine Vorwürfe machen, wie du das mit der Trennung über die
Bühne gebracht hast. Du hast das einzig Richtige damals getan. Auf alle
Fälle weiß ich, dass es mit der Sarah ein riesengroßer Fehler war. Sie hat in
mir sehr viel zerstört. Habe mit ihr abgeschlossen, ich will nicht mehr, das
wäre, wie wenn ich mich verkaufe. Ich werde meine neue Liebe des Lebens
finden. Ich werde daran nicht zugrunde gehen. Ich werde weiterhin mei-
nen Spaß haben. Ich könnte eskalieren/kollabieren, wenn ich daran den-
ke, was diese verschissene Droge angerichtet hat. Ich werde stärker als vor

der Droge meinen Weg beschreiten. Ich finde nicht, dass wir beste Freunde sind. Nicht so, wie du dich gegenüber mir verhältst. Daran will ich mit dir arbeiten. 8 Jahre, da weißt du, wie/wer ich bin.

11.01.2013 – Freitag

Meine gesundheitliche Verfassung hatte inzwischen stark gelitten. Die berufsbegleitende Weiterbildung über zwei Jahre und die darauf folgende schwere Zeit als Mutter eines Drogenkindes, ließen meinen Körper nicht zur Ruhe kommen. Ich hatte ständig mit einer Allergie zu kämpfen und meine Speiseröhre verursachte mir beim Essen schmerzhafte Beschwerden. Ich ging nun den schon lange fälligen Arztmarathon an.

Patric war am 8. Januar endlich in die Tagesklinik gekommen. Ein Highlight für ihn, wie er es selbst beschrieb. Er und Peter fuhren nun jeden Tag gemeinsam mit dem Bus in die Klinik und Patric bekam weiter seine Behandlung. Er beschrieb im Detail, wie ihm die für ihn zuständige Psychologin und eine Ärztin Zusammenhänge zwischen Drogenkonsum, fehlenden Botenstoffen und Verhaltensänderung erklärten. Auch über die Eigenschaften der Schizophrenie wurde ausführlich gesprochen und darüber, dass Verbindungen zum alten Bekanntenkreis extrem gefährlich in Hinsicht auf einen Rückfall sind. Selbst Symptome wie Sinnestäuschungen können jederzeit wieder auftreten, auch wenn sie schon abgeklungen sind. Patric sah das als erste richtige Aufklärung zu seinem Krankheitsbild an. Er bekam aus fachlicher Sicht die Zusammenhänge zwischen der Droge Crystal Meth und seinen eigenen bereits festgestellten Verhaltensdefiziten erläutert. Er hatte in der Vergangenheit nie daran gezweifelt, dass die Einnahme von Crystal Meth an seinem jetzigen Zustand schuld war, jedoch verstärkten diese Ausführungen durch Experten bei Patric das Gefühl, sich in die richtigen Hände begeben zu haben. Ihm wurde aber auch gesagt, dass in naher Zukunft keine Chance bestehe, ohne Medikamente auszukommen. Selbst bei einer gefühlten Besserung müsse die Arznei weiterhin in Absprache mit dem Arzt eingenommen werden. Ob Patric sich diese Worte in Hinblick auf sein Ziel, schnellstmöglich wieder als Dachdecker arbeiten zu wollen, richtig verinnerlichte, zweifeln wir heute an. Wieder ins Arbeitsleben zurückzukehren, hatte oberste Priorität für ihn.

12.01.2013 – Samstag

Liebes Tagebuch, heute früh fiel es mir wirklich außerordentlich schwer aufzustehen, warum auch immer. Gestern Abend war ich bei der Musikgruppe in ihrem Probenraum. Ich hatte da solche extremen Stimmungsschwankungen, was ich am Montag mal bei der Ärztin oder Psychologin ansprechen muss. Ich kann mir kaum vorstellen, dass es an diesem einen Bier gelegen haben sollte. Ich bin dann gegangen. Als ich wieder etwas an der frischen Luft war, ging es wieder.

13.01.2013 – Sonntag

Hallöle, ich hatte heute früh wieder arge Probleme, in die Gänge zu kommen und heute Nachmittag und abends hatte ich wieder diese Schwankungen. (...) Des Weiteren habe ich auch noch irgendwelche Blockaden, wenn ich mit meiner Mum erzähle. Also das freie Reden mit ihr fällt mir schwer.

Dann war ich heute auch noch im Café und habe dort ein Eis gegessen. Die Sus war dort. Mir hilft da schon das kurze Quatschen, um mich besser zu fühlen. Ich habe manchmal Bedenken, dass ich zum Muttersöhnchen mutiere. Das will ich auf gar keinen Fall. Bin auch heute nicht mit meiner Mum und Stefan zu dem Spaziergang gegangen, dagegen war die Eisdiele eine viel bessere Wahl, meines Erachtens.

***

Blockaden beim Erzählen, Muttersöhnchen, Kleinfühlen ... dies waren Empfindungen und Wahrnehmungen gegenüber meiner Person, die ich von Patric nie erwartet hätte. Wo kamen sie her? Was ging in Patric vor? Man spult die letzten fünfundzwanzig Jahre zurück, geht Jahr für Jahr, Ereignis für Ereignis, Herausforderung für Herausforderung gedanklich noch einmal durch und fragt sich, ob man irgendwo einen Fehler gemacht hat. War die Erziehung zu streng, empfand er vielleicht mein Vorbild, meine Zielstrebigkeit zu stark? Ich weiß es nicht, kann die Antwort nicht finden. Ich bin aber auch überzeugt davon, dass Stefan mich angesprochen hätte, wenn ihm irgendetwas in dieser Richtung aufgefallen wäre.

Es ist ein Leichtes zu sagen: „Es war alles im normalen Bereich." Für mich ja. Ich habe meine genossene Erziehung weitergegeben. Für mich war diese streng, doch nicht schadend. Sie hat mich positiv für mein Leben geprägt und ich profitiere noch heute davon. Sollte Patric an Bausteinen dieser weitergegebenen Erziehung gelitten haben? Sollte er sich schon immer klein gefühlt haben? Wie kommt er darauf, ein Muttersöhnchen zu werden?

14.01.2013 – Montag

Die Busfahrt war heute früh auch ganz angenehm. Habe mir diesmal eine Wochenkarte gekauft, welche wesentlich günstiger ist. Habe mir dann heute Nachmittag noch eine gekauft. Doch als ich es mir dann nochmal mit der Karte durch den Kopf gehen lassen habe, ist mir eingefallen, dass ich sie hätte gar nicht lösen brauchen. Der Busfahrer hat sie für mich freundlicherweise stornieren lassen und somit habe ich mein Geld wiederbekommen.

Wir hatten eine Gesprächsrunde mit der Psychologin, wo jeder erzählt hat, wie sein Wochenende war. Ich konnte von meinem Erlebnis mit Peter seiner Musikgruppe berichten, wo ich ja am Freitag mitgemacht habe. Bei dem Gruppengespräch hat auch einer geheult und erzählt, dass er nicht weiß, wie es für ihn weitergehen soll. Ich darf mir sowas nicht zu sehr annehmen.

Ich habe auch mal bei der Psychologin meine Stimmungsschwankungen angesprochen und sie meinte, die anderen haben das auch und das sei normal.

Sarah war heute auch noch bei mir. Habe ihr erzählt, dass ich in der Klinik bin.

Ich nahm an diesem Tag wieder das Treffen der Angehörigengruppe wahr, die ich auch in den letzten Monaten regelmäßig besucht hatte. Da ich von den wirklichen Empfindungen und Gedanken sowie den Handlungen meines Sohnes wenig wusste, konnte ich eigentlich nur Positives berichten. Noch immer entsprach Patric nicht dem typischen Bild von Drogenopfern und das gab Hoffnung. Oft war bei den anderen Schicksalen keine Bewegung zum Guten zu verzeichnen. Die Eltern litten. Sie besuchten die Treffen, um auch für sich selbst seelischen Schutz zu finden und wir waren froh, wenn es uns gelang, innerlich etwas gestärkt den Erfahrungsaustausch zu verlassen.

15.01.2013 – Dienstag

Sechs Tage war Patric nun in der Tagesklinik und er lobte in unseren gemeinsamen Gesprächen immer wieder, dass es ihm nun, wo er wieder teilweise zuhause sein konnte, viel besser ginge und er nicht mehr so demotiviert wäre. Aber was machte er daraus?

Für diesen Tag liest man in seinen Aufzeichnungen:

Heute, gegen Ende des Tages, ging es mir überhaupt nicht gut, aber ich fange mal von Anfang an an. Das mit Sarah geht wohl doch nicht. Habe sie heute nochmal getroffen und habe ihr Blumen mitgebracht. Sie war ganz begeistert davon ... ja sogar fast sprachlos. Die Stimmung hat sich dann aber wieder bei uns umgeschlagen. Ich dachte, nach gestern kann es doch klappen, dass wir miteinander zusammen sind. Aber anscheinend doch nicht. Aber die Blumen waren echt eine gute Idee. Habe ich also auch mal so eine Situation mitbekommen.

Die Behandlung in der Tagesklinik erfolgte von 7 bis 16 Uhr nach einem geordneten Ablauf. Die Tage waren unterschiedlich belegt und es kam keine Routine auf. Ergo-, Bewegungs- und Musiktherapie sowie Sport und Alltagstraining waren Bestandteile der Behandlung. Die Gruppengespräche kamen ebenfalls nicht zu kurz und Freizeit konnte für persönliche Aktivitäten genutzt werden. Nach wie vor wurden Laboruntersuchungen auf Amphetamine/Methamphetamine gemacht, die bei unserem Sohn immer negativ ausfielen. Vier Wochen, in denen Patric sich gut aufgehoben fühlte und die Hoffnung hatte, für das Leben danach etwas besser gewappnet zu sein – auch, wenn die Behandlung nicht speziell auf Sucht ausgerichtet war. Eine anschließende Langzeittherapie wäre nach wie vor erforderlich. Davon musste Patric überzeugt werden.

23.01.2013 – Mittwoch
Seit meiner letzten Anspielung gegenüber meinem Sohn auf ein gemeinsames Arztgespräch hatte ich dieses Thema nicht mehr angesprochen. Trotzdem blieb es wahrscheinlich in seinem Gedächtnis verankert, denn er hatte von sich aus einen Termin ausgemacht, an dem die behandelnde Ärztin, die Psychologin und wir beide teilnahmen. Ich freute mich darüber, dass Patric mir die Chance gab. Mein Hauptanliegen bestand darin, etwas über die erreichten Fortschritte zu erfahren und darüber, wie die Behandlung nach dem Aufenthalt in der Tagesklinik weitergehen sollte. Außerdem fragte ich, welche Erfahrungen zu

reparablen und irreparablen Schäden nach Crystal Meth Konsum vorliegen würden.

Dazu erzählte ich erst etwas über den gesamten Verlauf seit Mai 2012 und auch über die Situationen Patrics, die uns hilflos machten und Ängste um ihn weckten. Die Ärztin erklärte mir, dass aufgrund des langjährigen multiplen Substanzgebrauchs Patrics Verhaltensbild hinsichtlich kognitiver Störungen, Ängste und Sinnestäuschungen nicht außergewöhnlich sei. Auch depressive Stimmungen würden dazugehören. Er selbst würde gut mitarbeiten, müsste nur etwas mehr aus sich herausgehen, wäre oft sehr ruhig und manchmal in sich gekehrt. Sein Zustand sei soweit stabilisiert, dass die vierwöchige Behandlung in der Tagesklinik beendet werden könnte. Seine depressiven Erscheinungen und auch die schizophrenen Anzeichen seien nicht mehr zu beobachten. Sie sagte weiterhin, dass anschließend zwingend eine weitere Behandlung durch einen Facharzt erfolgen müsse. Auch, weil Patric unbedingt seinem Beruf als Dachdecker wieder nachgehen wolle. Der Facharzt sei frei wählbar und muss durch den Patienten selbst gesucht werden. Empfehlungen werden gegeben. Sie hatte auch noch einmal nachdrücklich darauf hingewiesen, dass die Medikamente weiter eingenommen werden müssen. Auf meine Frage, ob diese jemals wieder abgesetzt werden könnten, sagte man mir, dass dies durch den Haus- oder Facharzt zu entscheiden wäre. Grundlage für einen weiteren positiven Verlauf müsste auch eine strikte Abstinenz von Drogen und Alkohol sein. Die Ärztin und die Psychologin rieten Patric noch einmal zu einer Langzeittherapie. Er selbst nahm dies nur mit einem Lächeln und einem Kopfnicken auf.

Mein Anliegen zu den bleibenden oder nicht bleibenden Schäden konnte man mir nicht eindeutig beantworten. Von Fall zu Fall wären hier die Erfahrungen unterschiedlich. Alles sei abhängig von der Zeitdauer der Einnahme und der Menge von Crystal Meth und natürlich von der Person selbst. Die Wahrscheinlichkeit, dass leichte kognitive

Störungen anhalten, würde jedoch nahe liegen. Die Aussagen hierzu deckten sich in etwa mit denen der anderen Fachklinik im Juli 2012. Das Gespräch verlief sachlich distanziert. Irgendwie hatte ich den Eindruck, als ob es nicht unbedingt willkommen war, dass man als Mutter über die Behandlung des Sohnes aufgeklärt werden wollte.

Patric verfolgte das Gespräch stillschweigend. Nach diesem Termin fuhren wir gemeinsam nach Hause. So musste er nicht mit dem Bus fahren. Ich schnitt das Arztgespräch noch einmal an. Patric meinte, dass doch alles in Ordnung sei. Obwohl ich gerne gewusst hätte, ob er schon Vorstellungen für die Zeit nach seinem Klinikaufenthalt hat, fragte ich ihn nicht danach. Ich wollte für ihn nicht schon wieder vordenken. Zum Thema Langzeittherapie zeigte er sich unschlüssig. Er behauptete, dass es ihm gut ginge. Wahrscheinlich sollte das ein Grund dafür sein, eine Therapie nicht unbedingt antreten zu müssen. Er vermittelte ja wirklich eine optimistische und zuversichtliche Grundstimmung, doch aus Zeilen seiner Aufzeichnungen liest man anderes heraus:

Für mich in meinen Augen überwiegt das Negative mehr ... wenn wenigstens diese Müdigkeit weg wäre.

Der Rückzug

03.02.2013 – Sonntag

Am Freitag war Patrics letzter Tag der teilstationären Behandlung. Er gab einen kleinen Ausstand und hatte extra selbst bei sich zuhause Fleischsalat zubereitet. Er war ganz stolz darauf, dass ihm dieser gelungen war. Das Abschlussgespräch mit der Ärztin war erfolgt und der Fahreignungstest mit Bravour bestanden. Viele Leute hatte Patric in der Zeit der voll- und teilstationären Behandlung kennengelernt. Personen, die aus den verschiedensten Beweggründen die Hilfe der Klinik in Anspruch nahmen. Menschen unterschiedlichster Altersstrukturen und Lebensphilosophien. Mit allen kam er gut aus, interessierte sich für ihre Ansichten und Meinungen, führte ernste Unterhaltungen und machte Scherze, sprach auch mit ausgewählten Personen über seine Drogensucht. Mit dem Mädchen, das mehr Gefühle in ihm weckte, als nur Freundschaft, bestand nur noch telefonischer Kontakt, da sie inzwischen in einer Reha-Klinik war. Mit Peter sollte die Verbindung auch weiterhin nicht abreißen. So hatten sie es sich vorgenommen, auch, weil die Musik sie miteinander verband.

Stefan und ich konnten nicht einschätzen, wie Patric die vor ihm liegende Zeit sah. Er musste sich einen neuen eigenen Tagesablauf schaffen. Er wollte an seiner Musik festhalten und mit Tobias, einem Freund, der Patrics Cleanwerden unterstützte und der sich auch während seines Klinikaufenthaltes bei ihm gemeldet hatte, zukünftig in ein Fitnessstudio gehen. Tobias war überhaupt der Einzige, der sich nach seinem Befinden erkundigte. So nahm er ihn auch gleich an dem Wochenende mit zur Motorradmesse nach Leipzig. Patric gefiel die Atmosphäre sehr gut und er war von den ausgestellten Maschinen begeistert. Doch wahrscheinlich waren die Eindrücke zu viel und er konnte auf Dauer der Vielfalt und dem Umfang der Informationen nicht folgen, so dass schon nach zwei, drei Stunden die Aufmerksamkeit nachließ und er wieder nach Hause wollte.

Schon an den Abenden, an denen er tagsüber noch in der Klinik war, kamen wieder vermehrt die Gedanken an den alten Bekanntenkreis auf. Die vertraute Umgebung, die Straßen, die Einkaufsmöglichkeiten oder auch die Orte der Treffpunkte erzeugten einen Zwang, die Kontakte wieder zu aktivieren. Für ihn begann verstärkt ein Kampf gegen das „angenehme Flair" der Vergangenheit. Vielleicht deshalb auch der ungebrochene Wille von ihm, wieder arbeiten zu gehen, um diesem Einfluss etwas entgegensetzen zu können.

Stefan und mich beschäftigte, dass Patric nun Tag für Tag allein zu Hause war. War er vielleicht nicht nur allein, sondern auch einsam? Ein Tagebuchauszug zeigt den Tag aus seiner Sicht:

Ich denke, dass ich heute wieder etwas depressiv war. (...) Markus wollte mich heute besuchen, habe aber nicht geöffnet. Wollte ich nicht!

04.02.2013 – Montag

Wir hatten Patric zum Abendessen in ein italienisches Restaurant eingeladen. Der Italiener war seine Lieblingseinkehr. Auch die gemeinsamen Verabredungen zwischen ihm und mir einmal im Jahr fanden immer in diesem Lokal statt. Für gutes Essen war Patric zu begeistern. In den letzten acht Wochen hatte er an Gewicht zugelegt. Doch das lag nicht nur am Essen, sondern auch an den Medikamenten, die er verordnet bekommen hatte. Unabhängig davon war sein Appetit in den letzten Monaten gestiegen. Neun Kilo hatte er zugenommen und es ärgerte ihn etwas. Die Hosen und Shirts wurden zu eng und er hatte begonnen, sich nach und nach neu einzukleiden. Die paar zusätzlichen Kilos standen ihm gut und auch an diesem Tag zügelte er seinen Appetit deswegen nicht.

Unsere Unterhaltung war angenehm. Patric erzählte uns, dass sein erster Schritt die Suche nach einem Facharzt entsprechend der Empfehlung aus dem Abschlussgespräch in der Klinik sei. Schon in der vergangenen Woche hätte er einige abtelefoniert, jedoch bis jetzt noch kein Glück gehabt. Entweder nahmen die Praxen niemanden mehr an oder es waren Wochen an Wartezeit zu verzeichnen.

Den Entlassungsbericht hatte er beim Hausarzt abgeliefert, leider, ohne eine Kopie davon zu machen. Es wäre auch wichtig gewesen, den Bericht in der zukünftigen Facharztpraxis abzugeben. Doch woher sollte er das wissen.

Die verordneten Medikamente musste er weiterhin einnehmen.

Patric sagte uns, dass er sich mehr mit seiner Djembe beschäftigen und auch wieder zu joggen beginnen möchte. Derzeitig hielt ihn vom Laufen noch das Wetter ab. Es war kalt, es lag Schnee und nur selten blinzelte die Sonne. Fitness und Saunabesuche standen ebenfalls auf dem Plan und er hatte vor, sich in der Bibliothek anzumelden.

Sorgen bereitete ihm sein Auto. Immer wieder traten Störungen auf und es war kein Verlass. Er bereute diesen Kauf immer wieder.

Für uns war es vorrangig wichtig, dass Patric einen Termin zur Weiterbehandlung bei einem Facharzt bekam.

06.02.2013 – Mittwoch

Mir stand mal wieder eine dreitägige Dienstreise im Arbeitsteam bevor. Diesmal hatte ich Patric nicht gesagt, dass ich unterwegs bin. Mein Bauchgefühl hielt mich davon ab. Ich wollte bei ihm keine Gedanken an die Momente wecken, die er mit solchen Situationen verband. Ich hoffte einfach, dass er sich die drei Tage nicht melden würde, zumal wir für kommenden Samstag ausgemacht hatten, dass er zum Kaffeetrinken zu uns käme. Während dieser Tage war ich immer auf einen Anruf vorbereitet. Aber es ging alles gut. Patric bekam von meiner Abwesenheit nichts mit.

***

So wie ich ihm nicht verriet, dass ich beruflich unterwegs war, erzählte er uns nichts über seinen ersten Termin am heutigen Tag bei einem Facharzt für Neurologie und Psychiatrie, bei dem er zu verstehen gab, dass er unbedingt wieder arbeiten möchte. Vorschläge zu weiteren medikamentösen Therapien nahm er sehr verhalten auf und zeigte sich ruhig und wenig kommunikativ. Dies alles erfuhren wir lange Zeit später. Warum erzählte uns Patric nichts von diesem ersten Arzttermin? Hatte er Angst vor Fragen unsererseits zur weiteren Verfahrensweise mit der Medikation? Oder auch zu den gegebenen Hinweisen, wie es in seinem Alltag weitergehen sollte und zu möglichen Aussichten auf einen Arbeitsbeginn? Natürlich hätten wir all diese Fragen gestellt. Vielleicht nervte ihn schon der Gedanke daran oder er fühlte sich bei diesen Fragen wieder ganz klein und unselbstständig.

Zirka acht Wochen, bis zum 2. April 2013, musste er auf den nächsten Termin warten!

Hallo liebes Tagebuch,
irgendwie finde ich nix Richtiges, was ich anstellen könnte, außer zuhause rumzulungern. Hier ist aber auch nix weiter los. Zu doof irgendwie. Mit dem Tobias will ich ja mal ins Fitnessstudio gehen bzw. joggen gehen. Das Warten macht mich noch alle.

13.02.2013 – Mittwoch
Meine umfangreichen ärztlichen Untersuchungen aufgrund meiner

Beschwerden standen für diesen Tag an. Ich hatte hierfür extra eine Krankschreibung erhalten, da nicht abzuschätzen war, wie lange der ambulante Aufenthalt andauern würde. Ich hoffte sehr, dass man die Ursache findet. Patric hatte ich von dem bevorstehenden Termin erzählt und war gespannt, ob er sich abends einmal melden und nachfragen würde. Doch nichts passierte. Sicherlich hatte er es vergessen ...

14.02.2013 – Donnerstag

Gegen Abend klingelte zuhause das Telefon. Ich nahm ab und es meldete sich eine Männerstimme und fragte nach Patric. Ich erkundigte mich erst einmal, wer denn am anderen Ende sei. Er gab sich als Vater eines Kindes aus Patrics Drogenkreis aus. Ich wunderte mich, wie er auf meine Telefonnummer kam, da ich nicht im Telefonbuch stehe. Er erzählte sehr aufgebracht, dass sein Kind derzeit in einer Klinik liegen würde und der Gesundheitszustand sehr bedenklich sei. Ich kannte das Kind und hatte auch etwas nähere Informationen zu dessen Drogenlebenslauf. Der Vater wollte unbedingt die Telefonnummer von Patric haben. Angeblich nur, um mit ihm über sein Kind zu reden. Doch während des Gespräches kamen auch Vorwürfe gegen Patric. Der Telefonanrufer beschuldigte unseren Sohn, dass sein Kind durch ihn in den Drogensumpf gerutscht sei. Daraufhin musste ich ihm klar machen, dass dies überhaupt nicht möglich sein konnte. Sein Kind hatte schon lange vor dem Kontakt zu Patric Crystal Meth konsumiert. Der Kontakt unserer Kinder mit dieser Droge war vollkommen getrennt voneinander erfolgt. Doch in diesem Kreis stellten sich die Verbindungen schnell her, schon aus Gründen der Beschaffung. Er fragte mich, wie ich mit dieser Situation umgehe und ich antwortete ihm: „Ich werde jederzeit für meinen Sohn da sein, wenn er mich braucht. Doch die Einsicht zum Verzicht auf die Droge muss von ihm selbst kommen." Wie klug konnte man doch anderen gegenüber reden. Er hatte das Ansinnen, selbst gegen die Dealer vorzugehen, weil er die mangelnde Aktivität durch den Staat und die Gesellschaft verurteilte. In seinen Augen wurde nicht genug unternommen. Der Vater hatte wirklich große Angst, dass sein Kind sterben würde. So kam es am Telefon jedenfalls herüber. Und in seiner Hilflosigkeit machte er Patric dafür verantwortlich, wenn dies eintreten würde. Wahrscheinlich hatte sein Kind Patrics Namen irgendwann einmal erwähnt. Ich sagte ihm, dass ich seine Rufnummer an meinen Sohn weiterreichen würde und er selbst entscheiden solle, ob er sich meldet. Damit beendete ich das Gespräch, ohne ihm die Telefonnummer von Patric gegeben zu haben.

Stefan und ich informierten Patric über dieses Telefonat. Inhaltlich ließen wir die Anschuldigung allerdings weg. Wir sagten ihm auch, dass wir ihm die Telefonnummer geben würden, wenn er es möchte. Doch er lehnte dies ab, worüber wir sehr froh waren. Wir hatten Angst, dass er mit dieser Anschuldigung nicht umgehen könnte und sich Vorwürfe machen würde, die vollkommen unberechtigt wären.

19.02.2013 – Dienstag

Das Telefonat vom Donnerstag letzter Woche mit dem Kindsvater wiederholte sich heute noch einmal. Der Vater konnte nicht verstehen, warum sich Patric nicht bei ihm meldete. Er unterstellte ihm Schwäche und Feigheit. Ich versuchte, das Gespräch nicht ausufern zu lassen, weil ich überzeugt war, dass er nicht objektiv urteilte.

Von dem zweiten Telefonat sagten wir Patric nichts und er fragte auch nie wieder nach.

25.02.2013 – Montag

Noch immer hatten wir dieses kalte, schneereiche und düstere Wetter. Es dauerte nun schon seit Weihnachten 2012 an. Tagelang sah man keine Sonne. Und obwohl sich solche Phasen noch nie auf meine Stimmung auswirkten, hatte ich dieses Jahr Probleme damit. Dieses Winterwetter regte mich jeden Tag neu auf. Doch wahrscheinlich nur, weil ich meine damit verbundene Verfassung auf Patric projizierte. Jeden Morgen, wenn ich zur Arbeit fuhr, begleiteten mich die gleichen Gedanken. Was würde Patric heute machen? Wie würde er seinen Tag verbringen? Ich grübelte darüber nach, wie wir ihm Erfolgserlebnisse verschaffen könnten. Doch ich war hilflos. Ich hatte keine Ahnung, wie er sich wirklich fühlte. Wie immer, war von seiner Seite aus alles im grünen Bereich ... außer an diesem Tag.

Patric kam abends bei uns vorbei. Wir freuten uns darüber sehr, denn seit Anfang Februar waren die Kontakte eher auf die Wochenenden beschränkt. Zuerst registrierte ich an ihm, dass er wieder etwas zugelegt hatte, seine einige Zentimeter länger gewachsenen Haare sich lockten und er einen Dreitagebart trug. Patric vermittelte damit ein ganz anderes Erscheinungsbild. Die Sportlichkeit war etwas verloren gegangen. Erst danach merkte ich seine Niedergeschlagenheit. Es gab einen Begrüßungskuss auf die Wange und wir machten es uns im Wohnzimmer gemütlich. Patric setzte sich auf die Couch und ich ließ mich im Sessel nieder. Stefan spürte die Spannung und zog es vor, uns allein zu lassen. Ich schaute Patric einige Sekunden wortlos an. Er tat dies ebenfalls mit mir. Dann fragte ich ihn, was ihn bedrückt. Erst wusste er nicht, wie er anfangen sollte und dann sprudelte aus ihm heraus, dass ihm die Decke auf den Kopf falle und er vor Mittag nicht aus dem Bett käme. Das ärgere ihn maßlos. Andererseits wusste er manchmal mit seiner vielen Zeit nichts anzufangen. Ich schlug ihm vor, dass er sich eventuell um eine ehrenamtliche Tätigkeit kümmern könnte. Wenn er wolle, dann würden wir uns dafür auch mit einsetzen. Doch da bekam ich als Antwort, dass er doch eigentlich schon viel machen würde – Musik und Sport. Ich runzelte etwas die Stirn, auch, weil seine Antwort etwas barsch ausfiel. Das Gespräch war für kurze Zeit unterbrochen, bis ich den Faden wieder aufnahm und nach seinen Mädchenkontakten fragte. Er sagte, dass es schwierig sei, in den Discotheken eine Freundin zu finden. Patric war darüber sehr traurig und konnte sich nicht erklären, warum es nicht klappte. Eine Alternative zu den Discobesuchen hatte ich auch nicht parat. Er war mit sich uneins und unglücklich, war mit seiner Welt nicht zufrieden. Ich setzte mich zu ihm auf die Couch und nahm ihn in den Arm. Er ließ es geschehen. Vielleicht brauchte er solche Gesten öfters, jedoch sicherlich nicht ständig von seiner Mutter. Ich versuchte, meinen Sohn etwas aufzubauen und aufzumuntern, so dass er uns wenigstens mit einem fröhlicheren Gesichtsausdruck verließ als er gekommen war. Gerne hätte ich ihn bei uns festgehalten, doch ich musste ihn wieder in seine Einsamkeit entlassen.

Bevor Patric den Nachhauseweg antrat, erzählte ich ihm, dass Stefan und ich für eine Woche an die Ostsee in ein Ferienhaus fahren würden. Ich bot ihm an, dass er mitkommen könnte. So käme er auf andere Gedanken und hätte Abwechslung. Wir hatten vor, Fahrrad zu fahren, sofern es das Wetter zulassen würde, ansonsten wollten wir ausgedehnte Spaziergänge am Strand unternehmen. Patric überlegte kurz und sagte zu. Ich freute mich und war dahingehend erleichtert, dass sein Alleinsein für eine Woche unterbrochen wäre. Dass ich ihm diesen Vorschlag an diesem Tag unterbreitete, lag natürlich auch an seiner Verfassung. Es sollte für ihn ein kleiner Lichtblick sein. Ich hatte jedoch schon beim Buchen des Ferienhauses im Januar diese Möglichkeit in Erwägung gezogen und mit Stefan darüber gesprochen. Er war genauso wie ich davon überzeugt, dass der Ortswechsel für ihn gut sein würde.

***

Patric hatte in diesen Tagen aufgehört, regelmäßig Tagebuch zu schreiben. Es war weder ein erwähnenswertes Ereignis eingetreten, noch der Abschluss irgendeines Zeitraumes, sondern mitten im Geschehen. Eigentlich sah er das Schreiben doch auch als Auseinandersetzung mit sich selbst. Was war passiert?

07.03.2013 – Donnerstag
Tag für Tag dieses abartige kalte, niederdrückende Wetter.

An diesem Tag erfolgte die ärztliche Auswertung meiner Untersuchungen. Organisch war nichts Auffälliges festzustellen. Beruhigend, doch nicht die Lösung für meine Beschwerden. Über meinen Hausarzt erhielt ich ebenfalls das Ergebnis des Allergietests. Auch hier wurden keine Ursachen gefunden. Für mich unterstrich es meine Vermutung, dass die psychische Anspannung dafür verantwortlich war. Ich versuchte deshalb, mein Leben mit schönen Dingen, die mir gut taten und mir Spaß machten, zu gestalten und war auch der Meinung, dass mir das gelang. Das Unterbewusstsein spielte mir jedoch immer wieder einen Streich und ließ mich auch auf gesundheitlicher Ebene nicht zur Ruhe kommen.

Wir hielten den Kontakt zu Patric und er zu uns. Doch die Abstände wurden länger. Wir fragten nicht ständig nach, wie es ihm ging, sondern versuchten das Gespräch neutral zu halten. Wir glaubten, dass er sich dadurch nicht gegängelt fühlte. Es war eine erträgliche Situation, wenn auch nicht befriedigend. Die Zukunftsängste um ihn wuchsen. Wie sollte es nur mit ihm weitergehen? Die Vorstellung, dass er wieder als Dachdecker arbeiten wollte, bereitete uns Kopfschmerzen. Dazu wussten wir immer noch nicht, wie es mit seiner Behandlung weitergehen sollte. Patric hatte uns ja den ersten Arzttermin in der Praxis für Neurologie und Psychiatrie verschwiegen. Tabletten hätte er genug, sagte er uns auf Nachfrage.

Die Hilfe der Suchtberatung nahm er weiterhin in Anspruch, er hielt Kontakt zu Tobias und ging mit ihm zum Fitness und der Kontakt zu Peter und der Musik riss auch nicht ab. Er versuchte sich im Volleyball und hatte sich auch zu einem Lachyoga angemeldet, das ihn so heiter stimmte, dass er selbst andere Teilnehmer mit seinem Lachen ansteckte.

21.03.2013 – Donnerstag

Die Verbindung zur Drogenszene war immer noch aktuell. Ein kurzer Telefonkontakt, um Einladungen zu Partys zu folgen, war ein Leichtes. Immer wieder dieser Gang an den Rand des Strudels – eine gefährliche Situation für Patric. Aber all die Leute zu treffen, mit denen man doch früher auch so „tolle" Stunden verbrachte und mit denen man Spaß hatte und wo alles so einfach war, blieb nach wie vor verführerisch. Und dass, obwohl er doch aus den letzten Monaten wusste, dass es ihm nach solchen Kontakten immer nicht gut ging.

Er zog die Reißleine und schrieb, nachdem er schon der Party zugesagt hatte, per SMS zurück:

„Komme doch nicht und schreib mir am besten auch nimmer." Diesmal hatte er der Verführung widerstanden. Crystal Meth hatte nicht gesiegt. Wie ging es ihm jetzt?

24.03.2013 – Sonntag

Über ein Internetportal hatte Patric ein Mädchen namens Cindy kennengelernt. Die beiden schrieben sich und vereinbarten ein Treffen für den ersten April. Patric schöpfte Hoffnung, denn von seiner Seite aus stimmte die Chemie. Vielleicht empfand es ja auch die Gegenseite so. Warum nicht? Sonst würde sie sich ja nicht mit ihm treffen.

Am nächsten Samstag stand Patrics Geburtstag an. Wir hatten uns noch nicht über seine Wünsche unterhalten und auch nicht darüber, wie er sich den Tag vorstellte. Ich fragte ihn, womit wir ihm eine Freude machen könnten. Ohne zu zögern antwortete er, dass er sich eine Armbanduhr wünsche. Er hatte sich auch schon ein Modell in einem Juweliergeschäft ausgesucht. Wir verabredeten für den kommenden Donnerstag einen Termin vor dem Laden. Zur Geburtstagsfeier selbst hatte er noch keine richtige Meinung und äußerte sich nicht. Ich bohrte nicht weiter. Schließlich war es seine Entscheidung, zu feiern oder nicht. Nur sein Desinteresse zur Thematik ärgerte mich etwas.

28.03.2013 – Donnerstag

Um 16 Uhr hatten wir uns für den gemeinsamen Besuch beim Juwelier verabredet. Patric war nicht pünktlich und ließ mich einige Minuten warten. Endlich kam er aus Richtung seiner Wohnung gelaufen. Er hatte seine schwarze Winterjacke an und seinen grün karierten Schal umgebunden. Er lächelte – jedoch nicht ungezwungen. Wir begrüßten uns und ich musste natürlich eine Bemerkung zu seiner Verspätung loswerden. Das schien ihn jedoch nicht zu interessieren. Wir betraten das Geschäft.

Patric erweckte nicht den Anschein, sich zu seinem Ansinnen zu äußern. Ich versuchte, das Gespräch anzuschieben und erläuterte der Verkäuferin kurz unser Anliegen. Patric griff zurückhaltend in die Kommunikation ein und sagte, dass er sich schon für eine bestimmte Uhr entschieden hätte. Eigentlich war ich ja so ein zurückhaltendes Verhalten von ihm mittlerweile gewöhnt. Doch ich hätte mir schon gewünscht, dass er diese banale Situation selbst in die Hand nehmen würde. Ungewollt trat ich wieder in die Rolle des Organisators oder Regulierers, wie man es auch nennen möchte. Ich bemühte mich, diese Funktion auf Patric zu übertragen, doch er war einfach nicht in der Lage, diese einfache Handlung problemlos abzuwickeln. Patric hatte sich eine Lotus-Uhr mit einem Chronograph im schwarz-grünen Design ausgesucht. Wie immer, hatte er wieder Geschmack gezeigt. Die Verkäuferin präsentierte uns die Uhr. Nach ein paar Rückfragen zur Funktion und meiner Rückversicherung, dass Patric sie auch wirklich wolle, kaufte ich diese und wir verließen das Geschäft. Ich fragte ihn, ob wir noch zusammen einen Kaffee trinken gehen wollten. Er war einverstanden und wir fanden in dem ausgesuchten Lokal ein einigermaßen ruhiges Plätzchen. Ich spielte nun noch einmal auf seinen Geburtstag und eine Feier an. Ich konnte verstehen, dass er die Feier in dem gewohnten Personenkreis in seiner Wohnung aus Platzgründen nicht durchführen konnte. Deshalb bot ich ihm an, die Gäste zu uns einzuladen. Er sollte nur einmal sagen, ob er es wolle oder nicht. Gerne hätte ich mich jetzt mit ihm auch um das ganze Drumherum unterhalten. Wer würde was besorgen? Sollte ich etwas backen? Oder wollte er selbst Gebäck kaufen? Es kam einfach keine Aussage von ihm. Kein ja, kein nein. Nur folgende Worte kamen über seine Lippen, die mich erschreckten: „Den Opa möchte ich nicht einladen." Ich war sprachlos. Konnte nicht einordnen, was ich da gerade gehört hatte und entgegnete: „Warum nicht? Das kannst du nicht machen!" Er antwortete: „Ich möchte es nicht." Ich versuchte herauszubekommen, was die Gründe für seine Entscheidung waren. Ich bemühte mich, ihn davon zu überzeugen, dass dies nicht der richtige Weg sei, egal, was vorgefallen war. Patric schwieg. Mir fiel es sehr schwer, diese Tatsache einfach so zu akzeptieren. Es war nicht die Art von Patric, mit solchen Konsequenzen aufzufahren. Es musste etwas passiert sein, was ihn sehr getroffen und verletzt hatte. Mir war nicht bekannt, ob er in den letzten Tagen mit seinem Opa Kontakt hatte. Ich musste diese Tatsache erst einmal auf sich beruhen lassen und sprach das Thema Geburtstagsfeier nicht noch einmal an. Der Gedanke, dass er seinen Opa wirklich nicht einladen würde, nahm mir jede Aktivität in dieser Hinsicht. Es tat weh.

30.03.2013 – Samstag

An diesem Wochenende war Patrics fünfundzwanzigster Geburtstag und gleichzeitig das diesjährige Osterfest. Ich hatte mich dazu entschieden, nicht mehr an einer Geburtstagsfeier festzuhalten. Patric hatte sich diesbezüglich auch gestern nicht noch einmal gemeldet. Es war das erste Mal, dass er auf seine Geburtstagsfeier verzichtete. Wir entschieden uns trotzdem, ihm einen kurzen Besuch abzustatten. Stefan und ich wussten nicht so richtig, ob wir vormittags oder nachmittags zu Patric fahren sollten, entschieden uns dann für den frühen Nachmittag. Wir riefen ihn vorher kurz an, um uns anzukündigen. Er klang am Telefon ruhig – zu ruhig. Ich hatte die Box mit der Uhr noch einmal in Geschenkpapier verpackt. Da auch gleichzeitig Ostern war, hatte ich schon ein paar Tage vorher überlegt, was wir ihm als kleine Aufmerksamkeit schenken könnten. Ich suchte nach etwas Besonderem. Da fiel mir ein, wie ich mit ihm als Kind die ausgeblasenen Eier bemalt hatte, die jetzt noch zu jedem Osterfest bei uns zuhause an einem Frühlingsstrauß hingen. Ich kam auf die Idee, ihm ab sofort jedes Jahr so ein Ei zurückzugeben und dazu einen Zettel mit einem selbstverfassten Vers. Diese Geste sollte verbinden und den Familienbezug unterstützen. Ich war überzeugt, dass Patric dies richtig zu deuten wusste. So packte ich das erste bemalte Ei in ein kleines Nest und schrieb auf grünem Papier – grün war seine Lieblingsfarbe – folgende Zeilen:

Von dir bemalt mit Kinderhand,
sieben Eier waren es gewesen,
nun wandert jedes Jahr ein Ei zu dir
und bringt dir Glück für dein Leben.
In sieben Jahren, wenn du willst,
ist damit ein Osterstrauß geschmückt und
erheitert deinen Blick.

Gegen vierzehn Uhr fuhren wir mit den Geschenken zu Patric. Auf unser Klingeln öffnete er uns die Haus- und Wohnungstür. Er sah müde aus. Seine Haare, die er in den vergangenen Wochen etwas länger wachsen lassen hatte, waren durcheinander und der Dreitagebart war keiner mehr. Zu dicht war dieser gewachsen, was ihm so gar nicht stand. Er trug eine schwarze Freizeithose und ein grasgrünes, kurzärmliges Oberteil. Wir betraten seinen kleinen Flur und gratulierten ihm mit allen Wünschen, die uns für ihn am Herzen lagen, drückten ihn und ich musste mich wie so oft auf die Fußspitzen stellen, um meine Arme richtig um seine Schultern legen zu können. Wir überreichten ihm das Päckchen mit der Uhr und zusätzlich hatte ich eine kleine Nascherei eingepackt. Das alles spielte sich immer noch im Vorraum ab. Patric legte inzwischen das Geschenk in seinem Wohnzimmer auf den Couchtisch und machte keine Anzeichen, uns herein zu bitten und einen Platz anzubieten. Stefan und ich schauten uns an und wussten nicht so richtig, wie wir weiter reagieren sollten. Unser Sohn vermittelte eigentlich nicht den Anschein, mit seinem Verhalten darauf hinweisen zu wollen, dass wir wieder gehen sollten, sondern wir spürten, dass er gedankenverloren in seiner eigenen Welt lebte. Wir gingen ohne Aufforderung ins Wohnzimmer. Stefan nahm auf der Couch Platz und ich setzte mich wieder in Patrics schönen und bequemen Computerstuhl und fragte ihn: „Möchtest du uns einen Kaffee machen?" „Ach ja, natürlich", antwortete er etwas überrascht und verschwand ruhigen Schrittes in der Küche. Stefan und ich lächelten uns stirnrunzelnd an. Nach ein paar Minuten kam Patric mit zwei Pott Kaffee zurück. Für sich selbst hatte er Tee gemacht. Wir gaben ihm noch das Ostergeschenk und ich sagte: „Dieses Jahr eine etwas andere Osterüberraschung." Er schaute sich zuerst den geschriebenen Zettel an und las vor sich hin. Dann ging sein Blick auf das bemalte Ei, ohne es in die Hand zu nehmen. Patric lächelte, aber es war kein glückliches oder amüsiertes oder fröhliches Lächeln. Es war verkrampft, sah gequält aus und sein Blick, der mich dabei traf, war nicht zu deuten. Seine blauen Augen sahen leer aus. Er legte das Präsent beiseite, ohne ein Wort zu verlieren.

Wir versuchten irgendwie ein Gespräch aufzubauen, aber es war schwierig. Patric schien ein totales Tief zu haben und wir waren wieder einmal machtlos. Er erzählte uns auf die Frage, ob er heute noch anderen Besuch erhalte, dass dies nicht so wäre, aber er würde sich abends noch mit Schulfreunden treffen, worauf er sich freue. Nach ungefähr einer Stunde verabschiedeten wir uns von ihm. Wieder im Auto sitzend spulten wir die letzten Minuten noch einmal ab. Es war ein bedenkliches Verhalten, das Patric an den Tag legte. Wir vermuteten nicht, dass Drogen im Spiel waren. Es waren wohl eher depressive Anzeichen.

01.04.2013 – Ostermontag

Patric hatte sich für den heutigen Tag mit Cindy verabredet, dem Mädchen, das er über ein Internetportal kennengelernt hatte. Er freute sich sehr auf das Date und war natürlich etwas aufgeregt. Wir wünschten ihm viel Glück. Das Mädchen gefiel ihm, optisch und auch charakterlich. Mehr verriet uns Patric nicht, musste er auch nicht. Er machte sich auf eine vorerst lockere Beziehung Hoffnung und hielt die Kommunikation für die nächsten Tage aufrecht.

02.04.2013 – Dienstag

Heute hatte er seinen zweiten Termin in der Facharztpraxis für Neurologie und Psychiatrie. Unserem Wissen nach, wäre es der erste Termin gewesen. Patric machte seinen Wunsch, unbedingt wieder arbeiten gehen zu wollen, deutlich. Er bestand darauf, die Tabletten abzusetzen, da er unter Einnahme dieser höhenuntauglich wäre. Das konnte er sich als Dachdecker nicht leisten. Ärztlicherseits entsprach man diesem Wunsch. Da das Absetzen der Medikation von heute auf morgen gefährlich war, legte man einen stufenweisen Absetzplan fest. Patric erzählte uns später, dass er ab Mitte Mai wieder arbeiten gehen könne. Dann bräuchte er keine Tabletten mehr zu nehmen. Der nächste Vorstellungstermin wäre vierzehn Wochen später für den 9. Juli 2013 vereinbart!

Er sah dem Ende seines Daheimseins sehr optimistisch entgegen. Wir hatten kein Gefühl dafür, inwieweit sein Vorhaben umsetzbar war oder nicht. Stefan empfahl ihm, vor Arbeitsbeginn unbedingt noch einmal einen zusätzlichen Termin zu vereinbaren, um überprüfen zu lassen, ob sein dann erreichter Gesundheitszustand ein Arbeiten überhaupt zuließe. Momentan sahen wir Patric in seinem Job noch nicht in Vollzeit. Er hatte sich seit Verlassen der Tagesklinik irgendwie verändert. Wahrscheinlich lag es daran, dass er tagsüber sich selbst überlassen war und keine Verpflichtungen hatte. Die Tagesstruktur des achtwöchigen stationären und teilstationären Klinikaufenthaltes hatte sich von einem auf den anderen Tag aufgelöst.

04.04.2013 – Donnerstag

Wir hatten uns mit Patric über den Vorschlag, mit in den Urlaub an die See zu fahren, nicht mehr unterhalten. Bewusst vermieden wir es, ihn daraufhin noch einmal anzusprechen. Sein in letzter Zeit oft sehr distanziertes Verhalten ließ uns daran zweifeln, ob ein gemeinsamer Urlaub die richtige Entscheidung wäre und diese Tage gut gehen würden. Vielleicht wären aufgrund unterschiedlicher Ansichten ständige Konfrontationen angesagt. Deshalb schoben wir dieses Thema vor uns her.

Patric sprach die bevorstehenden Tage selbst an, indem er mich fragte, wann denn eigentlich der Urlaub beginnen würde. Er hatte es also nicht vergessen. Dass dies schon kommenden Montag sei, überraschte ihn nicht. Wir verabredeten, dass ich am nächsten Tag bei ihm zuhause vorbeikommen würde, um noch ein paar Details abzusprechen. Nun war es angeschoben. Unsichere Gefühle mischten sich mit dem Willen, die Tage für Patric nachahmenswert zu gestalten. Er sollte aus seinem derzeitigen Trott herauskommen und das Leben aus einer anderen Perspektive kennenlernen.

An diesem Tag erfuhren wir auch von Yvonne, dass gegen Patric ein Gerichtsverfahren wegen Verstoßes gegen das Betäubungsmittelgesetz laufen soll. Sie sprach von einer Geldstrafe in Höhe von zirka dreitausend Euro. Näheres wusste sie jedoch auch nicht. Sie hatte an diesem Tag mit Patric Kontakt und dabei erzählte er ihr es. Er schnitt das Thema nur grob an, erläuterte den Sachverhalt nicht. Yvonne wollte wissen, ob wir davon wüssten. Doch das war für uns Neuland und wir waren überrascht. Wie sollten wir uns jetzt verhalten? Erst einmal abwarten? Gleich mit der Tür ins Haus fallen? Und wieder ein Thema, mit dem wir speziell umgehen mussten. Wann würde er uns davon erzählen? Würde er uns überhaupt einweihen?

Gerade jetzt, nachdem er es geschafft hatte, über acht Monate ohne Drogen zu leben, wo er seine ganze Kraft brauchte, dem Suchtdruck weiter zu widerstehen und die Depressionen zu beherrschen, wo er endlich anfing, Ziele zu haben, gerade jetzt holte ihn seine Vergangenheit wieder ein. Wie würde er das verarbeiten können? Würde es ihn wieder herunterziehen?

Für uns stand fest, sollte er uns darüber informieren, werden wir ihm helfen – auch finanziell.

06.04.2013 – Samstag

Patrics Interesse für das Üben auf seiner Djembe war nach wie vor aktuell. Was wir bis zu diesem Tage nicht wussten, war, dass er zusätzlich in der Blaskapelle begonnen hatte, die große Trommel zu spielen. An diesem Tag fand sein erster Auftritt bei einer Privatfeier statt. Das war für ihn eine ganz neue Situation, die seinen Adrenalinspiegel ansteigen ließ. Jedoch lockerte die vorhandene ungezwungene Atmosphäre Patrics Nervosität und er fand von Anfang an in den Rhythmus hinein. Es machte ihm unheimlich Spaß und für einige Stunden schienen all seine Ängste, Zweifel und Sorgen um seine Sucht vergessen. Patric wurde seit diesem Tag in Auftritte mit eingebunden.

Dies alles erzählte uns viel später der Leiter der Kapelle.

Unser gemeinsamer Ostseeurlaub

08.04. - 13.04.2013 – Montag bis Samstag

Eine gemeinsame Woche Ostseeurlaub stand bevor. Patric hatte ich das angemietete Ferienhaus letzten Freitag im Internet gezeigt. Es war eines von fünf Häusern, die in einem Park harmonisch eingebunden waren. Die Anlage befand sich zwischen Kühlungsborn und Heiligendamm. Das Feriendomizil gefiel ihm. Mit unserem Vorschlag, dort Radtouren zu unternehmen, war er einverstanden. Wir waren uns einig, dass wir uns hauptsächlich warme Sachen mitnehmen würden. Denn der Winter hatte sich erst seit zirka zehn Tagen zurückgezogen und die Temperaturen lagen knapp unter dem zweistelligen Bereich. 8 Uhr holten wir ihn von seinem Zuhause ab. Mit braunen Jeans, seiner schwarzen Winterjacke und seinem grün karierten Lieblingsschal bekleidet kam er mit einer gepackten Reisetasche aus dem Haus. Eine kurze Rückkehr in seine Wohnung, um seine vergessene Mütze zu holen und los ging es. Er nahm auf der hinteren Sitzbank Platz. Ungefähr fünf Stunden Fahrzeit lagen vor uns. Patric war ruhig und beteiligte sich nur auf Nachfrage an unseren Gesprächen. Auf halber Strecke machten wir an einer Raststätte eine Pause. Auch hier blieb er sehr wortkarg. Er suchte sich etwas zu essen und zu trinken aus. Sein Blick schweifte über die freien Sitzplätze und blieb an einem Tisch hängen, von wo aus man Sicht auf einen kleinen, künstlich angelegten Innenteich hatte. Wir steuerten diesen Platz an und setzten uns. Dabei beobachteten wir an diesem Tag zum ersten Mal, dass ein Lächeln über sein Gesicht huschte. Er erfreute sich an dieser kleinen Oase. Nach ungefähr einer halben Stunde setzten wir unsere Fahrt fort.

Gegen 13 Uhr kamen wir ohne Zwischenfälle in der Ferienhausanlage an. Eine schmale Straße führte uns bis an ein großes breites Einfahrtstor. Ein Hinweisschild bestätigte uns, dass wir am richtigen Grundstück waren. Noch während wir durch das Tor fuhren, sahen wir einen großen Carport, unter dem wir unser Auto abstellten. An der Stirnseite des Carports sah man auch schon die Fahrräder stehen, die zur Nutzung zur Verfügung standen. Wir schauten uns erst einmal grob auf dem Gelände um und sahen einen Mann auf uns zukommen, der schon wartete. Er gehörte zum Personal und zeigte uns das Haus, welches die nächsten Tage unser Domizil sein sollte. Wir waren einfach begeistert. Das Ferienhaus war genauso schön, wie es im Internet präsentiert wurde. Es gab keine Abstriche. Es vermittelte, wie auch die anderen Häuser in dem Park, einen Landhausstil und besaß eine Reetdeckung, die Patric als Dachdecker natürlich mit der Kamera festhielt. Nach dem Öffnen der Haustür betrat man direkt den hellen, mit weißen Möbeln ausgestatteten Küchenbereich. Am Ende des Raumes kam man links in den Ess- und Wohnzimmerbereich. Dieser war mit einem großen Holzesstisch und sechs Stühlen, einer kuscheligen cremefarbigen Couch und zwei Sesseln sowie einem kleinen Couchtisch möbliert. Ein Kamin und eine zweiflüglige, lichtdurchflutete Tür auf den Terrassenbereich und in den Garten machte das ganze Flair noch gemütlicher. Die Räumlichkeit war so geschmackvoll eingerichtet, dass man sich sofort wohl fühlte. Warme Farbtöne, Kissen, Decken, Kerzen und schwere lange Gardinenschals gaben dem Ganzen die besondere Note. Ebenfalls vom Küchenbereich aus ging eine Treppe in die erste Etage, wo zwei Schlafzimmer und das Bad untergebracht waren. Auch diese Zimmer und der Nassbereich waren mit viel Geschmack eingerichtet.

Der Mann, der uns empfangen hatte, bot uns einen Brötchenservice an, den wir gerne jeden Morgen in Anspruch nahmen. Und er wollte uns auch bei Bedarf Kaminholz vorbeibringen. Hierzu mussten wir nur den leeren Korb vor die Haustür stellen. Er erklärte uns noch den Wellnessbereich mit Sauna, der in einem separaten Gebäude untergebracht war. Patric verfolgte und registrierte das alles stillschweigend, zeigte keine Begeisterung, war jedoch auch nicht mürrisch oder desinteressiert. Er nahm alles für sich allein auf, ohne eine Regung. Ich wollte wissen, ob es ihm zusagte und fragte danach. Die Antwort war ein einfaches, zustimmendes Kopfnicken. Genau wie vor einer Woche, als wir ihn zu seinem Geburtstag besuchten, kam es uns so vor, als ob sich seine Gedanken weit weg, einfach im Nichts befanden.

Wir entluden gemeinsam das Auto und packten unsere Reisetaschen aus. Ich verstaute die mitgebrachten Lebensmittel in der Küche. Danach machten wir uns zu dritt auf den Weg an die etwa 800 Meter entfernte Ostsee. Es war kühl, doch warm eingepackt sehr angenehm an der frischen Luft. Je näher wir der See kamen, umso windiger wurde es und umso deutlicher wurde das Rauschen des Wassers. Nachdem wir den schmalen Weg durch die Dünen passiert hatten, taten sich die riesigen Weiten des Sandstrandes und der See vor uns auf. In diesem Moment freute ich mich besonders, dass Patric bei uns war. Der Anblick erweckte ein Gefühl der Freiheit und Sorglosigkeit und hoffentlich hatte er auch diesen Einfluss auf Patric. Die See war unruhig und die Bewegungen der Wellen fesselten für eine Weile seinen Blick. Wir gingen bis an das Wasser heran und liefen dann in westliche Richtung, wobei wir immer wieder nach Muscheln schauten und nebenbei Steine aufhoben, um sie ins Wasser zu werfen. Patric war in diese neue Welt eingetaucht. Er war beschäftigt mit Strand, Wasser und Steinen, befreite von Zeit zu Zeit seine Schuhe vom Sand, um dann wieder in diesem zu versinken. Vielleicht war er jetzt besonders froh, mitgefahren zu sein. An diesem Nachmittag spürten wir bei Patric eine besondere Leichtigkeit, die sich in den kommenden Tagen immer nur am Strand wiederholte.

Der weitere Urlaub verlief in absoluter Harmonie. Stefan hatte sich Radtouren ausgesucht, gegen die ich und auch Patric nichts einzuwenden hatten. Meistens begannen diese mit einem Besuch der Ostsee. Und wenn nicht, dann gingen wir abends immer noch einmal gemeinsam an den Strand. Patric hatte fortan immer seinen Fotoapparat bei sich und hielt viel im Bild fest. Die Wellen der See, das Segelboot in der Ferne, die Schiffe in Häfen, an denen wir vorbeikamen, große und mächtige Steine, die als Wellenbrecher dienten, Skulpturen aus Holz oder Stein – Details und Landschaften. Doch er legte auch Wert darauf, dass er gemeinsam mit Stefan und gemeinsam mit mir mit seiner Kamera fotografiert wurde.

Es gab lustige Situationen, die festgehalten wurden. Und Patric hatte Favoriten, vor denen er gerne posierte. Das waren alte, etwas verfallene Relikte, die jedoch ihren Charme hatten. So zum Beispiel Ruinenreste eines Schlosses oder auch ein verrostetes, schmiedeeisernes Tor als Eingang in einen Gutsgarten.

Nach den Abendessen, die wir bis auf eine Ausnahme in unserem Feriendomizil einnahmen, gingen Stefan und ich noch etwas durch die Ortschaft spazieren. Patric machte uns inzwischen ein Kaminfeuer, so dass uns nach Rückkehr eine angenehme Wärme erwartete. Den Rest des Abends verbrachten wir entweder mit Gesellschaftsspielen oder einem guten Buch, wobei Patric sich während unseres Schmökerns dann dem Fernsehprogramm widmete. Die gemeinsamen Spiele lockerten Patrics Gemütsverfassung immer etwas auf. Er wurde abgelenkt und hatte Spaß dabei. Die Kommunikation über das Handy war bei ihm ebenfalls immer an der Tagesordnung. Hierzu fragten wir aber nicht nach.

Patric suchte in diesen Tagen auch etwas intensiver die Nähe zu mir. An einem unserer Abende sollte ich ihm seine Haare waschen und trocknen, so richtig mit Kopfmassage. Ich war auf so eine Bitte überhaupt nicht vorbereitet. Mein Herz machte kleine Glückssprünge. Wann würde so eine Situation wieder einmal möglich sein? Ich empfahl ihm, sich vor der Haarwäsche noch ein Bad zu gönnen. Genauso setzten wir es auch um. Ich genoss dieses Gefühl, ihm so nahe zu sein. Es erinnerte mich stark an die Zeiten, in denen ich seinen Haarschnitt übernahm und ihm seine Haare schwarz färben musste. Auch damals war eine intensive Nähe spürbar. Diese Situation hätte ich am liebsten einfrieren wollen, weil es eine Verbundenheit herüber brachte, die ich lange nicht mehr so gespürt hatte.

Die Touren nach oder über Kühlungsborn, Heiligendamm, Bad Doberan und Nienhagen gingen wir trotz des kühlen Wetters immer mit guter Laune an. Nach einem ausgedehnten Frühstück mit frischen Brötchen starteten wir täglich mit den Rädern. Patric erweckte nie den Eindruck, unter Zwang mitfahren zu müssen. Die Ortsveränderung tat ihm mit Sicherheit gut. Und trotzdem machten wir uns auch in diesem Urlaub Sorgen um ihn. Anlass dazu gab sein oft abwesendes Verhalten. Es kam vor, dass er bei unseren Radtouren einfach fuhr und fuhr und fuhr, ohne sich umzuschauen. Dabei ergab sich dann so ein großer Abstand, dass wir uns über eine Richtungsänderung nicht mehr verständigen konnten und er manchen Abzweig verpasste. Doch zum Glück hatte ja jeder sein Handy dabei.

Waren das Anzeichen ein rückkehrenden Depression?

An einem dieser Abende nutzten Stefan und ich den Saunabereich. Patric nahm das Angebot, mit uns zu gehen, nicht an. Ungefähr zwei Stunden verblieben wir in der Sauna. Zwei Stunden, die ich mit gemischten Gefühlen verbrachte. Ich war nicht in Patrics Nähe und sein Verhalten beschäftigte mich. Er war mir einfach zu still, zu schweigsam, zu weit entfernt. Wir empfanden ihn häufig als Schatten neben uns. Wo blieben seine Gedanken hängen? Einen Grund gab er uns ...

Er offenbarte uns während einem gemeinsamen Spiel, was Yvonne schon angekündigt hatte. „Ich bin jetzt auch vorbestraft", warf er so unbedeutend wie möglich ein. Da wir von Yvonne schon vorgewarnt waren, zeigten wir uns sehr gefasst. Wir fragten nach, so, als ob es für uns Neuland wäre und er erzählte:

„Ich bin wegen des Kaufes von Crystal Meth verurteilt worden. Mich hat jemand angezeigt. 90 Tagessätze zu je 30 Euro soll ich bezahlen."

„Wer hat dich denn angezeigt?" – keine Antwort

„Auf welchen Zeitraum bezieht sich denn die Anklage?"

„Das liegt schon ewig zurück. Das war 2010. Ich weiß gar nicht, was die jetzt noch von mir wollen. Ist das nicht eigentlich schon verjährt?"

„Hast du dir einen Anwalt genommen?"

„Nein."

„Hast du das Urteil schon zugeschickt bekommen?"

„Nein."

„Vielleicht gibt es auch die Möglichkeit, statt der Geldstrafe Sozialstunden zu leisten. Da müsstest du dich mal erkundigen."

„Kann ich machen."

„Patric, empfindest du diese Verurteilung für dich als Niederlage?"

„Ja", antwortete er mit einem leichten Kopfnicken.

Wir machten ihm natürlich keine Vorwürfe und wir hatten auch keine schlauen Sprüche parat. Wir rieten ihm, es einfach als nachträgliche Begleiterscheinung seiner Drogenzeit zu sehen und abzuwarten, bis das Urteil zugestellt wurde. Dann würden wir eine gemeinsame Lösung finden, auch finanziell, wenn es mit den Sozialstunden nicht klappen sollte. Es war uns wichtig, bei ihm das Gefühl zu erzeugen, auch in dieser Situation nicht allein dazustehen. Er durfte das Urteil nicht als Niederlage in der Gegenwart empfinden! Ob wir ihm etwas geholfen hatten, war nicht zu deuten.

Ich hatte großes Mitleid und konnte mir vorstellen, dass ihn das alles sehr belastete. Dass er es als Niederlage empfand, traf mich noch einmal mehr und ich hätte ihm, wie so oft, am liebsten wieder all die Last genommen.

Am letzten Tag passierte Patric ein kleiner Radunfall, der zum Glück ohne Verletzung ausging. Doch wir spürten massiv, dass er für diesen Tag allen Glauben an sich verloren hatte. Er geriet mit dem Vorderrad in die Schienen einer Bahnlinie und stürzte. Körperliche Schäden trug er nicht davon, doch seine braune Jeanshose, die ihm wirklich sehr gut stand und die er sich erst kürzlich gekauft hatte, war zerrissen und nicht mehr zu reparieren. Patric fuhr an diesem Tag vor mir und ich hatte den Sturz gesehen. Es hatte keine Möglichkeit gegeben, ihn noch irgendwie verhindern zu können. Es krampfte sich alles in mir zusammen, als ich ihn am Boden liegen sah. Er stand sofort wieder auf. „Ist alles in Ordnung?", fragte ich. „Ja", erwiderte er und schaute dabei seine Hose an. Ich war froh, dass ihm nichts passiert war, aber der Schreck saß tief in mir. Ich wollte etwas Beruhigendes erwähnen und sagte: „Mach' dir um deine Hose keine Sorgen, ich kaufe dir eine neue."

Ich wusste, dass er diesen Sturz wieder als eine persönliche Niederlage für sich empfand. Ich musste ihn dazu nicht fragen. Sein Verhalten auf dem weiteren Weg bis in unser Ferienhaus bestätigte meine Vermutung. Er redete kein Wort mehr, stierte nur noch vor sich hin.

Nach sechs Tagen Ostseeurlaub mit Patric, die wir nicht bereuten, traten wir am Samstag unsere Heimfahrt an. Ich nahm diesmal hinten und Patric auf dem Beifahrersitz Platz. Trotzdem beteiligte er sich auf der Rückfahrt an keiner Unterhaltung. Er klinkte sich in kein Thema ein. Patric beschäftigte sich eine Zeit lang mit seinem Handy. Später erfuhren wir, dass er mit Cindy kommunizierte und ihr mitteilte, dass er an einem weiteren Treffen Interesse hätte. Sie versuchte ihm schonend beizubringen, dass es besser wäre, den Kontakt abzubrechen. Keine Begründung, nicht noch einmal ein offenes Gespräch unter vier Augen. Für Patric der nächste Rückschlag.

Gegen 14 Uhr kamen wir an seiner Wohnung an. Stefan fragte ihn, ob es ihm, so wie uns auch, ein wenig gefallen hätte. Es kam keine Antwort, nur ein Lächeln. Patric stieg aus, nahm seine Reisetasche und ohne ein Wort zu verlieren, ohne einen Blick zurück, verschwand er langsamen Schrittes in seiner Wohnung.

Dass Patric auf die Frage, ob es ihm gefallen habe, keine Antwort gab, machte uns sehr nachdenklich. Es war nicht seine Art, so zu reagieren. Wir waren davon überzeugt, dass für ihn der gemeinsame Urlaub schön war und er den Tapetenwechsel genossen hatte. Doch was sollten wir tun? Ihm nachgehen? Ihn in Ruhe lassen? Bewerteten wir sein zu ruhiges Verhalten vielleicht über? Waren es nun depressive Anzeichen oder nicht?

Vielleicht machten wir uns ja doch zu viele Gedanken. Diese Unwissenheit zermürbte manchmal.

Aktivität als Schleier

18.04.2013 – Donnerstag

Die Hilfe der Suchtberatung nahm Patric weiterhin in Anspruch. Auch für diesen Donnerstag hatte er sich wieder einen Termin geben lassen. Er konnte über die lange Zeit der Suchtmittelfreiheit berichten, erzählte von seinen regelmäßigen Besuchen im Fitnessstudio und auch davon, dass er in Absprache mit der Facharztpraxis für Neurologie und Psychiatrie die Medikamente absetzte, da er im Mai wieder arbeiten gehen wollte. Patric machte allerdings bei seinen Erzählungen keinen von sich überzeugten und zuversichtlichen Eindruck. Zweifel und Unsicherheit schwangen in seinen Ausführungen mit. In dem suchttherapeutischen Beratungsgespräch stellte man fest, dass das Negativdenken zugenommen hatte und schlug ihm einen Termin bei einem Psychologen der Suchtberatung vor, der allerdings erst zehn Wochen später möglich war!

20.04.2013 – Samstag

Mein Sohn teilte uns ganz stolz mit, dass es ihm gelungen sei, seinen Elektroherd, den er sich letzte Woche versorgt hatte, in seine Küchenzeile einzubauen. Dazu habe er die Arbeitsplatte ausschneiden und den Herd einpassen müssen. Nun würde nur noch der elektroseitige Anschluss fehlen. Eine schöne, beruhigende Nachricht. Wir freuten uns über diese Aktion und hätten es auch gerne dabei belassen. Aber uns gingen die Urlaubstage mit Patric und damit sein sehr ruhiges, abwesendes Verhalten nicht aus dem Kopf und in diesem Zusammenhang sein Vorhaben, im Mai wieder arbeiten gehen zu wollen. Wir zweifelten an der Richtigkeit seines Entschlusses. Stefan riet ihm wiederholt, in die Facharztpraxis zu gehen und sich noch einmal dem Arzt vorzustellen. In vier Wochen sollte der Arbeitsbeginn sein. Auch ich empfahl ihm, den Hinweis von Stefan zu überdenken.

Inzwischen hatte er sich eine neue Dachdeckerfirma in der Region gesucht. Vielleicht war es gut, wenn niemand Patrics Vergangenheit kannte.

03.05.2013 – Freitag

Die letzten Tage hörten wir selten etwas von Patric. Ich redete mir ein, dass schon alles in Ordnung sein würde, weil er ja wüsste, dass er jederzeit zu uns kommen könnte, wenn es Probleme gäbe. An diesem Tag schrieb mir Patric eine SMS, dass er über das Wochenende mit seiner Kapelle zum 9. Fest der Blasmusik in Neualbenreuth sei und deshalb nicht da wäre. Aus dem Nichts heraus kam wieder einmal eine Information von ihm, über die wir uns nur wundern konnten. Wir freuten uns natürlich und staunten, wie er doch schon integriert sein musste. Die Musik schien ihn wirklich gefesselt zu haben und das Team musste passen. Gerne hätten wir ihn einmal spielen sehen und hören wollen.

06.05.2013 – Montag

Trotz seinem Interesse für die Musik und der Tatsache, neue Kontakte geknüpft zu haben, trotz seiner sportlichen Ambitionen und der Teilnahme an Wettkämpfen, trotz dem Familienzusammenhalt hatte Patric es immer noch nicht geschafft, sich dem langen Arm der alten Clique zu entziehen. Er ließ sich von einer Welt in die andere Welt fallen. So war er Samstag und Sonntag mit seinen Musikern unterwegs. Alles Leute, mit denen er sich gut verstand, Spaß hatte und sein Interesse für die Musik umsetzen konnte – ohne Drogen. Und trotzdem zog es ihn am Sonntagabend in den alten Freundeskreis wieder zurück. Zu Leuten, mit denen er sich ebenfalls gut verstand, Spaß hatte und den Alltag vergessen konnte – die sich aber ihre Welt mit Drogen gestalteten.

Sarah fragte bei Patric per SMS nach: „Warum bist du gestern so zeitig gegangen?"

Patric: „Weil ich keine Lust mehr hatte, länger zu bleiben ..."

Sarah: „Aber ich glaub', die Frage war überflüssig. Sorry."

Patric: „Nee war sie nicht. Sonst alles gut bei dir?"

Sarah: „Naja irgendwie nicht so, denke zurzeit viel über den Tod nach. Klingt blöd ... Habe wahnsinnige Angst um meine Zukunft. Kannst du mich da irgendwie verstehen? Aber sonst ist alles gut bei mir ..."

Patric: „Ja, kann dich da schon verstehen."

09.05.2013 – Donnerstag – Feiertag Christi Himmelfahrt

Ein Feiertag wie jedes Jahr. Das Wetter spielte mit und so stand unserer geplanten Fahrradtour mit Freunden nichts mehr im Wege. Wir starteten von unserem Zuhause aus. Die Sonne begleitete uns, sodass es auch auf den im Schatten liegenden Waldwegen nicht zu kühl wurde. Die mitgenommenen Speisen und Getränke schmeckten beim Picknick. Ich hatte Patric vorher gefragt, ob er auch unterwegs sei. Doch er verneinte. So bot ich ihm an, mit uns zu fahren. Leider hatte er keine Lust. Dafür nahm er die Einladung für das abendliche Grillen an und ich bildete mir ein, eine kleine Erleichterung in seiner Stimme zu hören.

Wir hatten zu viert viel Spaß und legten bei diesem super Radwetter etwa fünfundvierzig Kilometer zurück. Wieder daheim angekommen, freuten wir uns auf Steak, Roster und Bier. Ich rief Patric an und es dauerte auch gar nicht lange, hörten wir sein Auto vor dem Haus halten. Er kam zu uns und drehte seine Begrüßungsrunde. Es war schön, ihn wieder einmal in die Arme nehmen zu können, hatte ich ihn doch drei Wochen nicht gesehen. Patric drückte mich ebenfalls und ich gab ihm nicht die Gelegenheit, mich gleich wieder loszulassen. Ich sagte zu ihm: „Es ist schön, dass du da bist. Du kannst dich doch ruhig zwischendurch mal sehen lassen. Ich will ja nicht immer nerven und anrufen." „Ach", antwortete er, „du kannst ruhig anrufen. Es macht mir nichts aus." Über diese Antwort wunderte ich mich und sofort beschlich mich ein ungutes Gefühl, es nicht getan zu haben. Eigentlich vermittelte uns Patric in den letzten Wochen Distanz, die wir zu akzeptieren bemüht waren.

Die Männer waren inzwischen mit dem Grillen beschäftigt und wir Frauen deckten den Tisch. Patric bewegte sich etwas teilnahmslos zwischen uns. Plötzlich sagte er zu mir: „Ich möchte mir einmal den neu angelegten Garten anschauen." Richtig, ich konnte mich nicht entsinnen, dass er jemals den Wunsch hatte, diesen zu begutachten. Es war knapp ein Jahr her, dass wir ihn umgestaltet hatten.

Über einen mit Steinplatten ausgelegten Weg gingen wir an unserer Garage vorbei in den Garten. Patric ging langsamen Schrittes. Ich blieb hinter ihm. Am Ende des Weges nahm er die kleine Stufe zum Rasen, um den, unsymmetrisch und in abgerundeter Form, Beete mit Sträuchern, Gehölzen und Blumen angeordnet sind. Er schaute sich um. Sein Blick blieb zuerst an dem Gartenzaun hängen, bei dem er uns vor einem Jahr mitgeholfen hatte und dann an der Steinmauer mit den großen Felsbrocken, die den Bach einsäumen. Die Erinnerung holte ihn ein. Auch hierbei hatte er uns geholfen. Patric lachte kurz auf: „Die Steinmauer ist doch gut geworden." Dabei sah er mich mit einem Lächeln an. Ich stand neben ihm und meine linke Hand strich über seinen Rücken. Ich erzählte ihm noch von den weiteren kleinen Vorhaben, die wir im Garten umsetzen wollten. Dann gingen wir wieder zu den anderen zurück. Patric lief sofort auf Stefan zu und musste seine Freude über die Steinmauer noch einmal kundtun.

Es dauerte noch ein paar Minuten, bis das Abendessen fertig war. Mein Sohn setzte sich inzwischen auf einen Gartenstuhl und beschäftigte sich mit seinem Handy. Immer, wenn ich an ihm vorbei ging, glitt meine Hand über seine Schulter oder über seinen Kopf. Er sträubte sich nicht dagegen.

Endlich war das Essen fertig. Wir ließen es uns zu fünft in der Abendsonne schmecken. Patric beteiligte sich nicht an unseren Gesprächen und hielt es auch nicht sehr lange in unserer Gesellschaft aus. Er verabschiedete sich bald.

Auch auf unsere Freunde machte Patric einen sonderbar ruhigen und stillen Eindruck, untypisch für einen jungen Mann in diesem Alter. Ebenso, dass er sich die dauernden Berührungen meinerseits so gefallen ließ, registrierten beide und empfanden es als ungewöhnlich.

10.05.2013 – Freitag

Patric bekam das Urteil zugestellt. Er wurde des vorsätzlichen unerlaubten Erwerbs von Betäubungsmitteln in 11 tatmehrheitlichen Fällen im Zeitraum zwischen September 2010 und Juli 2011 für schuldig befunden. Dabei handelte es sich um jeweils zirka ein Gramm Crystal Meth. Von dem Erhalt des Urteils an diesem Tag erzählte er uns nichts. Wir erfuhren später, dass die Anklage unter anderem durch Zeugenaussagen verschiedener Personen aus dem Drogenkreis bekräftigt wurde. Diese Leute waren der Droge Crystal Meth selbst verfallen und den Ermittlern ins Netz gegangen. In diesem Moment gab es keinen Zusammenhalt. Jeder versuchte, seine eigene Haut zu retten.

12.05.2013 – Sonntag

Der Sonntag war für uns ein ganz besonderer Tag. Wir konnten Patric zum ersten Mal bei einem Auftritt mit der Blaskapelle zuschauen. Die Veranstaltung fand anlässlich eines Sportfestes in einem benachbarten Ort statt. Dafür war neben dem Sportplatz ein großes Festzelt aufgebaut. Als wir das Zelt betraten, sahen wir Patric mit jemand in der Nähe des Eingangs stehen. Wir gingen auf die beiden zu, begrüßten sie und staunten nicht schlecht, da wir den Mann, der mit Patric da stand, kannten. Es war Peter, ein Bekannter von uns aus der Oldtimerszene.

Dass er das Blasorchester leitete, war uns vollkommen neu. Und hier erfuhren wir auch, dass es der Peter war, mit dem sich Patric während seines Klinikaufenthaltes angefreundet hatte. Es war eine schöne Situation. Eine, aus der wir tiefe Hoffnung schöpften. Das war der richtige Weg, auf dem Patric ging. Er selbst hingegen wirkte verschlossen. Selbst die Begrüßung fiel sehr reserviert aus. Er stand wortlos neben uns und schaute auf die Bühne, wo momentan noch ein anderes Programm lief. Da uns Patric nichts erzählte, fragten wir Peter, wie unser Sohn sich in die Blaskapelle integriert hat. Wir bekamen zu erfahren, dass er sich sehr gut anstellen und alle vierzehn Tage regelmäßig zur Probe erscheinen würde. Derzeit wäre er dabei, bei einem Orchestermitglied Schlagzeug spielen zu lernen. Patric hätte das Zeug dazu und wenn er dran bleiben würde, so könnte er bestimmt in einem Jahr auch die Funktion des Schlagzeugers übernehmen. Wir staunten und waren total überrascht.

Inzwischen war es an der Zeit, dass sich die Blaskapelle auf der Bühne formieren musste. Patric hatte, wie die anderen Musiker auch, das Vereinshemd an. Wir waren richtig stolz auf unseren Sohn, als wir ihn so unter den anderen Spielern stehen sahen. Jeder der Musiker war mit seinem Instrument und mit dem Einrichten seines Platzes beschäftigt. Wir hatten uns zwischenzeitlich eine Stelle im Festzelt gesucht, wo wir ihn gut sehen konnten. Und dann ging es los. Der erste Ton schlug an und es folgte ein böhmisches Blasmusikstück. Patric stand ganz stolz mit seiner großen Trommel in der Gruppe und konzentrierte sich auf seine Einsätze. Während des Spielens streiften sich unsere Blicke und sein Strahlen verriet Freude und Glück. Es fühlte sich gut an, ihn in dieser Gemeinschaft spielen zu sehen. Wir hätten es nicht für möglich gehalten. Ich versuchte, ihn aus jeder Richtung mit der Kamera im Bild festzuhalten.

Immer wieder mussten wir feststellen, dass seine für uns depressive Stimmung nicht zu seinen Aktivitäten passte. Vielleicht ging es ihm ja wirklich gut, wie er uns immer versicherte, und sein Verhalten war seine

Art, alles zu bewältigen. Mit dieser Aktion schob er jedenfalls unsere Sorgen erst einmal etwas beiseite. Ihn so erleben zu dürfen, verdrängte auch etwas unsere Ängste wegen seiner langen, einsamen Abende. Es gab uns Hoffnung, dass er den Einstieg in den Job besser schaffen würde, als wir dachten. Wir freuten uns einfach nur für ihn und waren selbst glücklich dabei.

***

Dass männliche Personen in depressiven Phasen häufig Aktivität zeigen, wussten wir leider zu diesem Zeitpunkt nicht. Wir verbanden Depressivität ausschließlich mit Niedergeschlagenheit, Zurückgezogenheit, Unlust.

15.05.2013 – Mittwoch

Genau vor einem Jahr erfuhren wir von unserem Sohn, dass er Drogen nimmt. Ein Jahr vollgepackt mit positiven und negativen Ereignissen, mit Konfrontationen, Hoffnungen, Enttäuschungen, mit Freude, Zuversicht und Wünschen, mit Schmerzen, Kämpfen und Rückfällen und dem Lernen des Los- und Fallenlassens.

Was doch alles seitdem geschehen war.

Das überstürzte Abholen von seiner Arbeit in der Nähe von Nürnberg, die Einweisung in die Klinik vor unserem Madeira-Urlaub, das Selbstentlassen aus dem Entzug, die unüberwindbare Verbindung zu Sarah mit widersprüchlichsten Gefühlen, seine Phasen der Verzweiflung, seine Rückfälle, sein Wille zur Arbeit und Normalität, seine eigene Wohnung, seine sportlichen Erfolge, sein Interesse für die Musik, sein stationärer und teilstationärer Aufenthalt in einer Fachklinik, unser gemeinsamer Ostseeurlaub. Wir glaubten an ihn und sahen ihn auf einem guten Weg.

Seit diesem Tag im Mai sammelte ich jeden Bericht über Crystal Meth aus unserer Tageszeitung. Egal, ob es sich um erfolgreiche Zugriffe der Polizei in der Drogenszene handelte oder ob es eine Reportage über und mit Betroffenen oder Meinungen, Stellungnahmen, Interviews mit kompetenten Fachkräften waren. Auch die Artikel über die Beschaffungskriminalität, und waren sie noch so klein, wanderten in einen Ordner. Ich wunderte und fragte mich, ob ich vor dem 15. Mai 2012 diese Beiträge ignoriert hatte? Ich konnte mich nicht erinnern, jemals über das Thema Crystal Meth etwas gelesen zu haben. So ging es bestimmt auch vielen anderen. Man war damit nicht konfrontiert, also zeigte man kein Interesse. Eines hatte ich jedoch festgestellt: Die Veröffentlichungen in den Medien zu diesem Thema waren bis zum heutigen Tag rasant angestiegen.

16.05.2013 – Donnerstag

Patrics Opa hatte seinen 86. Geburtstag. Vor einem Jahr war es Patric aufgrund seines gesundheitlichen Zustandes, verursacht durch Crystal Meth, nicht möglich gewesen, an der Feier teilzunehmen. Diesmal kam er mit einem bunten Blumenstrauß zur Geburtstagsrunde. Die Feier fand in einer Gaststätte statt und alle waren in familiärer Runde schon vor Patrics Erscheinen anwesend. Stefan und ich waren gespannt, wie er sich seinem Opa gegenüber verhalten würde, da er ihn eigentlich zu seinem Geburtstag nicht einladen wollte und wir immer noch der Meinung waren, dass etwas Unschönes zwischen den beiden vorgefallen sein musste. Doch wir spürten keinerlei Spannung. Patric, wie immer leger-sportlich gekleidet, gratulierte seinem Opa herzlich, übergab die Blumen und nachdem er die anderen Familienmitglieder ebenfalls begrüßt hatte, setzte er sich auf einen freien Platz neben mich. Ich freute mich darüber. Nach einer zwanglosen Unterhaltung fragte ich ihn nebenbei, wie es mit seiner Arbeit aussehen würde und ob er die Tabletten

noch regelmäßig nähme. Seinen Werkzeugkoffer, der bei uns untergestellt war, hatte er in Vorbereitung seines Arbeitsstartes zwischenzeitlich geholt. Für mich ein Zeichen, dass es mit der Arbeit wirklich ernst
zu werden schien. „Am kommenden Dienstag geht es los. Wegen den
Tabletten muss ich morgen nochmal zum Doc", sagte er zu mir. „Hast
du dir schon neue Arbeitsbekleidung versorgt?", erwiderte ich. „Nein,
noch nicht", bekam ich zur Antwort. Ich runzelte die Stirn. Was hielt
ihn davon ab, sich um neue Bekleidung zu kümmern? „Passen dir denn
deine alten Hosen noch?" Dazu bekam ich keine Antwort. Das heißt,
ich glaubte, dass er die Frage gar nicht registriert hatte und mit den Gedanken inzwischen ganz woanders war. So bohrte ich nicht weiter nach,
da ich wusste, dass wir uns bis zu seinem Arbeitsbeginn noch einmal
sehen würden.

An diesem Abend deutete ich ihm trotzdem noch an, dass ich mir
für eine Woche, ab 20. Mai, eine Auszeit in Form einer Wander-Fasten-Woche nehmen würde. Ich hatte mich aufgrund meiner immer
noch bestehenden gesundheitlichen Probleme, die keine organischen
Ursachen hatten, dafür entschieden. Vor allem in Hinsicht auf die Allergie versprach ich mir davon großen Erfolg. Auch hier konnte ich nicht
beurteilen, ob Patric diese Information überhaupt richtig aufnahm. Er
gab keinen Kommentar dazu ab. So sehr ich davon überzeugt war, dass
mir diese eine Woche fasten helfen würde, so sehr hatte ich natürlich
auch Angst um Patric, da er in der gleichen Woche mit der Arbeit beginnen sollte. Was, wenn er merkte, dass er es nicht schaffen würde? Die
Vergangenheit zeigte, dass immer etwas Unvorhergesehenes passierte,
wenn ich nicht zuhause war und er davon wusste. Ich nahm mir vor, das
Thema am Sonntag noch einmal anzusprechen. Für diesen Tag hatten
wir ihn zum Abendessen eingeladen.

Während der Feierlichkeit klingelte sein Telefon. Zum Telefonieren
verließ er die Gaststätte und kam nach wenigen Minuten wieder zurück.

Unaufgefordert erzählte er mir, dass er dem Arbeitgeber, der ihm vor einem Jahr aufgrund seines Drogenkonsums gekündigt hatte, eben abgesagt hat. Ich verstand nicht. Fragend sagte ich: „Hattest du dich denn auch bei ihm neu beworben?" „Nein, er hat mich gefragt, ob ich nicht wieder bei ihm anfangen wolle." Ich wunderte mich darüber, konnte mich jedoch daran erinnern, dass er zirka eine Woche nach seinem Geburtstag seinen damaligen Arbeitgeber besucht hatte. Einfach so, nur um mal wieder vorbeizuschauen. Und der Chef gewann damals den Eindruck, dass Patric seine Probleme überstanden beziehungsweise im Griff hatte. Er konnte sich gut vorstellen, wieder mit ihm zusammenzuarbeiten. Dass Patric sich jedoch für eine andere Dachdeckerfirma entschied, war für uns auch in Ordnung. Denn wir wussten ja inzwischen, dass alte Konfrontationen, auch in räumlicher Hinsicht, die Gefahr der Rückfälligkeit erhöhten. Und es stand fest, dass Patric während der gesamten Beschäftigungszeit in dieser Firma Crystal Meth konsumiert hatte.

Patric verbrachte den Geburtstagsabend ansonsten still und schweigsam. So, wie von anderen keine große Initiative zum Reden kam, suchte auch er keinen Kontakt. Er blieb bis zum Schluss und als sich die Gesellschaft auflöste, erinnerten wir ihn noch einmal daran, dass wir uns am kommenden Samstagnachmittag bei Yvonne, René und Jonas sehen würden.

***

Später erfuhren wir, dass Patric das Telefonat mit seinem ehemaligen Arbeitgeber nicht geführt hatte. Mit wem das Gespräch wirklich stattfand, haben wir nie erfahren.

18.05.2013 – Samstag

Jonas hatte letzten Mittwoch seinen zweiten Geburtstag und wir waren zu dritt zum Kaffeetrinken eingeladen. Gegen Mittag rief mich Patric an und fragte, ob er sich am Geschenk für Jonas finanziell beteiligen könnte. Das war natürlich kein Problem, doch untypisch für ihn. Patric hatte sich sonst immer etwas einfallen lassen, wollte doch seine Eigenständigkeit beweisen.

Yvonne fiel an diesem Nachmittag das zu ruhige Verhalten von Patric auf. Er beteiligte sich an keinem Gespräch. Auch der Versuch von uns, ihn in interessante Diskussionen einzubinden, misslang. Er schaute uns zwar an und lächelte beim konkreten Ansprechen, aber irgendwie war er nicht bei uns. Yvonne fragte Patric später, ob es irgendetwas gäbe, weil er so still war. Doch wie immer bestätigte er: „Es ist alles in Ordnung."

Unbeschwert

19.05.2013 – Pfingstsonntag

Es war ein warmer Frühlingstag. Am Nachmittag besuchte uns meine Schwester. Und Patric, den wir für Abend eingeladen hatten, kam gegen 17 Uhr, so dass sich die beiden noch begegneten. Wir saßen zu viert in unserer Sitzecke hinter dem Haus und genossen die Sonnenstrahlen. Meine Schwester und Patric freuten sich, einander zu sehen. Es folgte eine lockere, angenehme Unterhaltung, an der sich diesmal auch Patric beteiligte. Er zeigte sich an diesem Tag offener und nicht so abwesend. Seine Mimik war lebendig und wirkte nicht eingefroren.

Nachdem meine Schwester sich verabschiedet hatte, kümmerte ich mich um das Abendessen. Patric hatte sich Rouladen mit Grünen Klößen gewünscht. Und natürlich erfüllte ich ihm diesen Wunsch.

Der Maiabend war noch warm genug, um im Freien essen zu können. Währenddessen sprach ich meine geplante Wander-Fasten-Woche noch einmal an, die am nächsten Tag beginnen sollte. Ich erläuterte Patric wiederholt meine Beweggründe, weil ich mir am letzten Donnerstag, zur Geburtstagsfeier seines Opas, nicht sicher war, ob er alles aufgenommen hatte. Patric lachte über mein Vorhaben. Es war kein Auslachen, sondern ging eher in die Richtung: Das ist mal wieder typisch Mutti – und er sagte nur zwei Worte dazu: „Mach nur."

Noch immer lag ein kleiner Schatten über meinem Vorhaben. Ausgerechnet in der Woche, in der sein neuer Job begann, war ich nicht da. Doch mein Unbehagen löste sich in der nächsten Minute in nichts auf. Patric erzählte uns, dass er mit dem Arbeiten eine Woche später beginnen würde. Grund war die um eine Woche verlängerte Krankschreibung, weil die Tabletten erst dann komplett abgesetzt werden konnten. Mir fiel ein Stein vom Herzen. Eine Woche später. Das bedeutete, dass ich wieder zuhause wäre. Falls es nun doch bei Patric Probleme geben sollte, war ich für ihn greifbar. Ich fragte ihn nun auch noch einmal, ob er denn seine alten Dachdeckerhosen anprobiert hatte. Er verneinte dies. Und wieder verstand ich nicht, warum er sich darum nicht kümmerte. Patric tat bei diesem Thema jedes Mal so, als ob es die größte Nebensächlichkeit wäre.

Inzwischen hatte er den Teller leer gegessen. Ich fragte ihn, ob er noch etwas haben möchte. Er lehnte sich zurück, zog sein Shirt etwas nach oben, klopfte sich auf den Bauch, prustete lächelnd dabei und nahm das Angebot für eine zweite Roulade und einen Kloß an. Stefan und ich lachten und genossen die ungezwungene Atmosphäre mit allen Sinnen. Patric verdrückte auch die zweite Portion und zeigte sich zufrieden. Ich musste mich mit dem Essen zurückhalten, denn zwei Vorbereitungstage für die kommende Woche bezüglich Fasten waren für mich angesagt. Wir unterhielten uns noch etwas über belanglose Dinge. Als Patric aufbrechen wollte, begleiteten wir ihn noch zu seinem Auto, das er auf der Straße geparkt hatte. Auf dem Weg dorthin legte ich meinen linken Arm über seine Schulter, wofür ich mich aufgrund des Größenunterschiedes zu ihm etwas strecken musste. Dabei schaute ich ihn an und sagte zu ihm: „Ich wünsche dir eine schöne letzte freie Woche. Genieße sie. Ich gebe dir ein Zeichen, wenn ich morgen angekommen bin." Während ich ihm diese Worte sagte, legte Patric seinen rechten Arm um meine Taille, kniff mir in die Seite und antwortete: „Und ich wünsche dir auch eine schöne Woche." Ich zog ihn noch einmal enger an mich heran und drückte ihn zum Abschied. Stefan verabschiedete Patric ebenfalls mit einer Umarmung. Am Gartentor blieben wir stehen. Er ging zu seinem Auto, öffnete die Tür und bevor er einstieg, schauten wir uns noch einmal einige Sekunden fest in die Augen. Was dachte er wohl in diesem Moment? Ich konnte es nicht erahnen. Das Auto startete und wenige Augenblicke später war es nicht mehr zu sehen. Wir setzten uns wieder in unsere Sitzecke. Es war immer noch angenehm warm. Für uns waren die vergangenen Stunden mit Patric gut verlaufen. Er erschien unbelasteter, irgendwie freier. Der Start in meine Wander-Fasten-Woche fiel mir jetzt etwas leichter. Ich freute mich darauf und nahm mir vor, mich auf mich zu konzentrieren und diese Auszeit bewusst anzunehmen.

20.05. - 24.05.2013 – Pfingstmontag bis Freitag

Noch einmal ging ich gedanklich alles durch, ob ich für meine Gesundheitswoche auch nichts vergessen hatte. Wandersachen, Thermoskanne, Wärmflasche, warme Socken und Badesachen sollten laut Beschreibung mitgebracht werden. Natürlich nahm ich auch ein Buch zum Lesen mit. Ich stellte mir vor, dass ich doch sehr viel Zeit haben würde, um schmökern zu können. Ich war sehr gespannt, wie man das Fasten bewältigte und ob das Hungergefühl unerträglich sein würde. Sechs Tage nur trinken, nichts essen – für mich momentan nicht vorstellbar. Gegen 9 Uhr fuhr ich von Zuhause los. In vier Stunden sollte ich mein Ziel erreicht haben. Das Wetter war an diesem Tag nicht mehr so schön wie am vorangegangenen, an dem Patric uns so einen entspannten Eindruck hinterlassen hatte. Es war kühler geworden und die Sonne versteckte sich hinter einer geschlossenen Wolkendecke. Patrics Stimmung nahm ich mit auf den Weg. Die Gedanken ließen Unbeschwertheit aufkommen und ich wollte mir für die eine Woche keine Sorgen machen. Das Navigationsgerät führte mich problemlos ans Ziel. Um 14 Uhr war ich an meiner Herberge für die nächsten Tage angekommen. Ich hatte länger gebraucht, als mir anfangs angezeigt wurde. Ein Grund der Verzögerung war mein Zwischenstopp an der Autobahnraststätte, an welcher wir auch mit Patric zu unserem Ostseeurlaub halt gemacht hatten. Hier nahm ich mir etwas Zeit, kaufte mir einen Kaffee und setzte mich an den gleichen Platz wie damals, mit Blick auf den angelegten Innenteich. Meine Gedanken schweiften zu unserem gemeinsamen Urlaub und damit zu dem in sich gekehrten Verhalten meines Sohnes. Für diesen Moment beschlich mich wieder ein ungutes Gefühl. Ich wischte die Gedanken weg und hielt mich an den Erinnerungen des Vorabends und an Patrics musikalischem Interesse fest. Ich wollte die kommenden Tage bewusst angehen, wollte auch die belastenden Situationen, die Crystal Meth uns beschert hatte, für diese Zeit ausblenden.

Mein Ziel lag mitten im Grünen in Mecklenburg-Vorpommern, in der Nähe vom Plauer See. Es führte eine unbefestigte Straße, eingesäumt von Birken, bis an das Grundstück. Zwischen Einfahrt und dem landhaustypischen Gebäudekomplex waren zwei Rondelle angelegt. Eines mit einem kleinen Teich, vor dem eine Bank stand, umgeben von ausgewachsenen Büschen und Frühlingsstauden, die in Blüte standen. Das zweite Rondell bestand aus einer Rasenfläche in sattem Grün mit drei eingearbeiteten, länglichen Blumenbeeten. Die Wege um die Rondelle waren befahrbar. Große blühende Kastanienbäume, ein schöner alter Lindenbaum, wuchtige Fliederbüsche in Weiß und Lila sowie anderes Buschwerk rahmten das Bauwerk ein. Wenige Meter daneben war ein Parkplatz angelegt. Ich steuerte auf ihn zu und suchte mir eine Lücke. Er war gut gefüllt und die Autokennzeichen deuteten auf Gäste aus allen Teilen Deutschlands hin. Ich ließ das Gepäck erst einmal im Auto und suchte die Rezeption auf. Der äußere Eindruck des Hauses war ansprechend. Beim Betreten des Gebäudes empfing mich ein Duft von Kräutern. Alles war natürlich und einladend eingerichtet. An die auf der linken Seite befindliche Rezeption schloss sich ein breiter Gang an, der auf der gleichen Seite mit Korbstühlen und Tischen versehen war. Auf der rechten Seite taten sich weitere Räumlichkeiten auf, in denen ich für die nächsten Tage meine Mahlzeiten einnehmen sollte. Ebenfalls auf der linken Seite führte eine Holztreppe in die erste Etage, wo auch einige Zimmer lagen. Wenn man den unteren Gang weiter lief, so kam man in einen großen, gemütlichen Aufenthaltsraum mit ganz bequemen Sitzmöglichkeiten zum Lesen oder auch einfach zum Entspannen. Durch die großflächigen Glasfenster schaute man auf den angelegten Naturgarten, in dem Wasserstellen integriert waren. Im Anschluss begannen die Räume für den Wellnessbereich, das heißt ein Hallenbad, eine Sauna und ein Fitnessraum standen zur Verfügung. Es war alles durchdacht.

Nach der Anmeldung zeigte man mir zuerst mein Zimmer. Es war ein Einbettzimmer, sehr einfach eingerichtet – fast etwas klosterhaft. Gleich links war die Nasszelle mit Dusche. Auf der rechten Seite befand sich ein dreitüriger Schrank in schwarzer Holzoptik, im Anschluss daran ein Schreibtisch und ein Stuhl. Nach der Nasszelle stand an der eingerückten Wand das Bett mit Nachttisch. Durch das Fenster schaute man weiträumig in die Natur sowie auf die Gartenterrasse. Die Schlichtheit passte zu meinem Ansinnen, mich auf meine Seele und meinen Körper zu konzentrieren. Ich packte meine Reisetasche aus und legte mein Buch – „Ich bin dann mal weg" von Hape Kerkeling – griffbereit neben mein Bett. Auf das Lesen freute ich mich besonders. Zuhause fehlte mir immer etwas die Zeit dafür. Ich hatte auch mein Tagebuch mitgenommen. Lange hatte ich darin nicht mehr geschrieben. Doch diese eine Woche wollte ich detailliert festhalten.

Patric hatte ich versprochen, ihm nach meiner Ankunft eine Nachricht zu schicken. Das tat ich, bevor ich auf weitere Entdeckungstour ging. Er antwortete sofort und wünschte mir noch einmal schöne Tage. Danach schnappte ich mir den Fotoapparat und los ging es. Mir gefiel es total gut hier und ich fühlte mich von Anfang an wohl. Nun war ich auf die anderen Teilnehmer der Wander-Fasten-Woche gespannt, die ich zum Abendessen das erste Mal sehen würde.

Es war eine bunt gewürfelte Truppe. Angefangen von Einzelteilnehmerinnen wie mich in verschiedenen Altersgruppen, bis hin zu Pärchen. Manche begingen diese Art der Auszeit schon zum dritten oder vierten Mal. Und alle stellten fest, dass ausschließlich nur positive Effekte und

Erfahrungen zu verzeichnen waren. Unsere erste gemeinsame Mahlzeit begann mit Kräutertee.

Die kommende Woche wurden wir von einer netten und unkomplizierten jungen Frau begleitet und betreut, die ihr Leben der Natur verschrieben hat. Die Tage begannen mit gemeinsamer Frühgymnastik und anschließendem Frühstück, das Tee in unbegrenzter Menge, einen Teelöffel Honig und eine Scheibe Zitrone beinhaltete. Danach waren Wanderungen oder auch Besuche von Sehenswürdigkeiten in der näheren Umgebung angesagt. Egal, ob das Wetter mitspielte oder nicht, es ging täglich an die frische Luft. Warm angezogen, mit warmem Tee und einem Handtuch im Gepäck, tauchten wir unsere Füße in die Mecklenburgischen Seen. Nebenbei bekamen wir Wissen über Gräser und Blumen, die als Kräuter verwendet werden können, vermittelt. Jede Tagesunternehmung war ein Erlebnis der besonderen Art und es machte uns nichts aus, dass wir zum Frühstück nur getrunken hatten. Ich hatte mir von zuhause aus schon ein Behandlungspaket, das unter anderem aus Massagen und Kneipp-Anwendungen bestand, gebucht. Die freie Zeit, die nachmittags zur Verfügung stand, konnte ich dafür nutzen. Manchmal lieh ich mir auch ein Fahrrad aus, um mit anderen Teilnehmern noch eine Tour zu unternehmen oder wir gingen einfach nur spazieren.

Nach dem dritten Tag spürte ich eine merkliche Verbesserung hinsichtlich meiner Allergie. Ich musste keine Tabletten mehr nehmen und war erstaunt, wie sich der Körper darauf einstellte, ohne feste Nahrung auszukommen. Ich spürte kein Hungergefühl, hatte kein Bedürfnis, etwas zu essen. Auch die Gedanken an Essen waren nicht da. Kein Verlangen nach etwas Süßem oder etwas Herzhaftem, kein Kaffeeappetit. Man hatte dabei auch ein klein wenig das Gefühl von Freiheit.

***

Gedankliche Zusammenhänge zu Patrics Sucht stellten sich ein. Ich konnte einfach mit dem Essen aufhören, weil ich es ganz fest wollte. Patric versuchte auch einfach mit den Drogen aufzuhören, weil er es ganz fest wollte. Bei mir war es Kopfsache, bei ihm war es Kopfsache. Nein, so simpel konnte man es bei Patric nicht sehen. Crystal Meth ist ein ganz anderes Kapitel, es hinterlässt Schäden – psychische Schäden.

***

Die Woche verging wie im Flug und reinigte tatsächlich Körper und Seele. Ich fühlte mich gut und unbeschwert, auch wenn meine Gedanken regelmäßig nach Hause glitten und somit auch zu Patric. Diese Woche bereute ich nicht. Etwas Gutes für meinen Körper getan zu haben, war ein erhebendes Gefühl. Ich war gestärkt und natürlich auch stolz. Dem bevorstehenden Arbeitsbeginn meines Sohnes sah ich gelassen entgegen. Vielleicht half der räumliche Abstand, vielleicht das Wohlgefühl, vielleicht auch der unumstößliche Glaube an Patric, sein Leben ohne Crystal Meth meistern zu wollen.

Patric, du schaffst das schon!

25. Mai 2013 – 21.45 Uhr

Der vorletzte Tag meiner Wander-Fasten-Woche. Ich schaute morgens aus dem Fenster und mich erwartete graues, nass-kaltes Wetter. Doch kein Problem. Der heutige Tag stand uns vollkommen frei zur Verfügung und es begann das Fastenbrechen. Das hieß, es gab zum Frühstück neben dem obligatorischen Tee jetzt zusätzlich noch einen Apfel. Ganz langsam sollten wir uns wieder an feste Nahrung gewöhnen. Manche Teilnehmer beteiligten sich daran nicht, weil sie zuhause die Kur ein paar Tage fortführen wollten. Andere reisten schon ab. Ich hatte mir vorgenommen, nach dem Frühstück nach Klink und Waren/Müritz zu fahren. Diese Orte kannte ich von früheren Urlaubsaufenthalten und ich wollte schauen, was sich so verändert hatte. In Klink angekommen, schüttete es wie aus Gießkannen. Ich schlug den Weg Richtung Müritz ein. Durch den Regen konnte man das gegenüberliegende Ufer des Sees nur erahnen. Die frühere Badestelle bestand nicht mehr. Dafür war an einer anderen Stelle ein schöner Badestrand errichtet worden. Die Grünflächen sahen gepflegt aus. Während des Spazierganges an der Müritz dachte ich an Patric. Doch ich schaute nicht zurück, sondern blickte in seine Zukunft. Ich wünschte ihm, dass er die Anforderungen des Jobs meistern und endlich ein Mädchen kennenlernen würde, das ihm helfe, die verlorengegangene Lebensfreude zurückzufinden. Ich hoffte für ihn, dass er seine materiellen Vorstellungen umsetzen konnte und dass er mit seinem sozialen Umfeld zufrieden werden würde. Ich wünschte ihm die nötige Vernunft und den notwendigen Weitblick für sein Leben. All diese Gedanken kamen mir bei dem Blick auf die Müritz, wo der Regen ununterbrochen eine unruhige Wasserfläche erzeugte, als ob die Erfüllung der vielen Wünsche eine Menge Kraftaufwand bedeutete. Meine Gedanken wurden durch eine Gruppe von Radsportlern unterbrochen, die mich überholten. Erinnerungen an den Duathlon 2012 wurden wach – schöne und stolze Erinnerungen.

Am Auto wieder angekommen, musste ich trotz meines Spazierganges mit Regenschirm meine Jacke und Hose wechseln. Vorsorglich hatte ich mir Wechselkleidung mitgenommen. Von Klink aus fuhr ich nach Waren, parkte in der Nähe des Zentrums und nahm den Weg Richtung Altstadt. Der Regen ließ nicht nach. Trotzdem herrschte reges Treiben in der Stadt. Ich schaute mir die Altstadt an, die ihren Charme durch die engen Gassen und die hübschen Fachwerkhäuser erhielt. Die herausgestellten Stühle und Tische vor den Gaststätten luden leider aufgrund des Wetters nicht zum Verweilen ein. Ich suchte mir ein Café, um mich etwas aufzuwärmen und um ein paar Minuten Trockenheit zu haben. Inzwischen schüttete es so, dass mein Regenschirm trotz Ausschütteln vor dem Eingang eine große Pfütze im Café hinterließ. Selbstbedienung war angesagt und ich kaufte mir nur einen Pfefferminztee. Noch war Kuchen nicht erlaubt. Ich beobachtete die Gäste und ihre unbeschwerte, lockere Art, den Samstagvormittag zu verbringen. Viel häufiger sollte man solche kleinen Momente des Glücks wahrnehmen, dem Alltag für wenige Augenblicke entfliehen.

Spätestens um 13 Uhr sollten wir Teilnehmer der Wander-Fasten-Woche uns zum gemeinsamen Mittagessen einfinden. Pünktlich war ich zurück. Danach hatte ich noch einen halben Tag zur freien Verfügung. Ich packte bereits meine Reisetasche für die Heimfahrt am nächsten Tag. Meine gesamten Behandlungen waren abgeschlossen und ins Hallenbad oder in die Sauna wollte ich nicht mehr gehen. So beschloss ich, den Tag ganz ruhig ausklingen zu lassen, indem ich in meinem Buch weiter las und mein Tagebuch füllte. Ich machte es mir im Bett gemütlich. Ganz ruhig war ich und versetzte mich wieder in die Situation des Pilgers auf dem Jakobsweg. Obwohl ich die letzten Tage wirklich sehr viel Ruhe hatte und die Nächte zum Schlafen mehr als ausreichend waren, überkam mich beim Lesen Müdigkeit. Ich unterbrach meine Beschäftigung und schrieb Patric um halb drei eine Nachricht: „Mein lieber Patric, die eine Woche ist nun schon vorbei und sie hat mir sehr gut getan. Morgen bin ich wieder zurück. Ich hoffe, es geht dir auch gut! Liebe Grüße, Mutti" Ich freute mich natürlich auf zuhause und darauf, neben Stefan auch Patric wieder in die Arme schließen zu können. Ich war überzeugt davon, dass mein Sohn mir im Laufe des Nachmittags noch auf meine SMS antworten würde und machte es mir im Bett zum Lesen wieder gemütlich. Die Müdigkeit kam abermals. Diesmal wehrte ich mich nicht dagegen und kuschelte mich unter die Decke. Draußen regnete es immer noch und bis zum Abendbrot war noch reichlich Zeit. Mittlerweile war es 16 Uhr. Von Patric war noch keine Rückantwort gekommen. Ich fand dies seltsam.

So schnell, wie mich der Schlaf überwältigt hatte, so schnell schreckte ich plötzlich hoch. Mein Herz klopfte unsagbar derb. Ich schaute zum Fenster, als ob da die Lösung für mein Aufschrecken zu finden sei. Ich horchte angestrengt, ob irgendein lautes Geräusch mich geweckt hatte. Meine Gedanken wirbelten. Ob ein Traum Ursache für das Hochschrecken war? Doch nichts konnte ich zuordnen. Ich schaute auf das Telefon. Nichts. Ich versuchte, mich wieder zur Ruhe zu bringen und hatte dieses unschöne Aufwachen schnell in den Hintergrund gedrängt. Bevor ich zum Abendessen ging, telefonierte ich noch mit Stefan. Wir scherzten am Telefon, dass sein Singleleben nun ab morgen vorbei sei und wieder Ordnung einziehen würde. Dass ich Patric eine Nachricht geschrieben, jedoch bis jetzt noch keine Antwort erhalten hatte, erwähnte ich nicht. Vielleicht hatte Patric ja wieder einen Auftritt mit seinen Musikanten. Ich fragte jedoch, ob er irgendetwas die letzten Tage von ihm gehört hätte. Doch auch bei ihm hatte er sich nicht gemeldet, was mich aber nicht beunruhigte. Wir hörten sonst die Woche über auch selten etwas von ihm.

Nach dem Abendessen saß der gesamte Teilnehmerkreis noch etwas zusammen und hielt einen Rückblick auf die letzten Tage. Für alle war diese Woche hinsichtlich Befinden und Gesundheit eine Bereicherung. Und gemeinsam wollten wir zum Abschluss dem heutigen Fußballspiel, dem UEFA-Champions-League Finale, auf einer großen Leinwand folgen. Das Spiel sollte um 20.45 Uhr beginnen. Um 19.30 Uhr ging ich wieder auf mein Zimmer, um zu schauen, ob Patric mir geantwortet hatte. Auch diesmal kein Zeichen. Ich schrieb ihm eine zweite Nachricht ... und wartete wieder. Er meldete sich nicht. Das war nun wirklich ungewöhnlich und ich konnte keine Erklärung finden. Meine Gedanken kreisten. Was war los? Inzwischen hatte ich mich wieder zu den anderen gesellt, doch das Fußballspiel wurde zur Nebensache. Zur Halbzeit zog ich mich zurück. Sollte Patric sich noch immer nicht gemeldet haben, wollte ich ihn anrufen. Ich schaute auf mein Handy. Wieder nichts. Es war jetzt kurz nach halb zehn. Draußen wurde es langsam dunkel. Ich zog die Vorhänge zu und setzte mich auf das Bett. Ich überlegte. Rief ich zuerst auf seiner Festnetznummer an oder versuchte ich es gleich über sein Mobiltelefon? Ich probierte es auf seiner Festnetznummer. Es klingelte gleichmäßig monoton. Patric nahm nicht ab, war demzufolge nicht zuhause. Nun probierte ich es über seine Handynummer. Es klingelte und klingelte, bis die Mailbox sich einschaltete. Ich hinterließ keine Nachricht, sondern legte auf. Ich saß noch immer auf dem Bett und konnte mein weiteres Handeln nicht einmal andenken, da ertönte mein Telefon. 21.45 Uhr und eine unbekannte Festnetznummer. Endlich! Ich war ganz, ganz fest davon überzeugt, dass es Patric ist, auch wenn ich die Telefonnummer nicht kannte. In dieser Sekunde glaubte ich tatsächlich, dass er bei einem Mädchen war und sich von ihrem Zuhause meldete. Deshalb vielleicht auch keine Antwort auf meine SMS, dachte ich. Ich meldete mich trotzdem förmlich mit meinem Familiennamen. Am anderen Ende antwortete man mir: „Hier ist die Kriminalpolizei. Sie sind die Mutter von Patric Höpfner?" Ich: „Ja?" Sofort schoss mir in den Kopf, dass Patric vielleicht einen Unfall gehabt haben könnte. Mir kam auch in Sekundenschnelle die Verurteilung wegen des Drogenkaufes in den Sinn. War hier wieder etwas vorgefallen? Der Kriminalbeamte sprach weiter: „Sie wohnen nicht mehr dort, wo Sie gemeldet sind? Wir waren vor Ort und an der Klingel ist nichts vermerkt." Ich konnte mir diese Frage sofort erklären. Wir wohnten in einem Ortsteil, dessen zugehörige Stadt ebenfalls eine Straße gleichen Namens besaß. Schon oft hatte dies zu Verwechslungen geführt und Post wurde fehlgeleitet. Doch dass Adressen auch bei der Polizei nicht richtig oder unvollständig vermerkt waren? Ich erklärte dem Kriminalbeamten diese Tatsache, worauf er sagte, dass er jetzt vorbeikommen würde. Ich erwiderte: „Ich bin zurzeit nicht zuhause, sondern in Urlaub. Aber was ist denn passiert?" Die nachfolgenden Worte kamen geschult gleichmäßig, ohne eine Veränderung der Stimmlage zu vernehmen, an mein Ohr: „Frau Höpfner, es tut mir leid, Ihnen mitteilen zu müssen, dass sich Ihr Sohn das Leben genommen hat."

Ich hatte das Gefühl, nicht mehr atmen zu können. Der Boden schien sich aufzutun und ein Sog von nicht beschreibbarer Stärke wollte mich nach unten ziehen. Ich stand schnell auf, ging die zwei Meter vom Bett zum Schreibtisch immer hin und her und brachte immer nur drei Worte heraus: „Nein, bitte nicht! Nein ..., nein, bitte nicht! ..." Ich verlor das Zeitgefühl. Der Polizist am anderen Ende unterbrach mein ständiges Hin- und Hergehen mit den Worten: „Ist jemand bei Ihnen? Sind Sie allein? Sollen wir noch jemand benachrichtigen?" Ich war sofort wieder konzentriert und sagte: „Ich bin nicht allein. Mein Mann müsste noch informiert werden, aber das tue ich selbst und ich fahre heute noch zurück. Wie ist es denn passiert?" Die Antwort: „Das möchten wir Ihnen am Telefon nicht mitteilen. Es kommt morgen um zehn Uhr jemand bei Ihnen zuhause vorbei." Ich war damit einverstanden. Er gab mir noch eine Telefonnummer von einem anderen Polizeirevier, welches für Rückfragen ab sofort zuständig sein würde. Dann legten wir auf. Ich war während des Telefonats zu einer Rationalität übergegangen, die sich fortsetzte. Ich hatte soeben erfahren, dass mein Sohn nicht mehr lebte. Ich konnte diese Information nicht verarbeiten, konnte damit nicht umgehen. Alles Weitere lief automatisch ab. Zuerst rief ich Stefan an. Natürlich meldete er sich ganz locker und ohne Vorahnung. Nach seiner Frage, was mich veranlasste, mich noch einmal zu melden, sagte ich ihm: „Patric hat sich das Leben genommen." Ruhe am anderen Ende. Er konnte mit dieser Tatsache genauso wenig umgehen wie ich. Ich erläuterte ihm den ganzen Hergang, auch, dass ich Patric nachmittags versucht hatte, zu erreichen und keine Rückantwort mehr kam. Wir waren beide nicht in der Lage, weiter zu telefonieren. Er bot mir an, auf halbem Wege entgegenzukommen, nachdem ich ihm sagte, dass ich mich gleich auf den Weg nach Hause machen würde. Doch das wollte ich nicht. Ich fühlte mich hellwach und total konzentriert und war mir sicher, dass ich die Rückfahrt allein schaffen würde. Als nächstes suchte ich jemand vom Haus. Ich musste über meine überstürzte Abreise informieren und darum bitten, dass mir noch alle angefallenen Unkosten in Rechnung gestellt und diese zugeschickt werden. Ich traf den Hotelleiter an. Ohne Umschweife brachte ich mein Anliegen vor und sagte auch die Gründe für meine Entscheidung. Nun merkte ich doch, wie innerlich Verzweiflung in mir hoch stieg. Ich begann zu zittern. Von ihm wurde mir angeboten, dass man mich nach Hause fahren würde. Ich rechnete das hoch an, lehnte jedoch auch dieses Angebot ab. Auf dem Weg in mein Zimmer hatte ich mich wieder gefangen. Ich verstaute noch die paar Kleinigkeiten, die noch nicht gepackt waren und brachte meine Sachen ins Auto. Der Leiter des Hauses fragte ein zweites Mal, ob es nicht besser wäre, mich nach Hause zu fahren. Ich hatte das Gefühl, dass es ihm nicht einerlei war, aber dankend lehnte ich auch diesmal ab. Es war inzwischen fast 23 Uhr. Der Regen hatte nicht nachgelassen. Ich stellte mein Navi auf „Heimatadresse", eine Heimat, die nie wieder so sein würde, wie ich sie verlassen hatte, und fuhr los.

Es lagen drei Fahrstunden Autobahn und eine Stunde Landstraße vor mir. Die Scheibenwischer glitten ununterbrochen über die Frontscheibe. Die meiste Zeit war ich sehr ruhig. In meinen Gedanken spulten sich immer wieder die entscheidenden Worte des Kriminalbeamten ab. So, als müsste ich für mich hinterfragen, ob diese Worte ernst gemeint waren, ob da nicht ein Irrtum vorlag, ob diese Worte überhaupt in die Realität passten. Dann grübelte ich wieder, ob meine zwei Telefonnachrichten Patric noch erreicht hatten. Dies machte mir sehr zu schaffen. Die Vorstellung, dass er sie gelesen haben könnte und trotzdem diesen Schritt gegangen war, konnte ich nicht verarbeiten. Es kamen mir auch meine Ängste aus der Vergangenheit hinsichtlich eines eventuellen Suizid von Patric in den Sinn. Diese Erkenntnis ließ mich jetzt fast erstarren. Was hatte ihn zu diesem Schritt veranlasst? Er wollte doch ab Montag wieder arbeiten. Wie war es passiert? Mir fiel natürlich sofort eine aus diesem Grund berüchtigte und in regionaler Nähe befindliche Brücke ein. Während der Fahrt drehten sich all diese Gedanken immer wieder. Ich bewegte mich dabei immer an der Oberfläche, ging nie richtig in die Tiefe. Tränen bahnten sich nur selten den Weg. Oft dachte ich große Abschnitte der kilometerlangen Fahrt auch einfach nichts. Oder ich zog ernsthaft die Tatsache heran, dass ich einfach nur träumen würde. Ich würde aufwachen und alles wäre gut.

Der Tag danach

Noch eine Stunde Landstraße lag vor mir. Es war jetzt kurz vor zwei. Nach halber Strecke hatte ich Stefan angerufen, um zu sagen, dass alles gut lief. Auf der verbleibenden Fahrt kam ich an einen Abzweig, der mir die Möglichkeit gegeben hätte, den Weg durch jene Brücke zu fahren. Je näher ich diesem Abzweig kam, desto mehr zog ich in Erwägung, diese Route zu nehmen. Wollte ich meine Vermutung bestätigt bekommen? Was war, wenn wirklich irgendetwas darauf hindeutete, dass Patric diesen Weg gegangen war? Nur noch wenige Meter war ich von der Kreuzung entfernt. Ich fuhr geradeaus, nahm den Abzweig nicht. Vielleicht wachte ich ja doch noch aus diesem Traum auf.

Ich bog zuhause in unsere Straße ein. Im Haus brannte Licht, die Garage stand offen. Ich fuhr hinein und da kam auch schon Stefan auf mich zu. Wir konnten nichts sagen, lagen uns in den Armen. Die Tatsache, dass Patric nicht mehr bei uns sein sollte, hatte unser Bewusstsein noch nicht erreicht. Es fühlte sich alles so unwirklich an. Wir waren beide sehr gefasst. Nachdem wir mein Auto ausgeladen hatten, setzten wir uns ins Wohnzimmer und versuchten vorsichtig, Gründe für Patrics Entscheidung zu finden. Doch mit den Informationen, die wir bisher hatten, kamen wir nicht weiter. Es fehlten uns Antworten auf das Warum, Wie und Wo. Gab es einen Abschiedsbrief? Alles offene Fragen. Wir entschlossen uns, zu Bett zu gehen und den Besuch der Polizei abzuwarten. Jeder von uns versuchte mit der Hoffnung einzuschlafen, dass nach dem Aufwachen in wenigen Stunden alles wieder gut sei, dass es ein Irrtum war und wir Patric wieder in die Arme schließen konnten.

Nach drei Stunden Schlaf holte uns die Realität ein. Nichts war geträumt. Mit der Kenntnis, dass sich unser Sohn das Leben genommen hatte, warteten wir auf die Polizei. Wir warteten und warteten. Die ungeklärten Umstände zehrten inzwischen an unseren Nerven. Wir wollten in seine Wohnung fahren, doch erst das Gespräch abwarten. Yvonne und René, meinen Vater und meine Schwester mussten wir auch informieren. Ich rief zuerst Yvonne und René an – Schock. Dann informierte ich meine Schwester – Schock. Meine Schwester und mein Vater wohnten in einem Haus und ich bat sie, zu ihm zu gehen, damit jemand bei ihm ist, wenn ich anrufe. Ich hatte vor diesem Telefonat unheimliche Angst, dass er es nicht verkraften und der Kreislauf kollabieren könnte. Ich wartete ein wenig und dann überbrachte ich diese Nachricht meinem Vater – Schock.

Mit Patrics leiblichem Vater sprach ich später persönlich.

Die Zeit bis 10 Uhr dauerte eine Ewigkeit. Ich verbrachte diese mit dem Auspacken meiner Taschen von gestern. Immer wieder schauten wir aus dem Fenster in der Hoffnung, dass endlich ein Polizeiauto, vielleicht auch in zivil, halten würde. Eine halbe Stunde war es nun schon darüber. Ich entschloss mich, bei der mir gestern durchgegebenen Telefonnummer des Polizeireviers anzurufen. Es meldete sich sofort jemand und der Vorgang war auch bekannt. Man entschuldigte sich, dass noch niemand vorbeigekommen sei. Alle verfügbaren Kräfte wären im Einsatz. Wir wurden auf 13 Uhr vertröstet. Für uns eine unerträgliche Situation. Wir entschlossen uns, in Patrics Wohnung zu fahren. Die ganze Fahrt über schwiegen wir, waren angespannt. Würden wir einen Abschiedsbrief finden? Was erwartete uns? Vielleicht gab es irgendeinen Hinweis, der ihn zu seinem Schritt veranlasst haben könnte. Die Ungewissheit war quälend. Vor dem Haus angekommen, in dem sich seine Wohnung befand, wünschten wir, dass er uns gleich entgegengelaufen kommen würde. Aber er kam nicht. Wir schlossen die Haustür auf, nahmen die wenigen Stufen bis zu seiner Wohnungstür, öffneten und betraten mit ganz eigenartigen Empfindungen seine Wohnung. Eine unheimliche Stille nahm uns ein. Unsere Blicke gingen sofort zu seinem Couchtisch, in der Hoffnung, ein paar Zeilen von ihm vorzufinden. Doch der Glastisch war leer. Wir musterten Zentimeter für Zentimeter das Wohnzimmer. Alles sah aufgeräumt aus. Nichts wies auf ein überstürztes Verlassen der Wohnung hin. In der Küche stand der abgespülte Abwasch zum Trocknen in einem Korb. Der Kühlschrank war gefüllt und der Kassenzettel vom Einkauf am vorangegangenen Tag lag auf der Fensterbank. Im Vorraum stand seine Werkzeugkiste für den Arbeitsbeginn am morgigen Tag griffbereit. Alles war so, als ob Patric jeden Augenblick seine Wohnung betreten würde. Ich schaute in die Schubladen seines Schreibtisches. Irgendetwas musste doch zu finden sein. Und da fielen mir zwei Bücher in die Hände – seine Tagebücher. Ein unbeschreiblicher Reichtum von unschätzbarem Wert für uns. Ich nahm diese an mich und blätterte. Neun Monate hatte er darin sein Leben festgehalten.

Noch ganz unter diesem Eindruck fuhren wir wieder nach Hause und warteten … Irgendwann während dieser ewig langen Zeit kamen Yvonne, René, Jonas, mein Vater und meine Schwester zu uns. Sie wollten uns mit ihrer Anwesenheit Trost spenden und eine Stütze sein. Es war gut, dass sie kamen. Denn die Warterei war qualvoll.

Auch für sie war das Geschehene unfassbar. Wir konnten es nicht begreifen, konnten es uns nicht vorstellen, dass Patric nicht mehr bei uns sein sollte. Viele Vermutungen und Erklärungen wurden geäußert.

Zwischenzeitlich war der zweite vereinbarte Termin mit der Polizei herangeschritten. Wieder hofften wir sehnsüchtig auf das klärende Gespräch. Die Minuten vergingen. Unser Besuch verabschiedete sich – traurig – mit ihren Gesten versuchten sie, uns Kraft und Mut zuzusprechen. Stefan und ich waren wieder allein. Es dauerte nicht lange und Yvonne rief uns zurück. Sie waren zu dieser Brücke gefahren und sie sagte uns, dass dort Patrics Auto stehen würde. Nun war die Vermutung Gewissheit geworden.

Ich wählte wieder die Telefonnummer des Polizeireviers. Diesmal entschuldigte man sich mit einem unvorhergesehenen Großeinsatz, bei dem das gesamte Personal eingesetzt war. Ich hatte kein Verständnis mehr dafür und sagte, dass wir selbst ins Revier kommen würden. Wir fuhren los. Die Scheibenwischer liefen unaufhörlich. Seit dem Morgen regnete es ununterbrochen. Eine halbe Stunde später waren wir an der Dienststelle angekommen. Man entschuldigte sich nochmals für diese unglückliche Situation. Wir nahmen dies distanziert zur Kenntnis. Der Polizeibeamte sagte uns, was wir inzwischen selbst wussten, dass Patric am gestrigen Nachmittag durch Sprung von der Brücke Suizid begangen hatte. Ich fragte nach der Uhrzeit. 15.17 Uhr war in seinen Unterlagen vermerkt. Mitten am Tag, nicht heimlich und unbemerkt. Ein Fakt, der auch noch heute immer wieder Fragen aufwirft. Wir erzählten von uns aus, dass Patric Crystal Meth abhängig war und sich die letzten Monate jedoch ein guter Weg abzeichnete. Wir sprachen von seinem neuen Arbeitsbeginn, erwähnten aber auch seine Verurteilung, die ihn belastete. Der Beamte fragte uns, ob es einen Abschiedsbrief gäbe, in der Wohnung habe man nichts gefunden. Also hatte sich die Polizei schon vor uns Zutritt zu der Wohnung verschafft. Wir mussten die Frage verneinen. Mich interessierte noch, ob man bei Patric Untersuchungen vorgenommen hatte. Ich spielte dabei auf die Drogen- oder Alkoholtests an. Ohne Grund würden solche Untersuchungen nicht veranlasst, bekamen wir zur Antwort. Eigenartig. War Patric nicht wegen des Erwerbs von Drogen verurteilt worden? Mit Sicherheit lag diese Information im Netzwerk der Polizei vor.

Der Polizeibeamte übergab mir Patrics Handy, seine Geldbörse, seinen Autoschlüssel, Wohnungsschlüssel und seine silberne Kette, die er oft trug und die nun zerrissen in meiner Hand lag. Ich quittierte den Empfang und bekam einen Durchschlag des Schreibens. Weiter gab es nichts zu sagen. Der Polizeibeamte verabschiedete uns, wünschte uns viel Kraft und entließ uns in unsere traurige Welt.

Da uns auch der Autoschlüssel ausgehändigt wurde, beschlossen wir, das Auto gleich zu uns zu holen. Das hieß, wir mussten an den Ort des Geschehens fahren. Mit Patrics Telefon, seiner Geldbörse und seiner Kette in meiner Hand, schweigend, gedankenverloren und einer unbeschreiblichen, nahenden Welle des Schmerzes, die auf uns zurollte, kamen wir an seinem Auto an – im Hintergrund die Brücke in ihrer rohen Gewalt.

Ab jetzt folgte die Ernüchterung, brutal, ohne Rücksichtnahme und in aller Heftigkeit, ohne wenn und aber. Der Schmerz des Verlustes hatte uns ergriffen. Er treibt mit uns sein unsensibles Spiel – jederzeit und überall.

Patric hatte nach zwölf Monaten den Kampf gegen Crystal Meth verloren und den Sprung in die Endlichkeit gewählt.

Die Zeit danach

Mit jedem Tag, der verging, wurde uns immer bewusster, dass wir unseren Sohn niemals wiedersehen werden. Wie sollten wir nur damit zurechtkommen? Zwischen Leere und Dunkelheit drängten sich viele Fragen.

Wir hatten den unbedingten Wunsch, uns noch einmal allein von Patric verabschieden zu können. In diesen Minuten der Nähe und einer großen, überdimensionalen Wolke voller Traurigkeit, die uns fast erdrückte, übergaben wir ihm seine selbstgebastelte Djembe aus Speckstein, sein selbst ausgesuchtes Buch mit Gedichten, einen Ohrring von mir, den er mir einmal geschenkt hatte, ein Bild von Carolin und einen letzten Brief von uns.

Ab jetzt begann für mich eine Zeit des ununterbrochenen Recherchierens. Für Stefan und mich existierte die Frage nach dem Warum vierundzwanzig Stunden am Tag. Was war nur passiert? Wir waren beide fest davon überzeugt, dass Patric keine Drogen mehr genommen hatte. Trotzdem wollte ich es schwarz auf weiß wissen und veranlasste eine Untersuchung in einem Institut der Rechtsmedizin. In der Zeit des Wartens auf das Ergebnis verschlang ich die Tagebücher von Patric. Hoffte, irgendeinen Hinweis für seine Entscheidung herauszulesen. Doch die Zeit, die er beschrieb, war frei von Suizidgedanken. Nach vier Wochen bekamen wir das Ergebnis der Untersuchung mitgeteilt. Bei Patric war Methamphetamin nachgewiesen worden.

Ich führte Gespräche mit seinen Ärzten und der Suchtberatung, kontaktierte sein soziales Umfeld – auch im Drogenkreis, nahm Akteneinsicht in seine Verurteilung, besuchte Seminare zum Thema Crystal Meth, sprach mit anderen Fachärzten über Patrics Drogensucht, brachte alles in Erfahrung, was seinen Suizid betreffen könnte und hatte auch erfahren, dass man ihn am entscheidenden Tag vormittags noch in der Stadt gesehen hatte. Nur ein Puzzle fehlt. Was war am Abend vorher passiert? Nichts deutete auf Crystal Meth in seiner Wohnung hin. Keine leere Tüte, so wie ich sie im April 2012 gefunden hatte, keine Kristalle irgendwo versteckt. Nicht bei ihm zuhause und nicht in seinem Auto.

Zwischenzeitlich konnten wir auch mit fremder Hilfe Patrics Telefon, das inzwischen ausgegangen und mit einer PIN geschützt war, wieder aktivieren. Noch immer lastete auf mir die Frage: Hatte Patric meine zwei SMS gelesen? Mit einem Gemisch aus Vertrautheit und Unbehagen suchte ich den Menüpunkt: Gelesene Nachrichten. Meine Nachrichten waren nicht dabei, sondern standen noch als ungelesen im Eingang. Ein unheimlicher Druck fiel von mir ab.

***

Inzwischen haben wir eine mögliche Erklärung gefunden, mit der Patrics Schritt zu begründen wäre. Mit dem straffen Absetzplan nach knapp fünf Monaten Tabletteneinnahme kam die Depression zurück. Sie war tief, schwer und gewaltig. Er hat es gespürt und spätestens jetzt hätte er sich unbedingt wieder in Behandlung begeben müssen. Zwischen seinen zwei Arztterminen lagen vierzehn Wochen und der Arbeitsbeginn fiel in diese Zeit! Aber er hat nichts unternommen. Und in dieser Phase, stark verzweifelt, voller Ängste und voller Minderwertigkeitskomplexe, machte Patric vermutlich am 24. Mai 2013 den verhängnisvollen Fehler – wie, wo und unter welchen Umständen auch immer – wieder zu Crystal Meth zu greifen. Und auch dazu wissen wir jetzt, dass gerade in diesem speziellen Fall Crystal Meth nicht die erwartete Euphorie und Stimmungsaufhellung bringt, sondern Suizidgedanken, Selbstzweifel, Ängste, Minderwertigkeitsgefühle verstärkt.

Und sicherlich spielte die Enttäuschung über sich selbst, wieder zu dieser Droge gegriffen zu haben, ebenfalls eine Rolle. Seine Kraft war am Ende und der Drang nach einer Lösung, einer Befreiung für sich selbst, erlangte Priorität. Wir müssen akzeptieren, dass Patric an einer Krankheit starb – seiner Sucht mit der Depression als Folge.

Diese Erklärung hilft uns ein klein wenig, damit zurechtzukommen.

Mit der Entscheidung unseres Sohnes müssen wir leben, aber es ist unbeschreiblich schwer. Die offene Frage, was in den Stunden davor passiert ist, wird uns ewig berühren und beschäftigen. Solange wir nicht wissen, was wirklich geschehen ist, werden wir diese zwölf Monate nicht abschließen können. Um mit dem Verlust meines Sohnes und den damit verbundenen Umständen weiterleben zu können, habe ich mir professionelle Hilfe gesucht. Es gab seit dem 25. Mai 2013 kaum einen Tag, an dem ich mich nicht in irgendeiner Weise mit dem Geschehen auseinandergesetzt habe. Stefan macht sehr viel mit sich selbst aus. Doch wir haben nie aufgegeben zu versuchen, das Leben wieder lebenswert zu machen. Wir sind sensibel geworden und haben gelernt, Prioritäten für uns zu setzen und nur dort Kraft und Energie zu investieren, wo es für uns Sinn hat. Kaum jemand wird uns etwas anmerken. In die Seele kann niemand schauen und das ist auch gut so. Viele werden denken, die Zeit heilt bekanntlich alle Wunden. Leider können wir das nicht bestätigen.

Wir wollen im Sinne von Patric weiterleben – optimistisch!

Am 05.06.2013 setzte Stefan seine Trauer und innere Zerrissenheit in Worte um:

Für Patric
25 Jahre,
die Kindheit, die Jugend sind vorbei,
unbeschwert,
ich trete heraus,
komme in eine große, fruchtbare Landschaft,
Neugier, Ungewissheit, Tatendrang, Sehnsucht, Pläne,
Probierfreude, Gefährlichkeit, Umkehr,
Es tut gut – die Welt ist so schön.

Ein Schatten, nicht greifbar,
ein Schattenspot,
ich komme nicht heraus.
Was ist das?
Was macht er mit mir?
Ich sehe die Welt verschleiert,
meine Seele ist blind.

Tue es, befiehlt mir eine Stimme ...
25. Mai 2013 – ich tu's!
Endlichkeit, Friede, Stille.
Niemand versteht es,
nur ich allein.

***

Fassungslosigkeit, Hilflosigkeit, unsere Kraft schwindet,
unsere Seelen sind zerrissen.
Es tut so weh!
Warum?

Wir haben Sehnsucht nach dir.
Wir möchten dich umarmen, dich an uns drücken.
Wir vermissen dich!

Die Sonne scheint,
Geschäftigkeit, eilende Leute,
Lachen, Weinen, Lärm, Stille,
Vögel zwitschern, Autos hupen.
Die Welt dreht sich.

Wir suchen unseren neuen Platz in dieser Welt.
Wir hoffen ihn schnell zu finden.

Du lebst in unseren Herzen weiter.

Nachwort

Liebe Leserinnen, liebe Leser!

Lange habe ich überlegt, wie ich das Nachwort aufbaue. Ursprünglich wollte ich eine Zusammenfassung mit Tipps und Hinweisen geben, vielleicht noch ein paar Statistiken mit einbringen, aus denen die enorme Suchtgefährdung durch Crystal Meth deutlich wird und kleine Hilfestellungen aufführen, die mir bei den besuchten Seminaren vermittelt wurden. Doch während des Schreibens habe ich erst richtig festgestellt, wie vielschichtig eine Drogengeschichte sein kann und dass ein Leben mit Drogen sowie der Kampf gegen die Sucht je nach Persönlichkeit unterschiedlich erlebt und empfunden wird. Egal, ob es sich um Betroffene oder Angehörige handelt, es kann keine einheitliche Handlungsweise empfohlen werden. Es gibt allgemein unverbindliche Anzeichen für den Konsum der illegalen Droge Crystal Meth. Doch nicht jedes einzelne Anzeichen allein bedeutet Drogenkonsum. Die Ratschläge, die man in Suchtberatungen und bei Ärzten erhält und deren Umsetzung jeder für sich selbst entscheiden muss, nehmen ein großes Maß an Energie in Anspruch. Man hofft, eine konkrete Anleitung zu erhalten. Doch diese gibt es nicht. Das ist für die Angehörigen besonders schwer. Man fühlt sich hilflos, weil weder die medizinischen noch die psychologischen Kenntnisse vorhanden sind und die Reaktion auf eine Aktion nicht absehbar ist. Man kann viel gewinnen, aber auch alles verlieren.

Den Angehörigen kann ich aus unseren Erfahrungen nur vermitteln, dass eine Langzeittherapie ein unbedingtes Muss ist. Natürlich ist dieser Schritt von den Betroffenen abhängig. Die gleiche Dringlichkeit liegt in der engmaschigen, ambulanten Weiterbehandlung nach der Therapie. Die Klienten dürfen nicht in ein Loch fallen, müssen sich gebraucht fühlen und müssen Anerkennung erhalten. Sie werden aus einem strukturierten Tagesablauf entlassen und müssen nun allein zurechtkommen. Das wird ohne vorübergehende Hilfe nicht möglich sein. Da sind nicht nur die Angehörigen gefragt!

Das Ansinnen des Suchtkranken, das Umfeld zu wechseln, das heißt Wohnort- oder Arbeitgeberwechsel, sollte unterstützt werden. Das Suchtgedächtnis ist so sehr sensibilisiert, dass die Rückfallgefahr im alten Umfeld enorm hoch ist. Und sollte ein Rückfall passieren, dann werten Sie es nicht als Ausdruck von Willensschwäche. Es ist keine Katastrophe, auch wenn Sie es erst einmal so einstufen. Versuchen Sie gemeinsam die Ursache des Rückfalls zu finden.

Haben Sie den Mut, sich professionelle Hilfe zu nehmen. Gehen Sie in die Suchtberatung, suchen Sie sich einen Vertrauten. Stehen Sie zu der Problematik. Verbinden Sie die Suchterkrankung Ihres Kindes nicht mit Standesdünkel. In diese Auseinandersetzung brauchen Sie keine Kraft zu investieren, denn die benötigen Sie für die Begleitung Ihres Kindes.

Auch an die Betroffenen möchte ich ein paar Worte richten. Egal, in welcher Phase Sie sich zurzeit befinden, ob Sie auf der Sinuskurve noch oben oder schon ganz unten angelangt sind, haben Sie die Stärke, sich einzugestehen, dass Sie abhängig sind. Es wird in Ihrem Leben mit Sicherheit jemand geben, dem Sie sich anvertrauen können und der Sie auf Ihrem Weg in die Drogenfreiheit begleiten wird. Lassen Sie sich helfen. Nur das Leben ohne Crystal Meth ist lebenswert. Bestimmen Sie Ihren Lebensplan selbst – überlassen Sie das nicht der Droge! Vertrauen Sie den Suchtberatungen und den Fachkliniken!

Beim Lesen von Patrics Tagebüchern habe ich mich oft gefragt, ob man vielleicht auch als gesunder Mensch beim Niederschreiben seiner Erlebnisse und Gedanken so hüpfen, unterschiedlich empfinden und beurteilen kann. Wie alt muss man für ein gefestigtes Inneres werden, um seinen Weg zu finden, aus Vergangenem zu lernen und sich zu einer stabilen Persönlichkeit zu entwickeln – mit Schwächen, die stärken und mit Stärken, die schwächen können? Ich meine, das ist eine lebenslange Aufgabe.

Sarah, das Mädchen an Patrics Seite, hat seine Handlungen und seine Gedanken stark beeinflusst. Sie war in seiner Drogenwelt immer präsent. Doch so oft sie in Patrics letztem Jahr auch in Erscheinung trat: Es war sein eigener Wunsch, die Verbindung aufrechtzuerhalten. Ich möchte nicht den Eindruck erwecken, dass Sarah eine Mitschuld trägt. Die Darstellung ihrer Person soll nur zur Veranschaulichung der Suchtproblematik beitragen. Ich wünsche ihr viel Kraft für ein Leben ohne Crystal Meth.

Noch ein Wort an die Angehörigen:
Wenn es auch manchmal auf dem Weg zur Drogenfreiheit aussichtslos erscheint, verlieren Sie nie die Hoffnung und geben Sie dabei selbst gut auf sich acht!

Anhang

Auszug aus dem Buch „Crystal Meth, Wie eine Droge unser Land überschwemmt" von Dr. Roland Härtel-Petri und Heiko Haupt, mit freundlicher Genehmigung des riva Verlages

Kurzschluss im Kopf –
wie Crystal Menschen zerstört

Crystal macht rasend schnell süchtig und zerstört den Körper – aber warum eigentlich? Was unterscheidet das kristalline Methamphetamin so sehr von anderen Suchtstoffen, dass es als gefährlichste Droge der Welt gilt?

Wenn es um die spezifische Gefahr des Crystal geht, dann müssen verschiedene Faktoren berücksichtigt werden. Dazu zählt auch, wie die Droge eigentlich genommen wird – und in welchen Mengen die Süchtigen das tun.

Das klassische Pervitin wurde in Tablettenform oral genommen und vom Körper dann langsam resorbiert. Außerdem handelte es sich bei einer Tablette um gerade einmal drei Milligramm Wirkstoff als Einzeldosis und maximal 30 Milligramm am Tag, während Crystal in Mengen von etwa 80 bis 150 Milligramm konsumiert wird.

Die Tabletten wurden nach und nach im Magen aufgelöst und dann im Stoffwechsel des menschlichen Körpers umgesetzt. Die Wirkung trat aus diesem Grund mit einer gewissen Verzögerung ein, dabei »verpuffte« dann auch, grob gesagt, die Hälfte der Wirkung in der Leber, die als Entgiftungsorgan alles Blut aus dem Magen-Darm-Trakt filtert.

In den Neunzigerjahren ging die Drogenszene allgemein dazu über, sich den Stoff durch die Nase zu ziehen – damit er schneller am Ort der gewünschten Wirkung ankam, dem Gehirn. Denn das geht grundsätzlich über die Nasenschleimhaut besonders zügig. Auch kann Meth im Gegensatz zum klassischen Speed geraucht werden, was zu noch höheren Wirkstoffkonzentrationen führt.

Allerdings gilt es zuvor, eine Hürde zu überwinden: die sogenannte Blut-Hirn-Schranke. Dabei handelt es sich um eine Barriere, die den Blutkreislauf und das zentrale Nervensystem voneinander abgrenzt. Sinn dieser biologischen Einrichtung ist es, das Gehirn vor Krankheitserregern oder auch Giften zu schützen, die eventuell im Blut zirkulieren. Eine Droge, die diese äußerst nützliche Grenze überwinden soll, muss eine ganz spezielle Eigenschaft aufweisen: Der Stoff kommt nur im Hirn an, wenn er fettlöslich ist.

Herkömmliches Amphetamin beziehungsweise Speed erfüllt diese Bedingung durchaus, allerdings längst nicht in so starkem Maß wie eben kristallines Methamphetamin. Hinzu kommt, dass Speed in weit geringeren Dosen konsumiert wird als Methamphetamin. Wird das meist nur zu zehn beziehungsweise 25 Prozent reine D-Amphetamin (Speed) in Mengen von etwa 20 bis 50 Milligramm durch die Nase gezogen, schnupfen bereits Einsteiger beim Crystal, wie erwähnt, wesentlich höhere Dosen, was im Verlauf der Sucht dann noch deutlich steigt.

Das bedeutet: Durch die hohe Dosierung, die bessere Fettlöslichkeit und den überwiegend nasalen Konsum kommt Crystal stärker im Hirn an, der Kopf wird im Grunde sofort nach der Einnahme mit einem hohen Wirkstoffgehalt konfrontiert.

Was dann im Hirn geschieht, hat vor allem mit den sogenannten Botenstoffen zu tun. Die sind zwischen den Hirnzellen für die Übertragung von Signalen und Informationen zuständig. Was das wiederum heißt, lässt sich an einem einfachen Beispiel verdeutlichen: Wenn wir an einem Computer arbeiten, dann werden dort Informationen durch Tastendruck oder andere Befehle auf elektrischem Weg von Bauteil zu Bauteil weitergegeben. Was die Elektrik und Elektronik im Computer macht, das ermöglichen im Gehirn die Botenstoffe: Zwar geht es in den Ausläufern der Nervenzellen, den Axonen, auch um elektrische Spannung – beim Übergang von einer Zelle auf die nächste werden jedoch Eiweißstoffe zur Weitergabe der Signale benötigt. Diese werden Botenstoffe oder Neurotransmitter genannt.

Zu diesen Botenstoffen zählt etwa Noradrenalin, das eine Vielzahl von Wirkungen auf das Herz-Kreislauf-System oder den Magen-Darm-Trakt sowie auf das ganze Nervensystem hat. Ein weiterer Botenstoff trägt den Namen Serotonin, er ist für die Regulation von Gefühlen mitverantwortlich und wird im Volksmund als Glückshormon bezeichnet. Und dann ist da noch das Dopamin, der Hauptbotenstoff im Belohnungssystem, das mitverantwortlich für die Antriebssteigerung und die Motivation des Menschen ist. Es entscheidet darüber, ob wir etwas gerne tun und uns auf etwas oder über etwas freuen.

Zwischen zwei Nervenzellen gibt es kleine Zwischenräume, in die Botenstoffe auf einen elektrischen Befehl hin ausgeschüttet werden. Die Botenstoffe docken an Rezeptoren an der nächsten Zelle an und lösen dort über den Einstrom von Salzen wieder einen elektrischen Impuls aus, der weitergeleitet wird. Die Botenstoffe beziehungsweise Neurotransmitter werden recycelt, indem sie über spezielle Pumpen in die Nervenzelle aufgenommen und dort gespeichert werden. Dann stehen sie für den nächsten Befehl wieder zur Verfügung.

Die Droge Crystal Meth sorgt dafür, dass plötzlich sehr viele dieser Botenstoffe ausgeschüttet werden und in dem Spalt zwischen den Zellen verbleiben, da nun die Aufnahmepumpen gehemmt sind. Herz und Kreislauf geraten so in einen Zustand, der im Grunde der Situation entspricht, wenn ein Mensch einem Löwen in freier Wildbahn gegenüber steht. Alle Sinne sind geschärft, das Herz pocht und schlägt schneller, der Kreislauf gerät in Wallung.

Die Ausschüttung von Botenstoffen wie Serotonin und Dopamin wiederum beschert ein Glücksgefühl, eine trügerische Klarheit der Gedanken und ein bislang kaum gekannten Willen, etwas zu tun und es mit Freude zu tun.

Gerade die Dopaminwirkung ist daher für die Suchtentwicklung relevant. Denn es beeinflusst das Belohnungssystem des Menschen, weil es die Welt und jede noch so unsinnige Tätigkeit plötzlich begehrenswert erscheinen lässt – wer das mit Hilfe der Droge erfahren hat, der möchte es immer wieder erleben.

Beim »Runterkommen«, also in der Postkonsumphase, sind die Speicher erschöpft, der Konsument fühlt sich ausgelaugt und antriebslos. Er kann sich kaum motivieren und sein Selbstwertgefühl ist herabgesetzt. Der Mangel an Serotonin führt zudem zu Gereiztheit und vermehrter Aggressivität. Nach vier bis acht Tagen sind die Vorräte dann grundsätzlich wieder erholt. Wie bei allen Suchtstoffen führt eine chronische Zufuhr jedoch zu Anpassungsprozessen. Die Andockstellen der Neurotransmitter, die Rezeptoren, werden reduziert, es wird mehr von der Droge benötigt, um wieder die gleiche Wirkung zu erzielen. Die Neubildung dieser Rezeptoren dauert einige Wochen.

Doch Crystal führt nicht nur zu einer schnelleren und stärkeren Ausschüttung der Botenstoffe: Es zerstört die »Kabel«, die Axone und Nervenendungen, weil es anders arbeitet als andere bekannte Drogen. Eine Substanz wie Kokain verhindert vorübergehend, dass Dopamin zurück in die Zelle gelangt. Es lässt damit den Botenstoff länger an seinem Schaltpunkt und dehnt so das angenehme Gefühl zeitlich aus. Methamphetamin geht über diese Funktion hinaus, indem es selbst in die Nervenzelle eindringt beziehungsweise von dieser aufgenommen wird. Die Nervenzelle versucht dann, das Methamphetamin abzubauen. Dabei entstehen Giftstoffe, die die Hüllen der Nervenzellen und die Mitochondrien genannten Kraftwerke der Zellen zerstören. Die Nervenzellenausläufer sterben ab. Das Ergebnis ist, als würden Kabel an einem Computer durchtrennt. Insgesamt ist der Prozess natürlich weitaus komplexer, als es sich hier beschreiben lässt. Der Endeffekt besteht jedoch darin, dass Nervenzellen absterben, die Botenstoffe wie Dopamin und Serotonin herstellen sollen. Dem Gehirn wird somit die Möglichkeit genommen, mit eigenen Mitteln Gefühle wie Euphorie, Antrieb oder Willensstärke zu erzeugen. Das funktioniert nur noch durch Zufuhr der Droge. Der langfristige Serotoninmangel wird für die erhöhte Aggressivität von Crystal-Abhängigen verantwortlich gemacht.

Genau das macht Crystal so tückisch, auch weil die Konsumenten den Stoff mit sehr klaren Zielen nehmen: Sie wollen leistungsfähig sein, sie wollen Spaß haben. Da ihr Hirn und damit sie selbst diese Fähigkeiten aber immer weiter verlieren, müssen sie einfach bei der Droge bleiben. Sonst können sie nicht mehr mit Begeisterung feiern, können nicht die gewünschte Leistung bei der Arbeit erbringen.

Für diese Menschen ist ein Alltag ohne Crystal wie ein düsterer Montagmorgen nach einem unterhaltsamen Wochenende. Sie fühlen sich müde und antriebslos. Doch während dieses Gefühl bei einem normalen Menschen im Laufe seines Arbeitstages wieder vergeht, hält es bei den Crystal-Süchtigen an – anfangs tagelang, dann wochen- und schließlich monatelang. Deswegen werden auch so viele wieder rückfällig.

Ein zusätzliches Problem besteht darin, dass die kaputten Nervenzellen des Gehirns sich zwar nach neuesten wissenschaftlichen Erkenntnissen mit der Zeit wieder regenerieren können. Diese Regeneration zieht sich jedoch über einen Zeitraum hin, der über ein Jahr umfassen kann. Wer von der Droge loskommen will, muss sich also mit einer langen Phase abfinden, in der er sich nicht wohlfühlt, antriebs- und lustlos ist – während er gleichzeitig daran denkt, dass die Droge ihn zu besserer

Stimmung verhelfen würde. Das wiederum würde zwar die Probleme dauerhaft noch verschlimmern, doch immer wieder muss gegen den schnellen Ausweg aus der Lustlosigkeit gekämpft werden.

Doch das Gehirn ist nicht die einzige Region des Körpers, in der das Crystal zu Problemen führen kann und gleichzeitig in seinen spezifischen Eigenschaften die Menschen immer wieder an sich zieht. Manchmal wirkt ein Effekt der Droge auf den ersten Blick sogar recht banal, trotzdem handelt es sich um einen verbreiteten Grund für einen Rückfall.

Die Noradrenalinwirkung hat beispielsweise auch eine Unterdrückung des Hungergefühls zur Folge. Wer zuvor vielleicht gern mal genascht hat, verzichtet nun auf das Essen, weil er einfach nicht mehr daran denkt, dass er Hunger und Appetit hat. Speziell bei jungen und nicht mehr ganz so jungen Frauen hat Crystal daher auch den Ruf einer Diäthilfe. Man nimmt also Methamphetamin, um ein paar Pfunde abzuspecken, gerät dann aber ungewollt in die Sucht. Kommt ein solcher Mensch später in eine Therapie und wird von der Droge entwöhnt, legt er oder sie natürlich wieder an Gewicht zu. Eigentlich ein vollkommen normaler Effekt, aber auch einer, den die Patienten als unangenehm empfinden. Denn sie wollten ja abnehmen. Und nun sammeln sich doch wieder die Pfunde auf den Hüften – also greifen sie eventuell wieder zur Droge, weil ihnen das schlanke Erscheinungsbild wichtiger ist als die zerstörerische Wirkung der Droge in ihrem Inneren.

Die Auswirkungen des Crystal betreffen im Endeffekt eigentlich jede Faser des menschlichen Körpers. Schon angesprochen wurde die Steigerung des Blutdruckes als Folge des Umstandes, dass der Organismus so aufgeputscht ist wie bei einem Menschen, der sich in einer akuten Gefahrensituation befindet. Das bedeutet aber auch, dass ein Crystal-Abhängiger im Grunde immer so hochgepusht ist, als würde er einen Marathon laufen – was im Endeffekt zu Herzrhythmusstörungen oder gar den Tod durch Herzinfarkt führen kann. Eine unangenehme, aber wohl nicht tödliche Nebenwirkung des hohen Blutdrucks sind außerdem immer wieder starke Kopfschmerzen.

Der in ständige Alarmbereitschaft versetzte Organismus reagiert aber auch noch auf ganz andere Weise: Dem Menschen läuft in einem solchen Zustand der Anspannung nicht das sprichwörtliche Wasser im Mund zusammen, vielmehr wird der Mund trocken und der Speichelfluss verringert sich. Hinzu kommen angespannte Muskeln – unter anderem und gerade auch im Wangenbereich. Das mag auf den ersten Blick nebensächlich erscheinen, führt jedoch langfristig zu deutlichen Nebenwirkungen. Der verringerte Speichelfluss beeinträchtigt den Schutz der Zähne vor Bakterien, die Anspannung der Wangenmuskulatur führt zu dem, was Crystal-User als Kau-Fasching bezeichnen – einem dauerhaften Mahlen der Zähne aufeinander. Eine wesentliche Ursache für den sogenannten Meth-Mund, also die rapide verfaulenden Zähne.

Das wiederum wird noch durch einen weiteren Umstand unterstützt. Viele Konsumenten berichten, dass sie durch Crystal auch das Zeitgefühl verlieren. Zeitgefühl allerdings ist nicht nur mitverantwortlich für Pünktlichkeit und Verlässlichkeit. Es sagt einem normalen Menschen auch, dass es mal wieder angesagt wäre, Zähne zu putzen. Auf Crystal aber wird das Gebiss nicht nur durch Speichelmangel und ständiges Knirschen oder Mahlen beansprucht, der Mensch vergisst schlicht und einfach die Zahnpflege.

Zahnpflege wiederum ist gleichzusetzen mit Körperpflege – die leidet ebenfalls bei einem durch Methamphetamin stimulierten Körper. Daran hängt wiederum eine ganze Kette möglicher Folgen. So neigen die Abhängigen durch die seltsamen Prozesse, die in ihren Hirnen ablaufen, zu stereotypen Handlungen – sie haben also viel Spaß daran, immer das Gleiche zu tun. Ein Phänomen, das auch »Punding« genannt wird.

Nun schauen gerade junge Menschen ohnehin häufig in den Spiegel, drücken mal den einen oder anderen Pickel aus. Meth-Konsumenten jedoch führen regelrechte Pickeljagden durch, einfach weil es ihnen Spaß macht. Das Ergebnis einer solchen Jagd dürfte sich jeder vorstellen können.

Langfristig wird daraus jedoch noch ein zusätzliches Problem, weil all das ohne Rücksicht auf die Sauberkeit der Hände und Finger getan wird. Folgen sind Entzündungen der Haut und Verschorfungen, die dann ebenfalls wieder voller Freude mit den dreckigen Händen bearbeitet werden. Was daraus entstehen kann, das zeigen die immer wieder verbreiteten Fotos langjähriger Crystal-Konsumenten, deren Gesichter durch offene Wunden und Entzündungen entstellt sind.

Doch auch das ist noch längst nicht alles, was Crystal mit dem menschlichen Organismus macht. Wird die Droge durch die Nase gezogen, hat auch das langfristig Folgen im ganz direkten Umfeld. Wie man es auch von Kokainkonsumenten kennt, schädigt der ständige Genuss von Methamphetamin die Nasenschleimhäute und kann im Endeffekt zu Löchern in der Nasenscheidewand führen. Zusätzlich kann die Schädigung der Nasenschleimhaut auch einen vollständigen Verlust des Riechsinns zur Folge haben.

Und dann ist da noch das, was die Droge auf Dauer über das Gehirn auslöst. Die vollkommen durcheinandergebrachte Funktion der Nervenzellen dort kann im Laufe einer Sucht unterschiedlichste Folgen nach sich ziehen. Die Zerstörung der körpereigenen Dopaminproduktion macht für den Süchtigen, wie schon erwähnt, einen ständigen Nachschub der Droge notwendig, um das »gute Gefühl« doch noch einmal erleben zu können. Allerdings funktioniert gerade Crystal eben so, dass der Körper immer mehr davon verlangt, um ein früher einmal gekanntes Stimmungslevel zu erreichen. Der Süchtige steigert die Dosis also stetig. Nur reicht es irgendwann nicht mehr aus, der gewünschte

Effekt stellt sich auch nach dem Drogengenuss nicht mehr ein, und der Körper selbst kann ohnehin nicht mehr helfen. Der Süchtige kann dann so niedergeschlagen sein, dass er in eine tiefe Depression verfällt und Selbstmordgedanken hegt.

Mit der Depression leidet das Selbstwertgefühl der Menschen. Eben noch spritzten oder sniesten sie sich mit dem Methamphetamin zu dem Gefühl, ein Übermensch zu sein, alles zu schaffen und ständig Spaß zu haben – nun erkennen sie in nichts mehr einen Sinn. Nicht im Leben und auch nicht in sich selbst. Diese Depression kann daher auch den Wunsch auslösen, dass alles endgültig zu beenden. Folge sind dann Selbstmordgedanken, die in der Umsetzung des Vorhabens münden können.

Gravierend sind auch die vielfach auftretenden Gedächtnisstörungen bei den Konsumenten. Zahlreiche Süchtige berichten außerdem von ihrer Paranoia, davon, dass sie sich verfolgt fühlen. Die Ursachen dafür werden in der Kombination von Dopaminmangel und der daran anschließenden Überdosierung der Droge gesehen. Außerdem führen die oft tagelangen Wachphasen schon fast selbstverständlich dazu, dass das überlastete Gehirn auf diese Weise seine Warnungen ausspricht.

Nach dem Ausflug in die Psyche noch einmal zurück zu den physischen Problemen – denn die Kette der Crystal-Folgen ist so lang, dass es im Grunde kaum einen Bereich des Körpers gibt, der nicht davon betroffen ist. Dass Methamphetamin etwa das Hungergefühl eindämmt, führt nicht nur zu Gewichtsverlust. Magen und Darm werden davon natürlich ebenfalls beeinflusst. Nimmt der Mensch keine Nahrung zu sich, ist der Darm im Grunde ruhiggestellt, kann seiner Arbeit nicht mehr nachgehen – auf Dauer resultieren daraus Verdauungsprobleme.

Zudem kann Stress einen Stressulkus hervorrufen, das sogenannte Magengeschwür. Im Volksmund redet man davon, dass einem etwas

»auf den Magen geschlagen« ist. Im Zusammenhang mit Crystal bedeutet das: Die Magensäure wird unter der adrenalinartigen Wirkung der Droge weiter produziert, doch der Speichel und puffernde Säfte fehlen. Die Schleimhäute werden nicht ausreichend durchblutet – am Ende kann es so zu einem Magendurchbruch kommen.

Wer aktiven oder ehemaligen Abhängigen begegnet und sie nach ihrem Alter fragt, der erlebt nicht selten eine starke Überraschung. Das Alter scheint so gar nicht dem Erscheinungsbild zu entsprechen – die Person wirkt um viele Jahre älter, als sie wirklich ist. Auf Anhieb mag einem da als Ursache einfallen, dass viele dieser Patienten lange Zeit in Situationen gelebt haben, die ihre Gesundheit nicht gerade zuträglich waren, dass sie Raubbau mit ihrem Körper betrieben haben und so weiter und so fort. Doch das haben Konsumenten anderer Drogen auch hinter sich, und bei ihnen sind kaum derart deutliche und dauerhafte Alterungsspuren sichtbar.

Tatsächlich sind diese Wirkungen auf das Bindegewebe nicht genau geklärt. Es treten bei den Konsumenten auch vermehrt sogenannte Aussackungen von Blutgefäßen auf, die dann zu tödlichen Blutungen führen können. Gerade diese vielen und teils tödlichen Nebenwirkungen sind es, die Crystal zur wohl gefährlichsten Droge der Welt machen.

Danke

Das Buch ist fertiggestellt – nicht nur in meinem Sinne – sondern auch im Sinne von Patric. Denn er schrieb in seinem Tagebuch: *„Vielleicht schreibe ich einmal ein Buch über Crystal Meth und das Leben danach."*

Für die Umsetzung meines Buches waren das Entgegenkommen, die Offenheit, der Mut, die Ehrlichkeit, das Vertrauen und nicht zuletzt Zeitaufwand von vielen Personen notwendig. Dafür möchte ich allen danken. Den größten Dank möchte ich meinem Lebenspartner Stefan aussprechen, dem es wohl am schwersten gefallen ist, immer und immer wieder mit dem Geschehen konfrontiert zu werden. Allerdings wäre ohne sein kritisches Überarbeiten das Buch in dieser Form nicht entstanden. Das Gleiche gilt für meine „Testleserinnen" Katrin, Jasmin und Petra. Auch bei Euch möchte ich mich bedanken, dass Ihr Eure Zeit für mein Vorhaben investiert habt. Die ehrliche und offene Form der Hinweise haben mir sehr geholfen. Ebenfalls vielen Dank an Ines Lorenz, die mit dem Gesamtwerk als erste konfrontiert wurde und eine Erstüberarbeitung vorgenommen hat.

Meine Hochachtung gilt auch all jenen Personen, die ihre Zustimmung zur Verwendung ihrer wirklichen Namen und zur Wiedergabe von persönlichen Inhalten gegeben haben. Für mich ist das ein großes Geschenk und ich sehe es als Respekt gegenüber Patric. Allen anderen Personen sowie sozialen Einrichtungen oder Firmen, die hier nicht explizit erwähnt sind, gelten natürlich genauso mein Dank und meine Achtung für die konstruktive Zusammenarbeit.

Quellenverzeichnis

- Dr. Roland Härtel-Petri, Heiko Haupt: Crystal Meth, wie eine Droge unser Land überschwemmt, riva Verlag 2014, Münchner Verlagsgruppe GmbH
- Kontaktstelle Jugendsucht- und Drogenberatung der Stadtmission Chemnitz e.V.: Broschüre Crystal Meth, 2013
- Freie Presse, Zeitgeschehen vom 26. 04. 2013
- www.drugscouts.de/de/lexikon/crystalmethamphetamin
- www.drogen-info-berlin.de/htm/speed.htm
- www.drogen.net/impressum.php
- de.wikihow.com/Drogenkonsum-bei-anderen-erkennen

Literaturempfehlung

- Doreen Schreiter, *Rest in Peace – Das Ende der Realität*, Telescope Verlag, 2. Auflage 2007
- Dr. Roland Härtel-Petri, Heiko Haupt: *Crystal Meth. Wie eine Droge unser Land überschwemmt*, riva Verlag München, 1. Auflage 2014, Münchner Verlagsgruppe GmbH
- Oliver Hope, *Zwischen Kampf und Resignation*, Windsor Verlag, 2013
- Dieter Lattmann, *Fernwanderweg*, ZENIT Verlag München, 1. Auflage 2003
- Maik Baumgärtner, Mario Born, Bastian Pauly, *Crystal Meth, Produzenten/Dealer/Ermittler*, Christoph Links Verlag GmbH Berlin, 1. Auflage, April 2015

Aufklärung über die gefährlichste Droge von heute

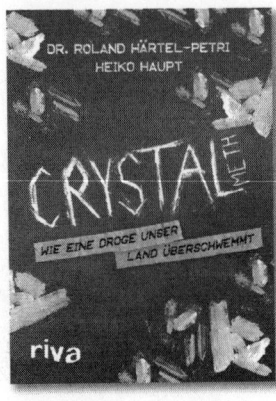

Dr. Roland Härtel-Petri | Heiko Haupt
Crystal Meth.
Wie eine Droge unser Land überschwemmt

14,8 cm × 21 cm
224 Seiten
16,99 € (D), 17,50 € (A)
ISBN 978-3-86883-366-9

Crystal Meth ist die gefährlichste Droge unserer Zeit. Es macht rasend schnell abhängig, schädigt Körper und Gehirn ab dem ersten Konsum, ist leicht herzustellen und daher billig.

Die transparenten Kristalle aus Methamphetamin, die geschnupft, geraucht, geschluckt oder gespritzt werden können, haben Teile Deutschlands sowie Österreichs schon fest im Griff. Bereits vor zwei Jahren hat Crystal bei den Einsteigern Heroin als häufigste Droge abgelöst.

In diesem ersten Sachbuch zum Thema beschreiben der Suchtmediziner Dr. Roland Härtel-Petri und der Journalist Heiko Haupt die verheerende Wirkung von Crystal und informieren über die aktuelle Lage in Deutschland. In persönlichen Erfahrungsberichten schildern Betroffene, wie sie der Droge verfallen sind und warum es so schwer ist, davon wieder loszukommen.

Breite Aufklärung ist der einzige Weg, den Vormarsch von Crystal zu stoppen. Dieses Buch macht den Anfang.

riva